张明亮
编著

徐东亮 徐晶亮 徐珍亮
审阅

代金刚 李红梅 冯尚华 李云宁
张世炜 苑中娟 田文彬
协助整理

丹医导引录

传承国粹 满腔热忱 扶危济困 竭尽所能

徐一贯就医周潜川日志录

中医古籍出版社
Publishing House of Ancient Chinese Medical Books

图书在版编目（CIP）数据

丹医导引录：徐一贯就医周潜川日志录/张明亮编著.——北京：中医古籍出版社，2024.6
ISBN 978-7-5152-2845-7

Ⅰ.①丹… Ⅱ.①张… Ⅲ.①养生（中医）—验方 Ⅳ.① R212 ② R289.5

中国国家版本馆 CIP 数据核字 (2024) 第 108754 号

丹医导引录：徐一贯就医周潜川日志录
张明亮　编著

出 版 人	李　淳
责任编辑	吴　頔
封面设计	王　磊
出版发行	中医古籍出版社
社　　址	北京市东城区东直门内南小街 16 号（100700）
电　　话	010-64089446（总编室）010-64002949（发行部）
网　　址	www.zhongyiguji.com.cn
印　　刷	北京市泰锐印刷有限责任公司
开　　本	787mm×1092mm　1/16
印　　张	24.5
字　　数	606 千字
版　　次	2024 年 6 月第 1 版　2024 年 6 月第 1 次印刷
书　　号	ISBN 978-7-5152-2845-7
定　　价	128.00 元

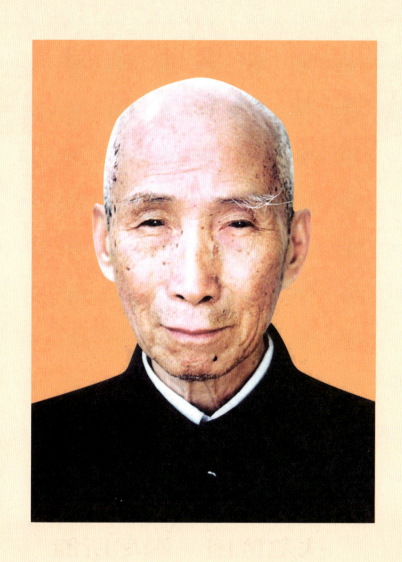

徐公一贯先生德像

（1914—2013）

谨以本书及本文献给
徐一贯先生诞辰110周年暨逝世10周年
（1914—2024）

天资敏达　酷好学问
上党求索　信仰萌生
桑梓任教　训育菁英
抗战赴难　奋不顾身
报界领军　笔笔锋刃
直面邪恶　敢于斗争
传承国粹　满腔热忱
扶危济困　竭尽所能
业绩煌煌　铁骨铮铮
后辈感怀　勒石铭文
隔代情愫　山川印证

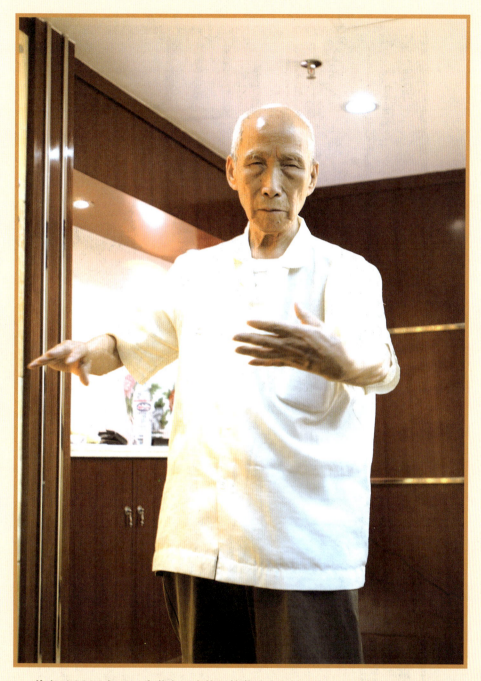

徐老于 2005 年 7 月为慕名而来的国外学员演示峨眉十二庄之拿云庄，时年 92 岁（西班牙 Miguel 摄影）

1958 年，徐老腰背疼痛强直、行动不便，经北京协和医院、积水潭医院确诊为强直性脊柱炎。后在周潜川医师处采用中医中药、导引按跷、食饵药膳等综合疗法医治，并结合自己常年坚持气功导引锻炼，最终获得痊愈并健康寿至百岁。

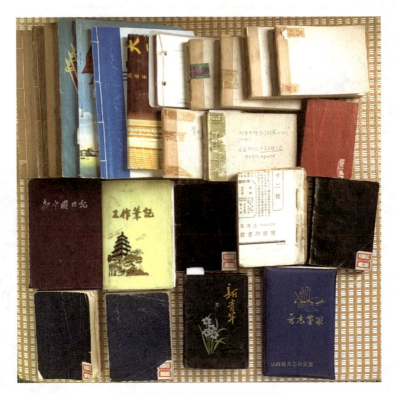

徐老传给学生张明亮的部分笔记

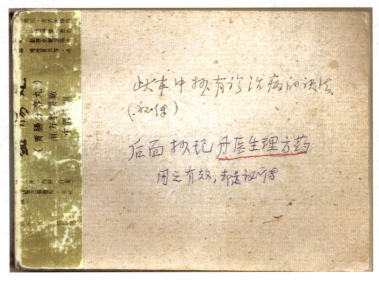

笔记本封面

　　文字为"此本中抄有诊治病的诀法（秘传），后面抄记丹医生理方药，用之有效，却是秘传"。

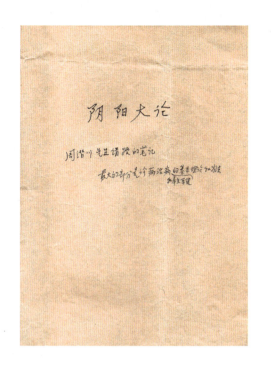

徐老手抄本《阴阳大论》封面

文字为"周潜川先生讲授的笔记,最大的部分是诊病治病和养生保健的基本理论和方法"。

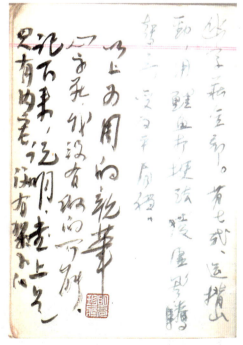

右侧钢笔字迹是周潜川先生亲笔所书关于峨眉十二庄心字庄、幽字庄的具体练习方法(部分),左侧毛笔字迹为徐老所注

徐老所写文字为"以上为周的亲笔,心字庄我没有做的可能,记下来,说明书上是只有内容没有架子的"。

徐老曾任中共山西省委副秘书长、山西省地方志办公室主任、《山西农民报》首任总编,多年从事文字工作的经历,让他养成了勤于做笔记、日记的习惯。在周潜川先生处就医过程中,徐老记录下了大量的笔记,其内容涉及中医、导引、按跷、气功、丹道等,为我们保存下了一大批的宝贵资料,同时也成了本书最重要、最基础的资料与内容。

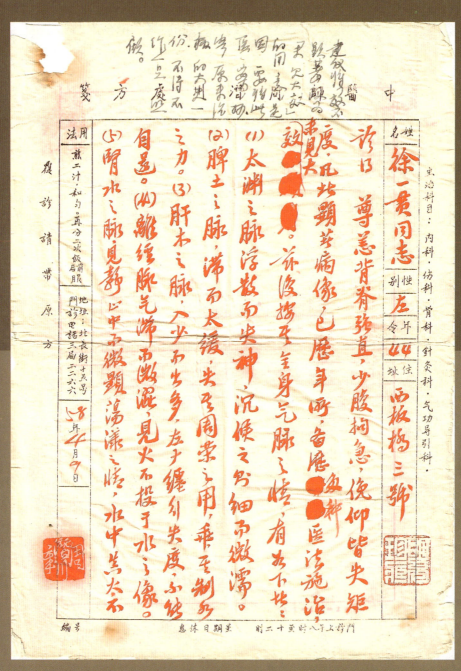

徐一贯医案

1958年4月9日周潜川先生为徐一贯朱墨亲笔所写医案，页眉字迹为徐老做的补充说明。

中国人民政治协商会议山西省委员会

姓名 徐一贯同志 临别左 岁44 住址 西板桥三号

诊得：尊恙背脊强直，大腿拘急，俯仰皆失矩度。见此显著病像，已为年所，每为复种医法施治，未见大效。兹复按其全身气脉判看，有如下状：

(1) 本洞之脉，浮散而失神，沉候之则细而微濡。(2) 脾土之脉，滞而太缓，失其周荣之用，而其制水之力。(3) 肝木之脉，以实而出实，左右经行失度，不能自还。(4) 离位脉气滞而微踞，见火不投水之像。(5) 肾水之脉，见静止中而微呈荡漾之情，水中真火不支化寒水升降之用，此病之根源也。(6) 督脉与壬脉之交会，又与三阳之大会，咸失希误，不持"时""空"谬度，且不会之情，尤见嘉而不即之微，此病症状像所以强直之由也。(7) 带脉失其锁钥之大用，而管束之功，阔而不用，而其张弛之能，此

徐老亲笔抄录的医案（部分）

"1958年，周潜川大夫来到山西省中医研究所任职不久，他写诗两首赠我。反映他的心情，现从忆起中抄录于此。"

太原喜雪怀京沪诸子
脚跟无缘并州行，夜静心灯照更明。
雪涌寒潮知碳热，沪京回首不胜情。

叠前韵寄徐一贯同志
访戴并州冒雪行，银装粉抹十分明。
江山有意添诗料，愧煞生花笔底情。

以上内容为徐老在2004年的日记中所记录的，从周先生给徐老的赠诗中可以看出二老之间亦师亦友的深厚友谊，特摘录于此，以资纪念。

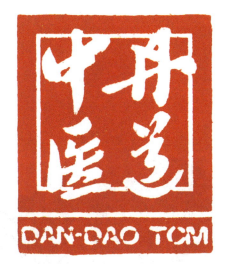 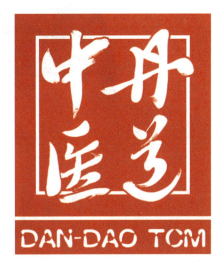

"丹道中医"印鉴图形

  1. 图形中"丹道中医"四字，来源于周潜川先生写给徐一贯先生的医案、药方及笔记中。徐老将这些资料传授给张明亮后，由张明亮从文稿中精选出此四字，并请专人设计、制作而成。印鉴图为手工篆刻版（由山西大学书法研究所李星元教授篆刻）。

  2. "丹道中医"印鉴图形已经于 2012 年 3 月 26 日获得《中华人民共和国国家版权局著作权登记证书》，证书登记号为：国作登字 -2012-F-00057175，版权归张明亮所有。

  3. 图形中"丹道中医"四字，为已故一代丹医大师、峨眉丹道医药养生学派第十二代传人、山西省中医研究所名老中医周潜川先生亲笔字体。

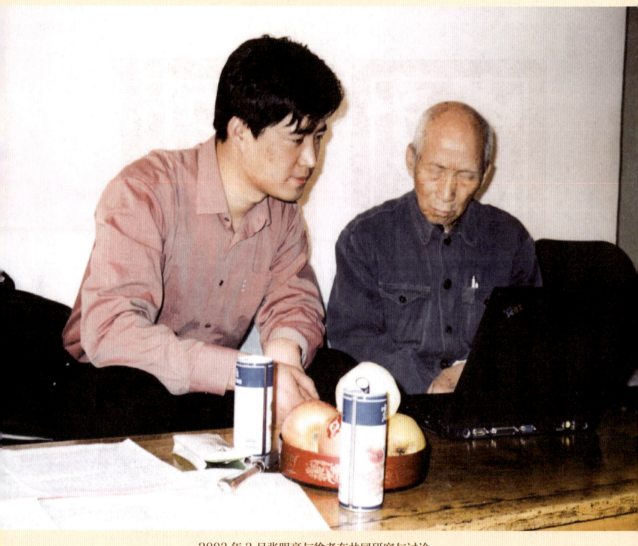

2003 年 3 月张明亮与徐老在共同研究与讨论

　　张明亮自幼即从师学医练功,后师从徐一贯、杨凯、李国章、周巢父等数位老师深入系统地学修峨眉丹道医药养生学。尤其是徐老对其更是循循善诱、倾囊相授,常鼓励他说"周潜川先生是从群众中来、是从抽象到原则,张明亮你要到群众中去、要从原则到具体"。师生二人交往 20 多年来类似这样的画面比比皆是。

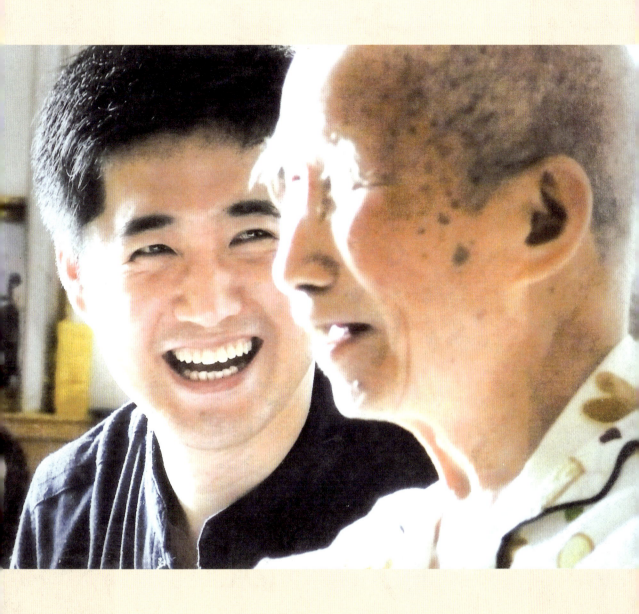

2012年8月,张明亮带领法国首届中医气功三年制毕业班的学员专程到山西太原看望徐老,时年99岁(法国 Claudine lzabelle 摄影)

> 北京黄亭中医药研究院
>
> 黄帝方求千古流传
> 亭台楼阁医药广布
>
> 汾一黄敬壶

北京黄亭中医药研究院题字

2008年6月6日，张明亮创办的北京黄亭中医药研究院在北京正式成立，徐老为该院题写的院名及院训。

张明亮医师指正

济世功德齐先进
超群仁术出后生

徐老题字

2008年6月24日，张明亮被遴选为北京第28届奥运会火炬手并在西宁进行了神圣的火炬传递。徐老听闻之后，非常高兴，并欣然提笔写下"济世功德齐先进，超群仁术出后生"赠送给学生张明亮，以资鼓励！

序言

转瞬之间,父亲已经离开我们整整 10 年了,往事如昨,历历在目……

父亲生于 1914 年,于 2013 年逝世,跨越了近百年。父亲的一生,真可谓是历经坎坷。他 1930 年考入长治省立四中,后入长治师范学习;1936 年加入牺牲救国同盟会;1937 年加入中国共产党;1938 年任中共晋城县委副书记,后改做党报工作,历任《人民报》代总编辑,《光明报》《岳南大众》《晋豫日报》《晋南人民报》社长、总编辑,《太岳日报》总编辑;中华人民共和国成立后,于《山西农民》报首任社长兼总编辑;1955 年出任中共山西省委副秘书长;"文革"前,因受"周潜川案件"影响,被开除党籍;"文革"初责令"退休"回到晋城农村老家;党的十一届三中全会后,1980 年恢复党籍出任山西省政协副秘书长正厅级、省地方志编撰委员会办公室副主任;1983 年离休。1984 年"周潜川案"认定为冤案后,撤销了对他的一切处分。1985 年以后,他享受到副省级住房及正省级医疗待遇,安享晚年。

父亲身体从小就比较孱弱,又经历抗日战争、解放战争等,生活环境艰苦,再加上多年来夜以继日超负荷的文字工作,终因积劳成疾,于1958 年被北京协和医院、积水潭医院确诊为强直性脊柱炎等症。后经友人介绍就医于当时在京行医的周潜川医师,在周医师的精心治疗下,并配合气功导引的自我锻炼以及饮食营养的调摄等综合治疗手段,经过三余年的系统治疗,强直性脊柱炎竟然奇迹般地痊愈了。此后,锻炼气功、学习中医、研究道学等传统文化及健康生活方式便成了父亲的终生陪伴,并寿至百岁、无疾而终。

父亲一直以来有着勤于笔耕的良好习惯，因此关于当年就医治病、处方用药、导引练功等的过程、经历与内容也被比较详细地记录下来，并全部传给了他的学生张明亮。20多年来，张明亮医师经常到家中与父亲一起练功、看书、学习，有时也给父亲、母亲及家里人看病、推拿、针灸。早些年，他就曾和父亲及家里人商量，计划写一本书作为献给父亲"百岁诞辰"的献礼，但种种原因而未能如愿。让我们家里人非常感动的是，在父亲已经离开我们快10年之际，张明亮拿着厚厚的一沓书稿来到家中，说这是他完成的初稿请我们审阅，书名为《丹医导引录——徐一贯就医周潜川日志录》，并将作为父亲"诞辰110周年"的纪念。

综观全书，比较客观、详尽地介绍了父亲，把父亲关于就医、练功、治病的这一段日志作为重点，并将相关的丹医、丹药、验方、草药、导引、功法作了进一步的讲解和论述，大大增加了原来"就医日志"的可读性、专业性、趣味性。我们觉得，这本书对于中医工作者、气功爱好者以及各类慢性病、疑难病患者，尤其是强直性脊柱炎患者应该会有所帮助、有所启发。同时，更要衷心感谢张明亮医师多年来的辛勤劳动和付出，才使这本书得以成稿而与读者见面，也使父亲的济世精神得以流传与延续！

长子：徐东亮　长女：徐晶亮　次女：徐珍亮
2023年10月26日

自序

《丹医导引录——徐一贯就医周潜川日志录》这本书终于完稿了，但依然心绪澎湃、久久不能平静……从1990年第一次见到徐老，一直到2013年他永远地离开了我们，这20多年来徐老对我的教诲，仿佛昨日之事，历历在目，又一幕幕地在脑海中浮现……

1990年12月20日，由山西省气功科学研究会主办的"山西省第二届气功学术交流会"在太原举行，在大会上我宣读并分享了论文"要把练功生活化"。这是当时正处于"疯狂"练功时期我的真实体会，也是在早先于1990年第10期《气功》杂志发表的"怎样把练功生活化"一文的基础上做了进一步的修改，所以这篇论文不仅得到了与会者广泛的好评，更得到了时任山西省气功科学研究会首席顾问的徐老——徐一贯的鼓励和赞赏，这也是我与慕名已久的徐老的第一次正式见面，他谦逊的态度、温文尔雅的文人气息给我留下了极其深刻的印象！

1991年3月23日，我在时任山西省气功科学研究会秘书长、山西省中医学校针灸教研室老师王葆民的引荐和陪同下，正式登门拜访了徐一贯先生，从那次之后，我即开始跟随徐老学习丹医、导引、气功、峨眉、养生等，不离不弃，一直到2013年2月20日徐老100岁辞世为止。

徐老学富五车、博学多闻，但从不以师自居，一开始称我为小友，后来称我为同志，再后来称我作医师，但他却是教我、传我、助我最多的一位老师。这些年来，他几乎把与我所学相关的笔记、珍本全部传给了我。

徐老还亲自写推荐信，让我去拜访其他的同门师长，以求传承的完整，如肖松甫、杨凯、李国章、廖厚泽等，尤其是在徐老的帮助下我又拜周潜川先生仅有的两位研究生杨凯、李国章老师为师，进行更深入、系统的峨眉丹医导引的学习。

1996年5月，徐老积极鼓励我并亲自帮忙起草"关于成立山西省气功科学研究会药饵气功委员会的申请书",后在山西省卫生厅原厅长、时任山西省气功科学研究会理事长续恩岚先生的帮助下,申请成立了"山西省气功科学研究会药饵气功委员会",并聘请李国章老师担任名誉会长、师怀堂老师担任首席顾问、杨凯老师担任学术顾问,同时老师们一致推荐由我担任会长。记得当时徐老语重心长地对我说:"'气功药饵疗法'的提出,是周潜川先生对流传近千年峨眉丹道医药养生学,以及对健康事业、对服务社会最大的贡献,我们一定要努力继承并发扬光大!周先生是'从群众中来'、是'从抽象到原则',而你则要努力'到群众中去'、要'从原则到具体'!"

2008年,我被遴选为北京奥运会火炬手,徐老曾抚摸着我带回来的火炬流下了感慨的眼泪。

2011年,我的第一部著作《五脏的音符——中医五脏导引术》正式出版,这是将峨眉派小炼形的"密咒"首次以音乐、音符的形式公开,徐老感慨地说:"这很不容易……"

这些年来,我和徐老常在他家一起看书学习、一起练功、一起讨论、一起吃饭……现在看着眼前这些徐老留下的日记、笔记,不禁潸然泪下……徐老永远活在我的心中……

感谢徐老多年的传授,感谢徐师母一直作为默默无闻的坚强后盾,感谢徐老家人们对我及本书一直以来的大力帮助,感谢代金刚、李红梅、冯尚华、李云宁、张世炜、苑中娟、田文彬等所有学生们的鼎力支持,才能使得这本书如期完成,为我们敬爱的徐老献上这份真诚的"礼物",也要感谢每一位读者,书中错漏之处敬请批评指正!

丹医子张明亮(真仁)
2023年10月16日于滇池湖畔

目 录

● 第一章　释名缘起录 / 001

一　丹医导引释名 / 003
（一）什么是丹医？ / 003
（二）什么是导引？ / 004
（三）丹医导引——气功药饵疗法 / 005

二　儒道大隐徐一贯 / 008

三　丹医大师周潜川 / 011

四　中华峨眉养生学 / 018
（一）中华峨眉养生学——800年的传奇 / 019
（二）传承人——张明亮 / 022

第二章　就医日志录——周潜川医治徐一贯强直性脊柱炎始末 / 025

一　发病及诊治经历 / 027
（一）前期病史略述 / 027
（二）太原诊治经历 / 029
（三）北京诊治经历 / 033
（四）到周潜川医师处就诊 / 037

二 在周潜川医师处就医日志 / 038

（一）1958年就医日志 / 038

（二）1959年就医日志 / 079

（三）1960年就医日志 / 093

（四）1961年就医日志 / 114

三 关于强直性脊柱炎 / 130

（一）周潜川亲笔医案赏析 / 130

（二）徐一贯治疗过程小结 / 132

（三）中西医学对于强直性脊柱炎的认知 / 137

（四）气功药饵疗法综合治疗 / 138

第三章 丹医草药录——"就医日志"中相关草药介绍 / 141

一 红透骨消草 / 144

二 鹿含草 / 146

三 三角风 / 147

四 五匹草 / 150

五 兔耳风 / 151

六 臭梧桐 / 151

七 红毛走马胎 / 154

八 八月瓜 / 155

九 草鞋板 / 158

十 金不换 / 158

十一 鸡屎藤 / 160

十二 乌灵参 / 162

十三 仙桃草 / 164

十四 夜关门 / 165

第四章 丹医丹药录——"就医日志"中相关丹药介绍 / 167

一 摩腰丹 / 169

二 青娥丹 / 174

三 鲛蛸丹 / 176

四 透骨穿山丹 / 179

五 还童丹 / 181

六 草还丹 / 182

七 玄武丹 / 183

八 玉壶丹 / 185

第五章 丹医验方录——"就医日志"中相关验方介绍 / 187

一 透骨草药酒（外用） / 189

二 治感冒验方三则 / 192

三 仙桃七厘散 / 193

四 一枝春汤 / 195

五 治筋缩方 / 197

六 治背脊方 / 198

七 加味响声丸（响声破笛丸）/ 198

八 治疗鸡眼验方 / 200

九 熏蒸洗眼方 / 201

十 药枕方 / 202

十一 治风湿流窜经脉及经络方 / 203

十二 大将军汤 / 204

第六章 内功导引录——"就医日志"中相关导引介绍 / 207

一 峨眉十二庄——峨眉派最具代表性的气脉内景功夫 / 209

（一）峨眉十二庄功法简介 / 209

（二）峨眉十二庄师承源流 / 210

（三）峨眉十二庄参考书目 / 211

（四）峨眉十二庄·天字庄动作名称 / 220

二 峨眉天罡指穴法——中医导引按跷术的"活化石" / 222

（一）峨眉天罡指穴法释名 / 223

（二）峨眉天罡指穴法36种手法的名称 / 224

（三）峨眉天罡指穴法参考书目 / 225

三 峨眉脏腑小炼形——脏腑的"唱诵"疗法 / 228

（一）峨眉脏腑小炼形释名 / 228

（二）峨眉脏腑小炼形参考书目 / 229

（三）峨眉脏腑小炼形系列功法 / 231

四 分经候脉法——检查全身20部气脉的"遍诊法" / 232

五 其他各派秘传导引术名录 / 233

第七章 丹医奇穴录——"就医日志"中相关奇穴介绍 / 235

一 颔中穴 / 237

二 所闻穴 / 238

三 太阳邃 / 239

四 琵琶穴 / 240

五 膏肓俞 / 241

六 尾闾关 / 243

七 夹脊关 / 244

八 玉枕关 / 244

九 跌阳穴 / 245

第八章 名医名人录——"就医日志"中相关人物介绍 / 247

一 李翰卿（山西省中医研究所第一任所长、山西四大名医之一、伤寒大家） / 249

㆓ 李渠（山西省中医研究所原副所长、针灸名家） / 251

㆔ 师怀堂（山西省直机关医院针灸科主任、针灸大家、新九针疗法创始人） / 252

㆕ 施今墨（近代中医临床家、教育家、北京四大名医之一） / 254

㈤ 巨赞法师（中国佛教协会副会长、一代高僧） / 256

㈥ 杨凯（周潜川两名研究生之一、入室弟子、名老中医） / 256

㈦ 李国章（周潜川两名研究生之一、入室弟子、名老中医） / 258

第九章　儒医集验录 / 259

㈠ 摘抄宋代周密《齐东野语》经验方 / 261

㈡ 摘抄元代陶宗仪《辍耕录·论脉》 / 263

㈢ 摘抄明代《永乐大典》载《寿亲养老新书》丹方五则 / 265

㈣ 摘抄明代李诩《戒庵老人漫笔·卷五·论医》 / 268

㈤ 摘抄清代刘继庄《广阳杂记》医方 / 270

㈥ 摘抄清代纪晓岚《阅微草堂笔记》"雪莲花与阴阳之性能" / 273

㈦ 摘抄清代陆以湉《冷庐杂识》医方 / 276

第十章　博约文集录 / 281

㈠ 史中有志，志中有史——关于"志""史"关系的一点见解 / 284

二 既要充实，又要真实 / 286

三 史以述往，志以示来——兼谈史有史体志有志体 / 290

四 民主化的印象——纪念《山西日报》社成立四十周年 / 298

五 古代人才学——刘劭《人物志》评介 / 301

六 应创立新方志学的专业学科 / 311

第十一章 徐记明亮录 / 315

一 1991年3月23日（张明亮陪王葆民大夫来访） / 317

二 1991年11月1日（张明亮陪周巢父大夫来访） / 318

三 1994年11月28日（给张明亮讲"丹医生理方药"） / 319

四 1997年1月9日（张明亮介绍"首届全国全民健身气功养生交流大会"） / 320

五 1997年10月12日（张明亮送来傅伟中纂修的《阴阳概论》） / 323

六 2005年2月6日（张明亮为潘忠民处方） / 326

七 2005年2月15日（张明亮陪同与杨凯夫妇会面） / 326

八 2005年6月21日（张明亮出访回国后将去晋城访友） / 327

九 2007年8月31日（张明亮陪廖晓义女士来访） / 329

十 2007年11月9日（张明亮来治病并送还其《中华仙学养生全书》） / 331

第十二章 追思缅怀录 / 333

- 一 本报首任老总徐一贯辞别百年人生路（《山西农民报》记者柴俊杰） / 335
- 二 怀念我的革命领路人徐一贯老师（原济南军区政治部主任、中将军衔徐春阳） / 336
- 三 "新闻界的赵树理"——缅怀徐一贯（韩钟昆） / 338
- 四 学者气度 战士风骨——纪念先父徐一贯逝世一周年（徐明亮） / 342
- 五 回忆活到99岁的新闻老前辈徐一贯（曹曙光） / 349
- 六 殷殷深情 致敬徐老（日本峨眉养生文化研修院理事津山鲇子） / 354
- 七 一场相遇 一生铭记（日本学子吉见博子） / 356
- 八 细心有恒登寿域（山西大学体育学院教授、博导李金龙） / 358
- 九 "神秘"的师爷（张世炜） / 360

第一章

释名缘起录

传承国粹　满腔热忱　扶危济困　竭尽所能

丹医导引录
徐一贯就医周潜川日志录

一、丹医导引释名

（一）什么是丹医？

丹医，就是丹道中医、丹道医学的一种简称，其时丹医是属于一个独特的中医学术流派。这个学术流派，历来大多在道士、僧人及"丹道家"等少数人群中秘密传承，相关内容仅偶尔散见于医书、道书、佛经之中。其完整的医学体系及传承，均限于口口相授、秘密传承，外人绝难见到，所以很多人根本不知道还有这一流派的存在。

丹，有内丹、外丹之分。内丹，是指以性命双修、凝练"精、气、神"为"丹"的"气脉内景功夫"，包括所有的导引、按跷、吐纳、存思、行气等自我修炼方法；外丹，则既包括自我"修命住世"的药饵服食法诀，也包括"济世救人"、医疗病苦的所有医方、医术，以及相关的药物、火候、炮制等具体的技术与方法。

无论内丹，还是外丹，都可以看作是古代的一种"科技"或"技术"，而"道"则是中国传统哲学的一种概念，是对宇宙、自然规律的一种概括与描述，所以"丹道"是丹与道的融合，是中国传统哲学与古代科技的结晶。

峨眉宗《丹道概要·丹道家释名》曰：

丹者，朱也。以阳火为本，以阴质为用，所炼丹药，其性皆属于纯阳，名曰外丹。炼外丹不离大道、大法，故曰丹道。

丹者，一也。以纯阳为本，以归一为用，修持气脉内景功夫而聚气成丹，名曰内丹。炼内丹不离大道、大法，故曰丹道。

气能存生，内丹也；药能固形，外丹也。借外丹力修内丹，欲安众生先自安。

由是可知，修持气脉内景以结内丹，借外丹以为助功，且具备各种法门者，方可谓之丹道家。世有称之为丹灶家者，盖从采炼外丹、立炉安鼎而言，曲解为丹灶家耳。

丹道家，皆以修持气脉内景以结自身内丹为主，炼外丹为辅，以医药度人间苦厄则为修积外功，在次第上仅属次要者也。

由上可知，丹道中医，并不单纯是指道家医学、道教医学，而是一种内丹、外丹与大道相合的独特医学思想与专门的医疗技术。现在坊间所说的佛医、藏医、仙医、道医等均属于丹医的范畴。

从本书中所介绍的"峨眉丹医"来看,丹医不仅理论精深广博、方法系统全面,而且还保存了我国医药界濒于失传的许多古典医学理论、诊疗技术,尤其是注重气脉内景的导引疗法及涵盖药物炮制的炼丹技术,并且在许多方面都有所阐发、有所创新,独具特色自成一家,故虽历经千年而法脉不绝、传承不断。比如本书中既有通过自我对症练功的导引疗法,也有秘传"玄门大小丹药"的炼制方法,以及独特的诊脉法——全身20部脉的分经候脉法、内功点穴按跷术——峨眉天罡指穴法,等等,这些皆是丹医独有的秘技。

(二)什么是导引?

导引,有广义、狭义之分。狭义的导引,主要是指通过运动肢体的方式达到治病养生的一种方法;广义的导引,则包括以肢体运动、呼吸吐纳、存思观想等各种方式达到治病养生的方法。

1973年,在中国湖南长沙马王堆三号汉墓出土了帛画《导引图》,其制成时间距今已经有2000多年的历史。该图中有44个人物在进行导引,男女老少,有的穿衣、有的裸背、有的赤手、有的操械,形态逼真,神态各异,为研究导引术提供了珍贵的实物资料。

导引是一种传统医学(自然的身心医学)与古老体育(朴素的身体教育)的结晶,其历史可以追溯到数千年前,古代各种经典中多有记载。

《庄子·刻意》篇说:"吹呴呼吸,吐故纳新,熊经鸟伸,为寿而已矣;此道引之士,养形之人,彭祖寿考者之所好也。"

《吕氏春秋·古乐》篇说:"昔陶唐氏之始,阴多滞伏而湛积,水道壅塞,不行其源,民气郁阏而滞著,筋骨瑟缩不达,故作为舞以宣导之。"

《黄帝内经太素》说:"(导引)谓熊经鸟伸、五禽戏等,近愈痿躄万病,远取长生久视也。"

导引,古代又称为"道引",概有循法、循道而引之意。"导"有疏通、宣导、引导之意;"引"有伸展、引而使之、引领、带领之意。可见,导引其实就是通过自身形体屈、伸、松、紧等各种运动,起到影响、调节、控制体内气血运行的作用,从而达到祛病、养生、保健、延年的目的，与现代所说的气功疗法、运动疗法等密切相关。

早在2000多年前的《黄帝内经》中即已把导引作为了中医五大疗法之一，与针、灸、砭、药相提并论。如《素问·异法方宜论》篇说："中央者，其地平以湿，天地所以生万物也众，其民食杂而不劳，故其病多痿厥寒热，其治宜导引按跷。"

一直以来，导引之法受到历代医学家、养生家、宗教家等学者和民众的喜爱，流传极为广泛，并形成了形式各异、内容丰富多彩的导引术，如，八段锦、六字诀、易筋经、五禽戏、二十四节气导引法等。

本书中就记录了"峨眉十二庄"，以及既可以用于点穴治病，又可以用于防身自卫的"峨眉天罡指穴法"等"峨眉丹医"秘传的导引术。

（三）丹医导引——气功药饵疗法

丹医导引，其实就是气功疗法、药物疗法、食饵疗法相结合的一种综合疗法。本书所介绍的丹医大师周潜川先生，最早在1959年就明确提出了"气功药饵疗法"，并著有《气功药饵疗法与救治偏差手术》一书，堪称气功药饵疗法的"当代第一人"。

1996年7月，我在徐一贯、师怀堂、杨凯、李国章等数位老师的大力支持与鼓励下，组织成立了"山西省气功科学研究会药饵气功委员会"，并于1997年第6期（总第27期）《山西气功》（内部刊物，山西省气功科学研究会会刊）上发表了"药饵气功疗法初探"一文。这篇论文虽然已时隔近30年，仍可作为初学者了解之用，特将全文收录如下：

丹医导引录——徐一贯就医周潜川日志录

药饵气功疗法初探

山西省气功科学研究药饵气功委员会会长　张明亮

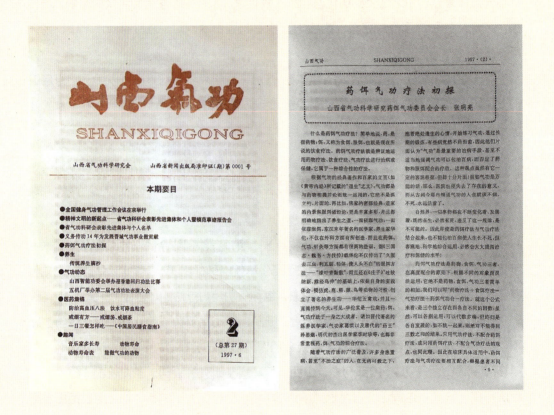

　　什么是药饵气功疗法？简单地说，药，是指药物；饵，又称为食饵、服饵，也就是现在所说的饮食疗法。药饵气功疗法就是辨证地运用药物疗法、饮食疗法、气功疗法进行治病或保健，它属于一种综合性的疗法。

　　根据气功的经典著作和百家的立言（如《黄帝内经》所记载的"道生"之文），气功都是与药物相提并论而统一运用的，它绝不是孤立的、片面的。再比如，佛家的密部经典，道家的内景和服饵诸经论，更是丰富多彩，并且都明确地指出了养生之道，一面依靠气功，一面依靠服饵。

　　东汉末年著名的医学家、养生家华佗，不仅在外科方面有所创造，而且在药饵、气功、针灸等方面都有很高的造诣。据《三国志·魏书·方技传》载，华佗不仅传出了"久服去三虫、利五脏、轻体、使人头不白"的服饵方法——"漆叶青黏散"，而且还在《庄子》"吐故纳新、熊经鸟伸"的基础上，依据自身的实践体会，模仿虎、鹿、熊、猿、鸟等动物的习性，创立了著名的养生功——华佗五禽戏，并且一直流传到今天。可见，华佗是一位集药、饵、气功疗法于一身之大成者。诸如晋代著名的炼养医学家、气功家葛洪以及唐代的"药王"孙思邈，明代的杰出医学家李时珍等，也都非常重视药、饵、气功的综合疗法。

随着气功疗法的广泛普及，许多身患重病，甚至"不治之症"的人，在无药可救之下，抱着绝处逢生的心情，开始练习气功。通过长期的锻炼，有些病竟然不药而愈，因此他们片面认为"气功"是最重要的治病手段，甚至不适当的强调气功可以包治百病，而否定了药物和服饵配合的疗效。这种观点虽然有它一定的客观根据，但却十分片面！假如气功是万能的话，那么，医院也便失去了存在的意义，而从古至今那些精通气功的人也就该不病、不死、永远活着了。

自然界，一切事物都在不断变化着、发展着，既然有生，必然有死，违反了这一规律，是不可能的。因此即使是药饵疗法与气功疗法结合起来，也不能包治百病使人长生不死。但客观地、科学地综合运用，必然会大大提高治疗和保健的水平！

药饵气功疗法，是药物、食饵、气功三者，在高度配合的原则下，根据不同的对象而灵活运用，它绝不是药物、食饵、气功三者简单的相加。我们可以写"药物疗法＋食饵疗法＋气功疗法＝药饵气功合一疗法"。就这个"公式"来看，药物、食饵、气功是三个独立存在而各自不同的因数，虽然可以各别运用，可以变化多端，但终归是各自发展的，如不统一起来，则绝对不能得到三数之和的结果。只运用气功疗法，不配合药饵疗法，或只用药饵疗法，不配合气功疗法的观点，也同此理。

因此在临床具体运用中，药饵疗法与气功疗法要相互配合，根据患者不同的生理、病理情况而各有侧重。有些病需以气功疗法为主，药饵疗法为辅（如老年性疾病等）；也有些病人则可能相反，甚至有的病人只宜采用药物治疗；有的病则要求重视食饵疗法（如糖尿病）；有的病人则完全运用气功疗法就行了（如年老、体弱等）。

将药物疗法（包括中西药物）、食饵疗法（甚至现代营养科学）与气功疗法辩证地、科学地配合运用，一定会相得益彰，在临床上也一定会取得更加令人满意的疗效！并且对于它们各自的发展、完善和提高也将会起到积极的推动作用。

二、儒道大隐徐一贯

徐一贯先生,是我最尊敬的一位老师,不仅是我学习中医、导引等国学文化的专业导师,更是我身心并练、性命双修的人生导师。他既是老一辈的革命家、老干部,也是一位儒学、道学以及气功导引、中医养生的学修大家与实践者。更是本书得以成书的主要记述者与亲历者。

关于徐老详尽的生平事迹,我有幸通过先生亲笔所写的《徐一贯历史自传》得以管窥其不平凡且光辉的一生。《徐一贯历史自传》内容丰富、洋洋数万言,但限于篇幅,这里仅将徐老与我,以及与本书相关的内容做简要地介绍,读者也可参考本书"博约文集录""追思缅怀录"两章中相关内容对徐老做进一步的了解。

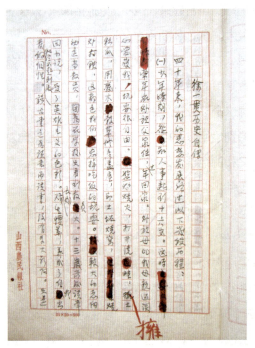 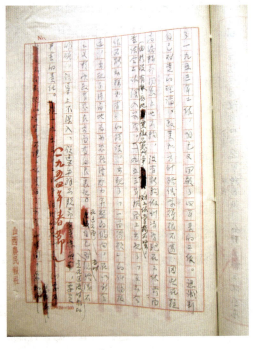

徐老亲笔所写的《徐一贯历史自传》

徐一贯

张明亮 整理

徐一贯，原名徐以贯，山西晋城人，生于1914年，卒于2013年，享年100岁。

徐老早年即参加革命工作，1937年加入中国共产党。抗战及解放战争时期，曾任《人民报》代总编辑，《光明报》《岳南大众》《晋豫日报》社长、总编辑，《太岳日报》总编辑。中华人民共和国成立之后，历任《山西农民报》（创刊于1949年10月20日，刊名为毛泽东主席亲笔题写）首任社长兼总编、山西省委副秘书长、山西省政协副秘书长、山西省地方志编辑办公室副主任等职，1983年离休。徐老饱读诗书、知识渊博，被誉为新闻界的巨擘、新闻界的赵树理、太岳报界一支笔等。

20世纪50年代，徐老因病而结识了在北京行医的周潜川医师，后又介绍周医师到山西省中医研究所工作，二人过往甚密，遂成莫逆之交、亦师亦友的关系。周先生说"徐君每于政治思想予我启发"（1958年周潜川亲笔书于《丹医语录·阴阳大论品第一》之卷首），而徐老则在与周先生的交往过程中，学习了峨眉丹医、气动养生、峨眉十二庄大小炼形以及少林达摩易筋经、二十四节气导引法等，并一直坚持亲身实践与研究。徐老家学渊源，又承丹道中医及峨眉秘传，大隐于世，躬身实修数十年，于丹道炼养之学造诣尤为精深，故能以重病之身起修，而竟获健康百岁的高龄。

1990年12月，在山西省第二届气功学术交流大会上，我第一次见到了徐老，他当时虽然已经75岁高龄，但依然身手敏捷、精神矍铄，儒雅、智慧及微笑给我留下了深刻的印象……从那时起，我便以徐老为师，经常去他家里听他讲授，与他一起练功、读书等，直到他老人家永远地离开了我们。

徐老一生，治学严谨、博学多闻，待人接物和蔼可亲、平易近人，教导学子孜孜不倦、循循善诱，常以身作则，却从不以师自居。他勤于笔耕，读书看报，或剪贴，或摘录，从许多古籍文献、儒释道经典及文学名著中，摘录了许多关于医药、气功等的资料。尤其是当年在与周潜川先生的交往过程中，除了周先生亲自赠送及传授之外，徐老还亲笔记录下了大量关于周先生讲授峨眉丹医、大小丹药、峨眉十二庄大小炼形、天罡指穴法等的资料和内容，洋洋百万言、几十册笔记本，诸如《黄庭经受业笔记》《峨眉十二庄受业笔记》《丹医生理笔记》《丹医方药笔记》《就医旁听片记》《练功就医笔记》等。后来，徐老将这些资料毫无保留地全部传授于我，并一直鼓励我说："周先生是'从抽象到原则',而你则要'从原则到具体';周先生是'从群众中来',而你则要'到群众中去'!"徐老的谆谆教导,一直回响于耳畔,也一直激励着我不懈地努力与前进!

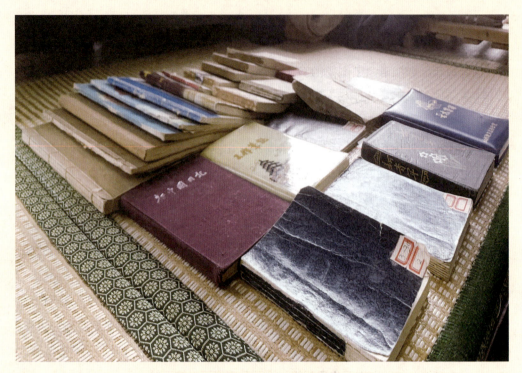

徐老记录整理的部分笔记

三、丹医大师周潜川

医者周潜川先生，为我国当代著名的中医学家、养生专家、气功大师、丹医大师，生前为山西省中医研究所（现山西省中医药研究院）名老中医，也是峨眉丹道医药养生学派第十二代传人。周潜川先生，一生颇具传奇，关于先生的生平事迹讹传颇多，皆由于当时特定情况及种种原因，真实内情鲜为人知。

2007年，恰逢周先生生前工作的山西省中医研究所因成立50周年而启动了《医苑英华——山西省中医药研究院、山西省中医医院名医名家学术经验集成》一书的编著工程（该书分上下两册，110多万字，于2007年10月由中国中医药出版社出版）。该书的执行主编王象礼、副主编赵怀舟、学术秘书王小芸三位老师曾数次约我探讨，他们经多方采访、调研，最后决定由我来负责撰写该书中有关"周潜川"的全部内容。

于是，我在周潜川先生生前好友徐一贯，以及周潜川先生的研究生、亲传弟子杨凯、李国章三位老师的亲自指导下，以徐老珍藏、周先生亲笔所写的《周潜川自传》及三位老师的笔记为基础，又查阅了大量资料，本着尊重历史、严谨客观的态度，完成了整理编写工作。内容按照生平简介、医事传略、学术思想、经验介绍、主要成就做了分类介绍，全稿40000余字，刊载于《医苑英华》（上册，第102-141页），成为至今为止关于周潜川先生最翔实、最权威的介绍资料。

为了让读者对周潜川先生有所了解，又由于篇幅所限，这里将该稿中的生平简介、医事传略、主要成就部分全文附录于下，而关于学术思想、经验介绍的部分仅录入了目录。为了保持原貌，本次录入未做任何修改，个别错漏之处，待将来另作专文修订。

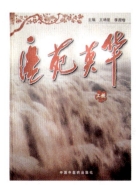
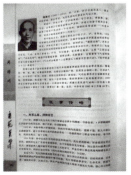

《医苑英华·周潜川》书影

周潜川

张明亮 供稿

徐一贯 杨凯 李国章 审定

（一）生平简介

周潜川（1907—1971年），男，汉族，四川省威远县人。著名中医学家、养生专家，也是我国近代著名的气功大师。

周潜川，早年从军，后因病离职，专门学医，兼修佛、道、气功。主要师从于峨眉高僧永严法师、丹道大师黄子箴先生等，继承了流传于民间的一个古老的、独特的医学流派——丹道中医，并成为峨眉派的第十二代传人。

新中国成立后，周潜川曾先后行医于川、沪、京等地，1958年受聘于山西省中医研究所，从事中医临床及中医基础理论等的研究，并率先开展了气功疗法、食饵疗法、"南药北移"、丹医丹药以及民间草药的临床运用与研究等多项工作。在临床上，他倡导医药、气功、食饵三者结合，针灸、导引推拿、医药辨证施治，主张"上医治未病""未病先防"，提倡平时锻炼身体、有病治病，无病强身。生前著有《气功药饵疗法与救治偏差手术》《气功疗法峨眉十二庄释密》《峨眉天罡指穴法》《农村医药三十门》等著作。

周潜川继承了在中国秘密流传了近千年的峨眉丹道医药养生派学术体系，精通医、释、道、儒、武等诸家经典，功理功法精深广博，医理医法独树一帜，尤其在气功、大小导引、针灸、丹药、草药以及阴阳论、经络论、气化论等很多方面都有所发现、有所创新，而自成一家。他以一生的实践，得到学界和人民的高度评价。1985年卫生部中医局局长吕炳奎在一次讲话时曾说：周潜川是我国气功的一位代表人物（《山西通志·第四十二卷·体育志》第一版，北京：中华书局1995年2月第38页）。

（二）医事传略

1. 弃军从医，拜师学艺

1907年，周潜川先生出生于四川省威远县西乡玛瑙塘一书香世家，4岁即跟随祖父开始学习四书五经、诸子百家、诗词歌赋等。

1922年，考取华西大学预科班，因四川军阀内战混乱，道路不通，家人不放心去成都读书，遂又改考到自贡的教会学校——培德高等护士职业专科学校，学习西医、西药及英文、拉丁文等。

1925年春，孙中山先生北伐的消息传到四川，先生受其影响，怀着爱国从军之热忱，毅然决定去广东报考黄埔军校。由于年轻没有充分准备，到达重庆时路费已经花完，遂就近考入重庆陆军军官学校工兵科学习。毕业后曾公费赴英国利物浦皇家工兵学校学习。回国后在旧军队（四川军阀刘湘的军队）中任职。

此后不久，先生因病重而渐至卧床不起，虽经多位名医医治，但收效甚微，后幸遇峨眉高僧永严法师等的救治才得以痊愈。先生深感政事多变、生命无常、医道可贵，遂放弃从军、从政之念，拜永严法师和丹道大师黄子箴先生为师，潜心学习和研究祖国医学、导引养生，以至佛学、丹道等等。

永严法师授先生以峨眉密传功法及医术精要，赐居士法名"镇健"。这也是在佛教内部秘传几百年的峨眉传统气功密术第一次传给了"在家人"，为峨眉医道功法广传于世开了先河。

其后，先生曾先后到峨眉、青城、贡嘎诸山，遍访民间宿医、大德，获益良多。以个人的天赋才能，深入钻研中国传统医学和养生保健，旁及诸子学术、气功、武术；既得道家真传，又旁通儒、佛两家；既有海外留学经历和西方近代科学的熏陶，又能坚持东方传统文化的精华，使其成就颇具特色而自成一家。

2. 悬壶沪京，受聘来晋

从1947年开始，先生曾先后悬壶上海、杭州等地。新中国成立前夕，曾返回四川，联络旧部起义，为解放川南做出了贡献。1950年在成都正式登记行医。1953年，仍返回上海，行医济世、教授学生。1957年冬，应卫生部、中国科学院、中国佛协等名流人士的邀请，先生北上在北京"三时学会"行医、授徒，并讲授《阴阳大论品》《证治大法品》《针灸大法品》等。因其疗效卓著，且对大小导引、气功、食饵等有独特的研究，故声誉渐起。

1958年，先生应山西省人民政府的邀请，受聘于山西省中医研究所，从事中医临床及人体经络、中医中药的研究，并率先开展了气功疗法、"南药北移"、丹医丹药以及民间草药的运用与研究等多项工作。

3. 著书立说，治病育人

1959年，周潜川先生积极响应党的挖掘、整理、继承、发扬祖国医学宝库的号召，将历代单传、一向珍秘的峨眉派功夫及医药真诀，和盘托出，披露于世，从强身和保健的角度出发，先后整理出版了三部关于气功药饵疗法与峨眉功夫的普及性著作，即《气功药饵疗法与救治偏差手术》《峨眉十二庄释密》与《峨眉天罡指穴法》。

这虽然只是先生关于气功与中医的普及性论述，但由于论述内容丰富、深入浅出，且理法并重、独具特色，所以在当时甚至直至今天，对于气功界、武术界、中医界都有着非常广泛的影响。尤其是《气功药饵疗法与救治偏差手术》一书不仅在国内外有所流传，而且该书经香港、台湾等地翻版，更名为《气功药饵疗法全书》，在东南亚一带广为流传。这三本书也被后人称之为周潜川先生的"气功三部曲"。

工作之余，先生不仅著书立说，而且积极开办讲座、教授学生。当年，从周先生学习者甚众，其中主要的学生有：叶涤生（上海）、叶同昆（上海）、巨赞法师（中国佛协）、杨凯（山西）、李国章（山西）、王高银（山东）、廖厚泽（北京）、王新树（河北）、周伯用（子）、周巢父（子）、周怀姜（子）、徐一贯（山西）、杨健群（辽宁）、张法孟（辽宁）、焦国瑞（北京）、王觉民（河北）等。

4. 献身中医，后世流传

1964年，先生不幸蒙冤入狱，1971年病死狱中，直到1984年才得以平反。所幸的是先生生前为我们留下的著述颇丰，其中关于气功、医学等方面的许多宝贵资料，除上述三部已经公开出版的著作外，其余大部分为先生当年在上海、北京、山西等地的讲学手稿、课徒材料及学生们的听讲笔记，如《丹医语录》之阴阳大论品、针灸大法品以及《丹道概要》《养生学讲义》《望诊神术》《玄门四大丹八十一小丹秘抄》《分经候脉法》《经络"里支"内照图》等等，至今仍在门内流传而尚未公开。这些资料原本不向"外传"，再加上"十年浩劫"，所以到今天不但是外人，就是连一般门人也少有能窥其全貌者。

后来，先生的学生们先后整理了许多资料，如：李国章、周伯用整理了《养生学问答》；杨凯整理发表了"斩鬼丹等药治愈肝硬变一例报告""周潜川学术经验临床运用"；周巢父、周怀姜整理出版了日文版《峨眉十二庄》；廖厚泽整理出版了《伤寒金匮汇证诠释》《明堂浅义》；巨赞法师及其学生傅伟中整理出版了《峨眉临济气功》系列丛书等。先生的再传弟子张明亮，曾从学于徐一贯、杨凯、李国章、周巢父、周怀姜等多位老师，近年除行医治病外，积极整理峨眉派医学、气功等等，出版发表了许多相关著作和文章，并被国家体育总局健身气功管理中心聘为专家，参与整理、编写了《健身气功·六字诀》《健身气功·易筋经》及其国内各省市的教学、培训等工作。曾多次到世界各地讲学，西班牙、葡萄牙还专门申请成立了峨眉养生学院，日本更有许多组织和机构，定期专门进行研修和推广峨眉气功、内功推拿、食饵、医药、养生等。

直到今天，周潜川老先生的学术思想仍然在熠熠生辉！

（三）学术思想（略）

1. 学习《内经》重"内证"
2. 医药与食饵、气功疗法的配合
3. 科学有效的"食医"
4. 分经候脉"遍诊法"

（四）经验介绍（略）

1. 慢性肝炎及肝硬变的分型诊治
2. 高血压病的气功药饵疗法
3. 神经衰弱气功疗法的辨证论治
4. 临床常用三种气功功法及其适应证

(1) 周天搬运法的要诀与适应证

(2) 归一清静法的要诀与适应证

(3) 峨眉虎步功

5. 医案存真

(1) 斩鬼丹等药治愈肝硬化

(2) 救治气功偏差"走火"医案

(3) 内功导引推拿治疗虚寒性胃痉挛

6. 验方选辑

(1) 心脏病验方

(2) 肝病验方

(3) 脾病验方

(4) 肺病验方

(5) 肾脏病的验方

(6) 胃与十二指肠溃疡病验方

(7) 失眠症的验方

7. 草药选介

(1) 透骨消

(2) 四瓣草

(3) 见肿消

(4) 乌灵参

(5) 三角风

(6) 铁蒲扇

（五）主要成就

1. 著作

(1) 周潜川. 气功药饵疗法与救治偏差手术. 太原：山西人民出版社，1959

(2) 周潜川. 农村医药三十门. 太原：山西日报出版社，1959

(3) 周潜川. 气功疗法峨眉十二庄释密. 太原：山西人民出版社，1960

(4) 周潜川. 气功药饵疗法全书. 香港：香港太平书局，1962

(5) 周潜川. 峨眉天罡指穴法. 太原：山西人民出版社，1985

(6) 周潜川. 气功疗法全书. 高雄：台湾大学书局，1987

2. 论文

(1) 周潜川. 内功导引按跷术对经络浮支里支关系的研究. 中医研究通讯，1962；16（3）：37-39

(2) 周潜川. 正常人五俞穴电流量按时辰测定的初步报告. 经络针灸研究资料汇编（山西省中医研究所经络针灸研究室），1962；41-48

(3) 周潜川. 养生学答问. 中医研究通讯，1962；1963

(4) 周潜川. 杏林丹11例临床经验介绍. 中医研究通讯，1963；5（6）

(5) 周潜川. 中医正骨3例临床治验介绍. 中医研究通讯，1963；10（7）

3. 手稿

(1) 周潜川撰述. 门人王士任、金月石、叶同昆校字《丹医语录针灸大法品第四》，1958

(2) 周潜川著.《丹医语录阴阳大论品》，1958

(3) 周潜川讲授，李国章、杨凯整理，唐培元、廖厚泽校字.《养生学讲习班讲义》山西省医学科学院中医研究所审定，1961

(4) 周潜川著.《内经知要讲义》(太原市卫生工作者协会讲义)

(5) 周潜川著.《丹道概要》

(6) 周潜川著.《分经候脉法》(河北中医研究院讲稿).1962

(7)《周潜川自传》,1958

(8) 周潜川著《几种常见难治病的辨证论治》,1962

四、中华峨眉养生学

由周潜川先生、徐一贯先生所传承的"峨眉丹道医药养生学",简称"峨眉养生学",是一个集中医、丹道、气功、武术、饮食等为一体的、庞大的炼养医学体系,现在能够全面了解这个传承体系内容的人已经很少了,而能够真正掌握这个完整体系的人就更是不绝如缕了。

2005年,应广大学员及爱好者的强烈要求,经征得徐一贯以及杨凯、李国章等数位老师的同意,由我亲自演示的峨眉派部分功法,由徐一贯先生亲笔题名,由山西省文化厅音像室拍摄录制成2张VCD,后由中国文联音像出版社公开出版发行。现在网络上有关我演示峨眉派功法的视频大都出自这套光盘。这套光盘中演示的功法有:

峨眉十二庄中的天字庄、鹤翔庄、小字庄;

峨眉伸展功;

峨眉哈气放松功;

峨眉法济功(动功、坐功、行功、卧功);

峨眉珍藏——少林达摩易筋经。

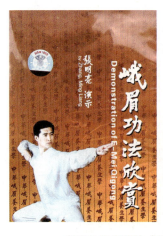
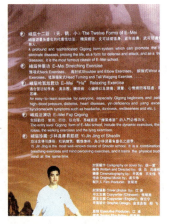

2005年出版的《峨眉功法欣赏》VCD

因这套视频只有以上功法的演示,并无分解动作与解说,故出版时名为中华峨眉养生文化系列第1辑——《峨眉功法欣赏》。

需要特别说明的是,在这套光盘内带有一份彩色的说明书,对峨眉丹道医药养生学体系做了一次系统的梳理、分类与归纳,使读者、爱好者得窥"中华峨眉养生学"之全貌。这些内容后被多处转载、引用,甚至渐渐被断章取义、任意演绎,故将该文内容全文附录如下,原稿为中英文对照,现仅摘录中文部分,其中部分内容我已出版专著,还有些内容仍在整理之中。

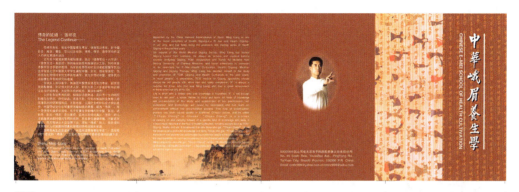

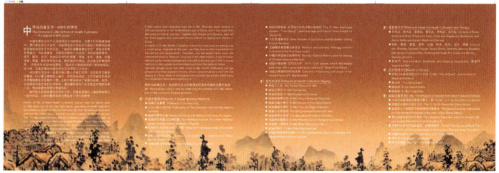

《峨眉功法欣赏》VCD中内附的彩色说明书

(一)中华峨眉养生学——800年的传奇

中国的养生文化可以追溯到至少5000年前,在数千年的发展过程中,历代养生家从大自然、社会环境及日常生活中总结了无数的经验,并逐渐形成很多不同的流派。"峨眉丹道医药养生学派"便是其中影响最广泛、内容最丰富、系统最完整的一大流派。其内容横跨佛学、道学、医学、气功、武术以及现代的营养、体育、生态、环境、社会、音乐、书画、艺术等各个方面，既有精深的理论，也有广泛的实践应用，流传至今已有800年历史，发源于中国西南部四川省的峨眉山，与少林、武当并称为中国武术及气功界的三大流派。

峨眉养生学过去一直是在极少数人中秘密流传，并且对学习者要求严格，所以真正了解的人极少。但也因为如此，令其内容未受到外界医药养生学发展的干扰，比较完整地保持了本来的面貌。此外，在长期与其他流派的交流当中，还珍藏和保存了许多几近失传的珍贵心法，使峨眉养生学更加丰富多彩。

虽然世人对峨眉养生学所知不多，但仅是其让世人窥探到的很少一部分内容，已对中医界及气功界产生了很大的影响……

关于峨眉养生学，张明亮先生正在整理并逐步推广的主要内容有以下几个系列。

1. 丹道中医系列

阴阳大论真义；

大五行与小五行论；

脏腑内景气化论；

经络浮支与里支及内照图；

全身经穴考证与108奇穴秘验；

望形、望神与望气；

全身20部分经候脉法；

峨眉内景推拿——天罡指穴法内功导引按跷术；

九针与盘龙金针；

五脏医药食饵疗法与养生；

中医丹药秘制法与炼丹术；

峨眉丹药秘传——玄门四大丹、八十一小丹；

峨眉山草药的采制与运用。

2. 养生功法系列

峨眉十二庄；

峨眉法济功；

峨眉筑基桩；

峨眉按摩导引功；

峨眉五脏大导引；

峨眉脏腑小炼形；

峨眉六大专修功；

峨眉专修小功法；

峨眉周天搬运法；

峨眉归一清静法；

峨眉伸展功；

峨眉对症药饵气功疗法。

3. 食饵养生系列

血肉品、草木品、菜蔬品、灵芝品、香料品、金石品；

糕点、酥酪、膏露、清蒸、红烩、粉蒸、烤炸、熘炒、焖炖；

荤腥门、素净门。

4. 武术健身系列

峨眉纽丝拳及技击三十六字诀；

雷公拳；

峨眉剑；

峨眉棍。

5. 峨眉珍藏系列

少林派达摩易筋经气脉内景十二势；

武当派太极功九圈十三式；

青城派二十四节气丹药服饵气功修养法；

华山派睡功与松针不老丹；

天台宗六妙法门与昆仑派、崆峒派绝学；

太阳宗火龙功；

叫化功；

华佗五禽图。

（二）传承人——张明亮

张明亮先生，知名中医暨养生专家、健身气功专家，对中医、针灸、推拿、养生、气功以及瑜伽、禅修、佛学、道学等均有深入的研究实践和造诣。

近年受中国国家体育总局邀请，进行《健身气功·六字诀》《健身气功·易筋经》等的编写创作和推广培训工作；同时应世界医学气功学会的邀请，为来自世界各地的爱好者教授医学气功；并经常给北京中医药大学学生讲授中医、针灸、推拿等课程。张明亮先生经常到世界各地讲学，致力传统中医、健身气功、峨眉养生学等的研究和推广。

在很多人的印象中，无论是中医专家还是气功专家，都应该是鹤发童颜、年纪很大的老人家。对于只有三十多岁却在医学气功等多方面都有如此精深造诣的张明亮，大家不无感到疑惑、惊讶和神奇！

人的生命是有限的，知识却浩瀚无边，若只凭一生的时间和精力去学习、研究知识，远远不够。任何的知识都是无数人经过漫长时间的累积而成，正是这样，人类的文明和科技才得以进步。中国传统文化非常重视这种知识的累积，称为"传承"，是一个传授和继承的过程。在中华养生学范畴内的中医、气功、武术等，对于"传承"更加重视，认为只有得到真正"传承"的人，才能继承到最精髓的学问和技术，并有责任继续累积，不断更新覆盖，使其发扬光大并流传下去。得到"传承"的人，就是得到了无数前人在无数时间里所累积的特有经验和知识。

　　张明亮先生正是继承了"峨眉丹道医药养生学派"——800年历史的"传承",并会将这个传奇不断地发扬和延续下去……

第二章

就医日志录

周潜川医治徐一贯强直性脊柱炎始末

传承国粹　满腔热忱　扶危济困　竭尽所能

丹医导引录
徐一贯就医周潜川日志录

本章为有关日志摘录及讲述的主要内容，从1958年3月徐老在北京确诊强直性脊柱炎到当月27日开始在周潜川医师处进行中医及气功导引疗法医治，直至1961年12月，时间跨度历时近4年之久。

因为徐老一直有写日志、记笔记的习惯，单单就医、治病的日志笔记就有很多册。但是一方面限于篇幅，另一方面又想突出重点，所以仅摘录与本书关系密切的内容，其他部分仅作为参校，不能一一尽述，望读者谅解。

一、发病及诊治经历

（一）前期病史略述

徐老自幼即体弱多病，到了青年时期，也是多病缠身。根据徐老自述及其亲笔所作的"徐一贯害过的病（青年时期）"日志，简略整理如下，以便于读者对本章内容的前情有所了解。

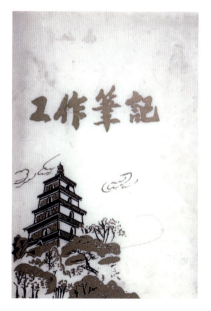

早年间徐老自己总结的"徐一贯害过的病"

徐一贯害过的病

（青年时期）

主要症状：

坐一会儿腰难直起；颈项背腰强直，立势前弯不下，坐起直腰困难，后仰大受限制；上身重，头部得不停自然支架，看书读写，坐立行卧酸困；全身倦怠，腿软无力，工作活动能力较前降低几倍，重时丧失工作能力；睡梦不安，多于失眠，重时丧失工作能力；脑皮胀还麻木多，头痛很少。

症状发展过程：

1939年到1942年，发生过早晨唾血的症状。

1940年1月4日，因逃脱背后敌人追击，我跳过石崖，冲锋枪托落地，次日到了唐天际司令部腰痛疼了一个月。

1952年以前，腰困几年，夜间朝上更甚，睡中不断咬牙、握拳、指甲刺入掌心。有时睡中不安、梦魇。长期消化不好，为自己单另做小锅饭。长期消化不好，干呕。

1955年以前，腰背前弯受限；不断发生项强，脖颈僵直，俯仰顾盼困乏；脑皮硬木，着枕痛苦，重时至胸肌麻痹，发音和呼吸很感吃力；两胯如带重物，后腰需要支架。口腔一遇菠菜等刺激，舌上即起黑色包。

1955年秋季重感冒后，颈项肌肉痿弱，头脑酸困，需要支架，如泥花在萎枝上，下垂难仰；弯腰受限，提腿困难，蹲下困难，脱袜、穿鞋两手够不上脚后跟。有时夜半起来，牙关张口难合。

1956年秋季，前对肚脐的腰椎刺痛，两手够不上脚后跟。

1957年春季，基本上好转，全身每天早上有像脱去一层橡皮衣服似的那样轻快，感觉两胯逐渐轻松，步行可以走快。重的症状主要是：坐久立直不方便，疲劳时腹肌拘急（肚胀和肚胀不能弯腰的时间几乎长短相同）；工作累了以后，头胀腰酸；病重时，全身无力，说话、读写都得停止；由于颈部活动不便和梦多，看街上的大字报都发生困难。

1957年秋季，左眼半天睁不开，艾灸百会穴后治好未发。

1958年2月7日春节前，精神紧张，工作疲劳，右肩、右臂肉跳。

（二）太原诊治经历

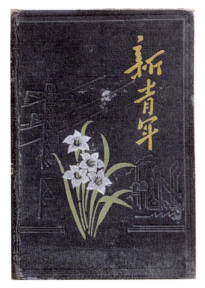
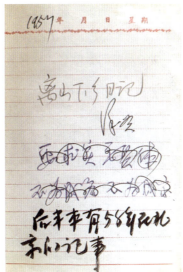

徐老从 1957 年 12 月 14 日赴离山下乡，到病情发作返回太原医治，再到北京诊治，直到 1958 年 3 月 27 日在周潜川医师处第一次诊治之前的相关记录，均在这本日记本内。

1958 年 1 月 21 日

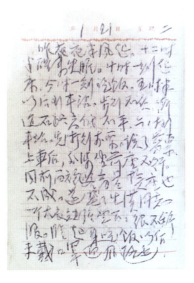

昨夜夜半风起，12∶30醒来失眠。4∶15分起床，5∶15吃饭，5∶30（出发）去车站。步行不便，街道石头路高低不平。6∶00到达车站。先打行李票，剪票上车后，交涉坐前座不行，同前面旅客换座也不成，遂垫了一个大衣勉强坐下，很不舒服。路上迎风，未戴口罩，车上震荡，恶心、头晕，坐不稳，身不安……11∶30到了汾阳县休息，未有吃什么，喝了点水，尿了四次。因修车又等了一个小时才开，换了个座位，经文水、交城、清徐、晋祠休息了4次，到达太原时，正好16∶30，取出行李，乘三轮车回到了机关。

根据徐老日志所载，由于素体虚弱，又多病缠身。尤其在1957年12月14日到1958年1月21日在山西离山（今离石、方山）工作期间，由于工作繁重、环境恶劣等原因，致使病情加重，一度影响正常工作，遂于1月21日返回省城太原就医。

1月23日

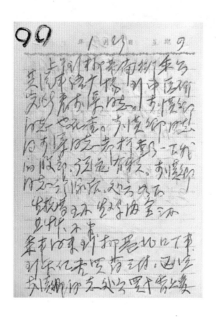

上午到柳巷南街乘公共汽车经广场到中医研究所看李渠同志，李翰卿同志也在场。李翰卿同志和李渠同志都检查了一下我的腹部，说是有"积"。

李翰卿同志诊脉后处方如下：

生杭芍 5钱　　生鸡内金 3钱　　甘草 1钱

乘车回来到柳巷北口下车，到乐仁堂买药3付。还照李翰卿同志处方买十香暖脐膏一帖。下午洗澡后帖上。午睡到16：00，16：30洗澡，18：30吃饭。

2月6日

工作疲劳、生气、说话多，晚上又吃了一碗猪肉炒山药蛋。

2月7日

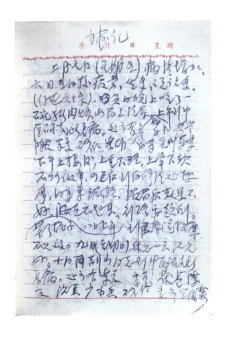

病情增加。上午到中医研究所看病，处方有：人参、白术、茯苓、陈皮、半夏、砂仁、柴胡、白芍、炙草等，下午上楼后，上重下轻，上晕下软，不能做事。四时后去白修法处按摩，但回来后仍未减轻。服药后效果也不好，腰直不起来，行路要跌倒。

2月8日

上午，带了拐棍到医疗院按摩，不见效。

2月9日

休息一天，不见好。

2月10日

到中医研究所看病，处方有：紫苏、半夏、茯苓、陈皮、沉香、广木香、砂仁、党参、青风藤等。服药后，胃部较舒，不再上逆，不过嗳气、叹气仍较多。

2月20日

2月12日又去中医研究所看一次。因坐沙发较久，腰背僵硬。回来以后，直到过了春节（2月18日）还未下楼。

春节前5天肩项僵直，两臂（特别是右臂）抬不起来，右肩僵硬不能摇转，夜间不能翻身，白天、黑夜睡醒后更甚。腰部僵直（引发）全身不能爬起。每天请医疗院医生按摩两次。按时有好感，但病势不退。身体极度疲劳，如旅途回来一样。胯、肋等处肌肉有一阵痛一阵痛的感觉，特别在睡觉时这样。腹部沉的如抱一盘特绳。

2月23日

左部隔膜下痛，右部隔膜上及肋间痛，夜间更甚。

2月24日

又去按摩一次。

2月25日

上午，理发，刮脸时一下也不能后躺。下午，洗澡，大睡。

2月26日

上午几位领导、同事来看我。下午家人送我上车,去北京诊治。

注: 以上这段日志是徐老对疾病情况略做整理后而记的,并不是当日所写,故在日志开头写有"补记"二字。

根据日志中所记,徐老回到太原,从1月23日开始,首先到山西省中医研究所诊治,李翰卿、李渠两位名医为其进行了会诊并处方用药。这段时间,徐老除了在两位李先生处进行中药、针灸等医治之外,还经常到医疗院进行按摩治疗。

后来徐老回忆说,当时他身体不适已经有四五年,总是反反复复、时好时坏。这次发作尤为严重,虽经多次医治,仍未见明显的效果,并已严重影响了正常的工作和学习。故在家人、同事的建议下,经组织与领导批准,下定决心去北京医治,希望能够做一次全面的诊断和彻底的治疗。

又,根据徐老1956年与1957年的日志所载,李翰卿、李渠两位先生在此次之前,曾多次为徐老诊治疾病,所以这次发病后,徐老首先找两位先生进行诊治。

李翰卿先生,为山西省中医研究所首任所长、山西四大名医之一、著名的伤寒及内科专家。李渠先生,为山西省中医研究所副所长、著名的中医及针灸专家。有关两位先生的生平事迹及学术思想,另请参阅本书"名医名人篇",在此不赘述。

(三)北京诊治经历
(协和医院、积水潭医院联合确诊为:强直性脊柱炎)

2月27日

1958年2月27日10:00到北京,住在西板桥山西省人民政府驻京办事处,并由办事处同志到组织部为我办理保健局介绍等手续。

3月5日

腰及颈部运动不便已5年之久，从无关节痛，检查试验阳性，脊柱无后突畸形，（实际上胸椎也有运动不便现象，不过3月5日未有出现）。据此，到放射科照颈椎、腰椎相片，付费16元，至少照了4个，腰椎正、侧位，颈椎正、侧位。

3月12日

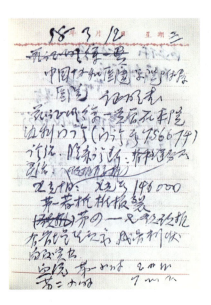

从颈椎片上发现，第四到第七颈椎有骨质增生现象，成骨刺状，向后突出。另有第一骶椎板裂。转骨科会诊。

中国协和医学院附属医院证明书

兹证明徐一贯曾在本院内科门诊（门诊号756674）诊治，临床诊断脊椎运动不灵活，X光片（颈椎腰椎）X光号146000，第一骶椎椎板裂，第四——七颈椎有骨增生现象，成骨刺状，向后突出。

血沉：第一小时，2mm；第二小时，7mm。

白血球（编者注：现已称白细胞）：8050。

转骨科诊治。

请积水潭医院准予门诊检查。

卢世璧 / 吴合

3月20日

11时，北医口腔景大夫试冠。

（下午）3时，积水潭医院骨科常致德大夫作诊断，诊断为强直性脊柱炎。

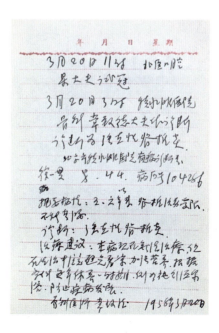

北京市积水潭医院疾病诊断书

徐一贯，男，44，病历号104286。

扼要病情：五六年以来，脊柱活动受限，不能弯腰。

诊断：强直性脊柱炎。

治疗建议：本病现在无法治疗，但在生活中注意避免着凉，加强营养，根据条件每年修养一段时期，例如施行温泉浴，防止疾病发展。

骨科医师：常致德

1958年3月20日

4月17日

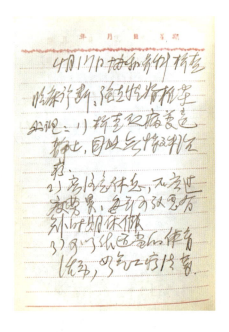

协和骨科检查

临床诊断：强直性脊柱炎

处理：

1）检查现病变是静止，因此无特殊治疗。

2）应注意休息，不应过度劳累，每年可考虑有短时期休假。

3）可以作适当的体育活动，如气功疗法等。

由以上日志所载可知，徐老从 2 月 27 日到达北京，历经近 1 个月的时间，经北京协和医院、北京积水潭医院等多方"会诊"，最终被确诊为"强直性脊柱炎"。为了方便对照比较，我将北京协和医院稍晚些（4 月 17 日）的诊断内容也一并放在此处。

日志中的内容说明，北京协和医院、北京积水潭医院作为当时在北京最"权威"的医院，对于本病也并无有效的治疗方法。事实上，即便是医学发达的今天，对于此病依然没有特别有效的治疗方法。而这种病属于痛苦和伤害都很大的疾病，严重影响着患者的工作、学习与生活。

基于这些原因，徐老慢慢地开始把目光和希望转向了流传数千年的中医学。

（四）到周潜川医师处就诊

据徐老讲述，从 1958 年 2 月 27 日到 3 月 26 日整整一个月中，他不断来往于北京协和医院、北京积水潭医院、北京医院等多家医院进行诊治，虽然疾病已经基本诊断清楚，但并无有效对治的医疗方法，当然就更谈不上疗效了。

期间，他四处求医问药，根据徐老讲述及后续日志中的记载，他也曾向施今墨、孙惠卿等名医求医问诊，只是并未做系统治疗，详见后述。

后经同乡好友、曾任山西省商业厅厅长、时在中国科学院哲学研究所任职的杜任之先生介绍，于 1958 年 3 月 27 日，求治于当时正在北京三时学会行医的周潜川医师。从此之后，徐老便与周医师结下了深厚的友谊，并开始走上了医药、气功相结合，对治顽疾"强直性脊柱炎"漫长的道路，最终获得了健康与长寿。

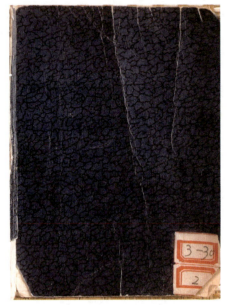 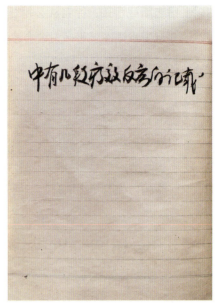

徐老的日记本

徐老从 1958 年 3 月 27 日到周潜川医师处就医之后，就开始使用这本日记本（编号为 3-30-2）进行专门的记录，本章后续的所有原始日志均出自此稿

关于以下"在周潜川医师处就医"日志的具体内容，除了对文中明显的错、漏之处以及部分顺序做了修改和调整之外，我们尽量保持了日志原貌。相关的简单注释直接附在该篇日志之后，而更多的阐释、补注、解说等则另详于后面章节，以便于阅读与学习。

二、在周潜川医师处就医日志

（一）1958 年就医日志

1958 年 3 月 27 日开始，到周潜川医师处就医记。

3月27日（初诊）

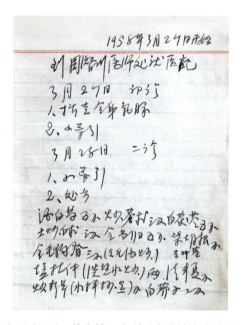

1958年3月27日，徐老第一次到周先生处诊治后所记的日志

检查全身气脉。

小导引。

注： 这里所讲的"检查全身气脉"，是指峨眉丹医派特别的诊脉方法。这种诊脉方法不同于一般的寸口脉法，而是对全身20部经脉分别进行诊候的一种特殊脉诊方法，称为"分经候脉法"或"遍诊法"，详见本书"内功导引录"章节相关论述。

这里所讲的"小导引"，是指峨眉丹医派专门的推拿、点穴疗法，称为"峨眉天罡指穴法"。这套手法共分为36种手式，其中28种手式主要用于治疗疾病，称为小导引；另外8种手式主要用于治疗特殊疾病及救治练功偏差（即走火入魔之症），称为大导引。详见本书"内功导引录"章节论述专条。

3月28日（第2诊）

小导引。

处方：

酒白芍 5钱	炒苍术 3钱	白茯苓 5钱	于潜术 土炒，3钱
全当归 5钱	柴胡根 去叶茎，1钱	金毛狗脊 去毛，酒炒，3钱	盐杜仲 淡盐水炒，1两
清半夏 1钱	炒粉草 水拌炒黑，1钱	白芥子 2钱	焦栀子 2钱
生薏仁米 5钱	生丹参 5钱	生乳香 1钱	生没药 1钱
云防风 5分			

注： 3月27日到周潜川医师处初诊时，周医师给徐老做了全身气脉的检查以及全身的导引按摩治疗，但并未给徐老处方用药，直到3月28日复诊时，才开具了第一帖中药处方。

有言"诊病如断案，用药如用兵"。因为每个人的身体状况，每种疾病的致病因素、反应症状都是极其复杂、各不相同的，所以诊病用药，尤其是第一次诊病用药需要特别慎重。首次诊病，医生与患者互不了解，尤其对于患者的工作、生活环境，以及生活习惯、性格爱好、精神状态等都不很清楚，而这些因素都对疾病有着重要的影响。所以医生对于首次诊病的患者，需要获得尽可能多的信息，再加上中医传统的望、闻、问、切四诊所得的所有信息，进行综合分析与诊断，才有可能做出相对客观的诊断结果。此外，在峨眉丹医的传承中，初诊时还可以给患者进行导引按跷。导引按跷既可以达到缓解和改善患者症状的作用，更可以在导引按跷的过程中进一步地了解患者的身体状况、症状反应等，作为来自患者身体的"第一手"信息，也作为更进一步"切诊"的基础，为诊断治疗、处方用药提供最直观的依据。

了解以上内容，就容易理解周潜川医师为何在给徐老初诊时做导引按跷，而在复诊时才处方用药的原因了。不禁使作者想起医圣张仲景所说的那段话："省疾问病，务在口给，相对斯须，便处汤药，按寸不及尺，握手不及足，人迎、趺阳，三部不参，动数发息，不满五十，短期未知决诊，九候曾无仿佛，明堂阙庭，尽不见察，所谓窥管而已。夫欲视死别生，实为难矣！"

3月29日（第3诊）

小导引。

处方：

汉防己 2钱	炒泽泻 1钱	于潜术 土炒，5钱	炒苍术 3钱
柴胡根 1钱	生薏仁米 5钱	生芡实 5钱	全当归 5钱
生丹参 5钱	生乳香 2钱	生没药 2钱	生怀山药 3钱
云防风 2钱	黑附片 2分	生甘草梢 1钱	水炒甘草 水拌炒黑，1钱
酒白芍 5钱			

同第一方比较：加防己、泽泻、山药、防风、附片。去茯苓、半夏、狗脊、杜仲、焦栀子。

3月30日（第4诊）

处方：

柴胡根 1钱	炒泽泻 1钱	木防己 2钱	上肉桂 3分
白芥子 2钱	于潜白术 土炒，5钱	生甘草 2钱	生怀山药 3钱
生薏仁米 5钱	枇杷叶 5钱	云防风 2钱	炒附片 2分
水炒甘草 水拌炒黑，2钱	生芡实 5钱	炒苍术 3钱	

比较：加肉桂3分，枇杷叶5钱。去当归、丹参、乳香、没药、白芍。

3月31日（第5诊）

小导引。

处方：

马尾柴胡根 拟南柴胡代, 1钱	炒泽泻 1钱	汉防己 2钱	于潜术 土炒, 5钱
蒙桂 去皮, 3分	白芥子 2钱	水炒甘草 水拌炒黑, 2钱	防风 2钱
炒苍术 3钱	生薏苡仁 5钱	生芡实 5钱	生枇杷叶 去毛、包 5钱
炮附片 先熬, 3分	生怀山药 3钱		

比较：去生甘草。

4月1日（第6诊）

处方：

柴胡根 1钱	炒泽泻 1钱	木防己 2钱	于潜术 土炒 5钱
玉版桂 去粗皮 3分	白芥子 2钱	甘草 3钱	云防风 2钱
炒苍术 3钱	生薏仁米 5钱	生芡实 5钱	生枇杷叶 5钱
生怀山药 3钱	姜半夏 1钱	陈皮 1钱	炮淡附片 引 2分

比较：加生甘草、半夏、陈皮。去水炒甘草。

4月2日（第7诊）

小导引。

处方：

柴胡根 1钱	炒泽泻 1钱	木防己 2钱	白术 土炒, 5钱
生白芥子 2钱	生甘草 3钱	云防风 2钱	炒苍术 米泔水炒, 3钱
生苡仁 5钱	生芡实 5钱	枇杷叶 4钱	生山药 3钱
法半夏 1钱	新合皮 1钱	玉版桂 3分	炮淡附片 引, 2分

比较：同。

4月3日（第8诊）

小导引。

处方：

柴胡根 1钱	炒泽泻 1钱	汉防己 2钱	于潜术 土炒, 5钱
白芥子 2钱	生甘草梢 3钱	云防风 3钱	炒苍术 3钱
生薏仁 5钱	生山萸肉 2钱	生芡实 5钱	生枇杷叶 去毛, 5钱
生山药 3钱	法半夏 1钱	新合皮 1钱	上肉桂 3分
炮淡附片 3分			

比较：防风加1钱，加山萸肉2钱。

4月4日（第9诊）

小导引。

处方：

柴胡根 1钱	炒泽泻 1钱	汉防己 2钱	于潜术 土炒, 5钱
白芥子 2钱	生甘草 3钱	云防风 3钱	炒苍术 3钱
生薏仁 5钱	生芡实 5钱	怀山药 3钱	法半夏 1钱
新合皮 1钱	上肉桂 3分	生枇杷叶 去毛, 4钱	炮淡附片 引, 2分

比较：去山萸肉。

当日夜，左半身肢体麻，又有咳嗽，见鼻血。

4月5日（第10诊）

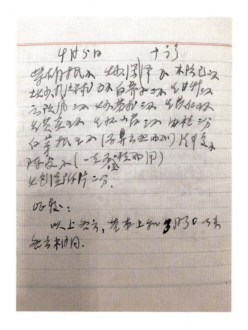

处方：

柴胡根 1钱	炒泽泻 1钱	木防己 2钱	于潜术 土炒, 5钱
白芥子 2钱	生甘草 3钱	云防风 2钱	炒苍术 3钱
生薏仁 5钱	生芡实 5钱	生怀山药 3钱	肉桂 3分
白茅根 为鼻出血而加5钱	法半夏 1钱	陈皮—直为咳嗽而用 1钱	炮淡附片 2分

比较：以上各方基本上和3月30日以来各方相同。

4月6日（第11诊）

小导引。

处方：

生黄芪 5钱	柴胡根 1钱	炒泽泻 1钱	防己 2钱
于潜术 土炒 5钱	白芥子 2钱	生甘草 3钱	防风 2钱
炒苍术 3钱	生薏仁 1两	生芡实 1两	生山药 3钱
上肉桂 3分	延胡索 2钱	天麻 2钱	当归 3钱
白茅根 因咽喉有血而加 2钱	炮淡附 2分		

比较：加黄芪5钱，天麻2钱，当归3钱，延胡索2钱，薏苡仁加5钱，芡实加5钱。去半夏、陈皮。

4月7日（第12诊）

处方：

生黄芪 5钱	柴胡根 1钱	炒泽泻 1钱	汉防己 2钱
于潜术 土炒, 5钱	白芥子 2钱	生甘草 3钱	云防风 2钱
炒苍术 3钱	生薏仁米 1两	生芡实 1两	生怀山药 3钱
上肉桂 3分	玄胡索 2钱	全当归 3钱	明天麻 2钱
炮附片 2分			

比较：和6日药相同。

服后腹中气体多，有种类似细胞分解的气味。腹中实，次日小导引腹中水气未动。

4月8日（第13诊）

小导引。

处方：

柴胡根 1钱	炒泽泻 1钱	木防己 2钱	于潜术 土炒, 5钱
白芥子 2钱	甘草 水炒, 3钱	云防风 2钱	炒苍术 3钱
生薏仁 2两	生芡实 5钱	生山药 3钱	上肉桂 3分
玄胡索 2钱	全当归 3钱	明天麻 2钱	炮附片 2分

比较：去生黄芪、生芡实去5钱。全当归加2钱。

今天小导引时，腹中水气未动。夜间自己如法按摩数次，腹中水气动开。

4月9日（第14诊）

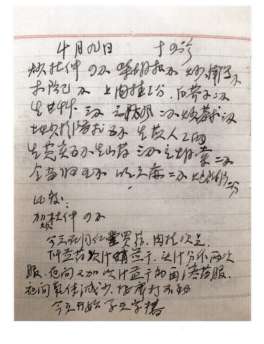

处方:

炒杜仲 4钱	柴胡根 1钱	炒泽泻 1钱	木防己 1钱
上肉桂 3分	白芥子 2钱	生甘草 3钱	云防风 2钱
炒苍术 3钱	于潜术 土炒 5钱	生薏仁 2两	生芡实 5钱
生山药 3钱	玄胡索 2钱	全当归 5钱	明天麻 2钱
炮附片 2分			

比较:加炒杜仲 4 钱。

今天在同仁堂买药,肉桂次点。

下午煎药次汁煎干,头汁分作两次服,夜间又加次汁煎干的再溶药服,夜间气体减少,按摩打不动。

今天开始学天字庄。

注1:

徐老这几日的日志中出现以下 3 段记载:

4 月 7 日(第 12 诊):"腹中实,次日小导引腹中水气未动。"

4 月 8 日(第 13 诊):"今天小导引时,腹中水气未动,夜间自己如法按摩数次,腹中水气动开。"

4 月 9 日(第 14 诊):"夜间气体减少,按摩打不动。"

这表明,徐老在这段时间腹中气胀的症状,周医师曾对此采用了小导引进行治疗,徐老也进行了自我导引治疗。

中医认为,脾气虚、脾阳虚的患者,由于脾运化无力,常导致水湿内停、不思饮食,进而出现胃肠胀气、肠鸣辘辘、腹中作寒作痛、嗳气、下气、腹内脐周自觉有股气走窜作痛、肚腹胀满、消化不良、大便、小便不爽利,身体沉重、四肢倦怠无力、关节时疼等症状。针对这些情况,在峨眉天罡指穴法中有专门的内功按跷治疗方法,其中最有代表性的是以太极摩云劲、捧沙掌劲、覆雨翻云劲等手法,在鸠尾穴到关元穴之间的腹部以及脐周进行导引按摩,按摩至腹内出现肠鸣辘辘、水声咕噜作响而又下行为度,则患者自觉轻松舒畅,症状会有明显改善,还可以促进肠胃蠕动,增强消化及代谢功能,治疗腹痛、肠鸣、腹胀、便秘等。徐老 4 月 7~9 日的日志中所载即为相关内容。至于这些按摩的具体手法将拟另专书介绍，故此处从略，仅将这3种手法的古传口诀附录如下，以飨读者。

覆雨翻云劲第十九口诀

腹部虚疼又实疼，掌中覆雨更翻云。
推来肚里辘辘响，配合摩云气脉平。
手足阳明气滞寒，胃肠漉漉水潺潺。
先阴掌下翻阳掌，尾下中州一扫间。

捧沙劲第二十三口诀

丹田阿是捧飞沙，虎口小娘用莫差。
脆劲耙粘提拔急，蛙鸣腹痛效堪夸。
捧沙变化法无边，掌底如刀又似铲。
解破单双翻内外，教他折骨断筋弦。

太极摩云劲第二十四口诀

太极摩云太极形，神存两掌纽相循。
分推下按开宜重，内合回提却应轻。
摩头督脉导三阳，前后神庭百会当。
左右横开齐角顶，泥丸一统并膀胱。
三阴气脉郁坤阴，覆雨翻云降复升。
再照摩头圈太极，顿教二竖病离身。
摩云先缓转相催，滟潋祥光旋玉圭。
驾鹤嘴开吞八字，蛙鸣腹痛化尘飞。

注2：

4月9日日志中记载，"今天开始学练天字庄"，也就是说从当天开始在导引按摩、药物等疗法的基础上，加入了气功疗法的配合治疗，这也充分反映了周先生"气功药饵疗法"综合运用的学术思想。

天字庄，是峨眉派最著名的"峨眉十二庄"之第一庄，与第二庄"地字庄"一正一反、一阴一阳、相辅相成。这两庄是十二庄的基础，其他各庄都是从这两庄的基础上演绎变化而来，象征着"天地化生万物"之意。天字庄主要有矫正身形、通经活络、升阳益气的作用，对于气虚、阳虚之症具有良好的疗效。

注3：

峨眉丹医派的核心学术思想，是气功＋药物＋食饵＋按跷＋针灸等等的综合疗法，简称为"气功药饵疗法"或"药饵气功疗法"。在临床治疗中，倡导药物疗法、食饵疗法与气功疗法要相互配合，根据患者不同的生理、病理情况而各有侧重。有些病以气功疗法为主，药物、食饵疗法为辅，如部分慢性、疑难病；有些疾病则可能相反，甚至有些只宜采用药物治疗，如严重的精神病；有些则要求重视食饵疗法，如糖尿病；有些则完全运用气功疗法就行了，如年老、体弱及部分退行性病变。从养生保健的角度，则应以气功疗法为主、食饵疗法为次、药物疗法为辅。其中用气功疗法来调整人体的气脉循环，增强五脏六腑及筋骨皮肉的功能，以抵抗外来病邪的侵袭；用食饵疗法来补充人体的精气，增进气血畅旺，并调节人体阴阳的偏盛；用药物疗法则重在补偏救弊。

4月10日（第15诊）

导引。

开天地桥，脑顶揭开杏仁大一只窟窿，拔会阴处肌腱见响声，使上下气相通，但未有通的反应。

处方：

炒杜仲 淡盐水炒，5钱	柴胡根 1钱	炒泽泻 1钱	汉防己 2钱
于潜术 土炒，5钱	白芥子 2钱	生甘草 3钱	云防风 2钱
炒苍术 3钱	生薏仁米 2两	生芡实 5钱	生山药 3钱
上肉桂 3分	玄胡索 2钱	全当归 5钱	明天麻 2钱
炮附片 2分			

比较：炒杜仲又加1钱。

今天取来周潜川医师诊病医案一个，付医案费伍元。

附抄医案如下：

> 姓名：徐一贯同志　性别：男　年龄：44　住址：西板桥三号
>
> 诊得：尊恙背脊强直，少腹拘急，俯仰皆失距度，凡此显著病象，已历年所。备历各种医法施治，未见大效。兹复按其全身气脉之情，有如下者：
>
> （1）太渊之脉，浮散而失神，沉候之则细而微濡。
>
> （2）脾土之脉，滞而太缓，失其周荣之用，乖其制水之力。
>
> （3）肝木之脉，入少而出多，左右缠行失度，不能自还。
>
> （4）离经脉，气滞而微涩，见火不投于水之象。
>
> （5）肾水之脉，见静止中而微显荡漾之情，水中真火，不克化寒水升降之用，此病之根源也。
>
> （6）督脉与任脉之交会，又与三阳之大会，咸失乖误，不特"时""空"谬度，且交会之情，尤见离而不即之征，此病症现象，所以强直之由也。
>
> （7）带脉失其锁钥之大用，而管束之力，合而不开，乖其张弛之能，此坤腹拘急症象之因也。而坤腹为产铅之乡，为真水真火肇生化之源，与肾互为根苗之用者，故此脉一病，而"阴跷库"开合失度，遂致常经奇经，两皆失度矣。是以病势迁延数月，竟致愈治愈危，逐渐发展，非偶然也。
>
> （8）据上论证，法当调气血相因相循之势，为第一着。以求其气脉周天河车之运行，能及时流注，无过与不及，为中道之规矩。经云：急其所当急，先其所当先，此先后重轻缓急之义也。
>
> （9）次当衡其脏腑气脉盛衰之情，为补偏救弊之用药，借培其元气，此经旨所谓本标施治之义也。
>
> （10）再次配合气功疗法，而法又主"动功"治疗之。
>
> 期以一年半之时间，可望恢复健康也。为立医案如上文。
>
> 1958年4月9日　周潜川（章）

注： 日志中所记录的作导引"开天地桥"，应为"开天地窍"，这种手法属于峨眉天罡指穴法中的"大导引"。

操作时，术者一手用凤钗劲的震透劲取患者头顶百会穴，名为开天门、开天窍；另一手用剑诀劲取患者会阴穴并拨动穴内三条筋，名为开地户、开地窍。开天地窍时，患者常有全身麻、凉、酸等感觉，这是全身气通的反应。凡失眠、全身痛、背部紧、肚胀，以及阴气闭塞、阳气不降（该开不开、该闭不闭）、上下不调而有偏盛者，皆可用这种手法治疗。

此外，这种手法还可以治疗炼气偏差、任督二脉不交等。

4月11日（第16诊）

处方：

柴胡根 1钱	炒泽泻 1钱	木防己 2钱	于潜术 土炒, 5钱
白芥子 2钱	生甘草 3钱	云防风 2钱	炒苍术 3钱
生薏仁 2两	生芡实 5钱	生山药 3钱	上肉桂 3分
延胡索 3钱	全当归 5钱	明天麻 3钱	炒枳壳 2钱
土乌药 1钱	盐小茴 2钱	炮附片 2分	

比较：去杜仲（因提出气味不好）。加枳壳2钱，土乌药1钱，盐小茴2钱，天麻加1钱。

4月12日（第17诊）

小导引1次。

右腹斜肌腱进一步舒展，腹腰以下的筋还紧。

处方（12日，13日两帖）：

柴胡根 1钱	炒泽泻 1钱	汉防己 2钱	于潜术 土炒, 5钱
白芥子 2钱	生甘草 3钱	云防风 2钱	炒苍术 3钱
生薏仁 2两	生芡实 5钱	生山药 3钱	上肉桂 3分
玄胡索 3钱	全当归 5钱	明天麻 3钱	炮附片 2分

4月14日（第18诊）

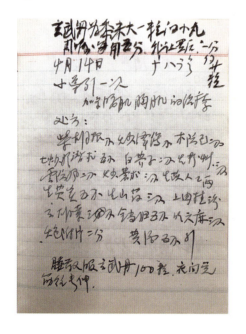

小导引1次。

加多腰肌、胸肌的治疗。

处方：

柴胡根 1钱	炒泽泻 1钱	木防己 2钱	于潜术 土炒, 5钱
白芥子 2钱	生甘草 3钱	云防风 2钱	炒苍术 3钱
生薏仁 2两	生芡实 5钱	生山药 3钱	上肉桂 3分
玄胡索 3钱	全当归 5钱	明天麻 3钱	炮附片 2分
黄酒 引, 5钱			

睡前又服玄武丹100粒，夜间觉筋往长伸。

页眉记录：玄武丹为黍米大一粒的小丸，周嘱每用五分，我让买后，一分约二十粒。

注： 玄武丹，为峨眉丹医派秘传的丹药之一，主药有穿山甲、炮附子以及经过特殊炼制过的马钱子等，有壮阳、散寒、通经、活络、止痛等功效。但此方中药物有大毒，必须在有经验的医生指导下进行炼制和服用，切记。有关玄武丹的介绍另请参阅本书"丹医丹药录"。

4月15日（第19诊）

处方：

柴胡根 1钱	炒泽泻 1钱	木防己 2钱	于潜术 土炒, 5钱
白芥子 2钱	生甘草 3钱	云防风 2钱	炒苍术 3钱
生薏仁 2两	生芡实 5钱	生山药 3钱	上肉桂 3分
玄胡索 3钱	全当归 5钱	明天麻 2钱	炮附片 2分

睡前再服玄武丹100粒。

4月16日（第20诊）

小导引1次。

先找大椎下第一椎，引太阳膀胱之经；次从腋下依次按摩肋骨；治两侧腰筋。

又一节未记清；下一节治尾闾下之阳跷关；引两腿、次腹，腹斜肌松开。治时没有以前那么酸痛。

处方：
同 15 日。
睡前再服玄武丹 100 粒。

4月17日（第21诊）

处方：
同 16 日方，另加生黄芪 5 钱，黄酒 5 钱为引。
睡前服玄武丹 100 粒。

今日收到北京协和医院诊断（内容详见前述）。

4月18日（第22诊）

因给梁冰做大导引，候时较久，未给我做小导引。

处方（青娥丹加减）：

柴胡根 1钱	炒泽泻 1钱	猪苓 1钱	木防己 2钱
于潜术 土炒, 5钱	白芥子 2钱	生甘草 3钱	云防风 2钱
炒苍术 3钱	生薏仁 2两	生芡实 5钱	生山药 3钱
上肉桂 3分	炒杜仲 淡盐水炒, 5钱	胡桃肉 淡盐水炒, 4钱	补骨脂 3钱
大熟地 3钱	黄酒 引, 5钱		

和前久服方比较：去玄胡索、全当归、明天麻、炮附片，加炒杜仲、胡桃肉、补骨脂、大熟地、猪苓。

给我玄武丹三小包。

注1：据徐老讲述，梁冰为彭真前妻。

注2：青娥丹，又称为青娥丸，主药有补骨脂、胡桃肉、杜仲等，是补肾强腰的古代名方，另请参阅本书"丹医丹药录"。

4月19日（第23诊）

小导引1次。

处方：

同18日处方。

今日走路胯股不舒，睡前服玄武丹。

4月20日

服昨日处方第二帖，睡前服玄武丹。

4月21日（第24诊）

处方：
4月18日方，加炮附片2分。
睡前服玄武丹。

下午4时到北京医院请施今墨先生诊后，处方如下（未服）。
根据检查及症状，先进煎剂试服。

白蒺藜 3钱	沙蒺藜 3钱	川续断 炒，3钱	川杜仲 炒 3钱
鹿角胶 另烊，分2次兑服 3钱	金毛脊 酒炒，5钱	山萸肉 炒	破故纸 2钱
菟丝子 4钱	瓦楞子 6钱	乌贼骨 5钱	酒当归 3钱
何首乌 4钱	炙甘草 1钱		

8剂分2次服。

注： 经友人介绍，徐老曾去在北京医院出诊的北京四大名医之一施今墨先生处求医，施大夫也为徐老进行了详细诊治并处方，但因此前已经在周潜川先生处进行诊治，并已获得一定效果，所以徐老并未按照施大夫的处方服药。其详细情况及施大夫的诊治意见等徐老专门有日志论述，详见本书"名医名人录"。

4月22日（第25诊）

小导引。
青岛疗养院赵新庭同志看了这次导引。

处方：
仍同18日处方，加附片。
睡前服玄武丹。

下午为王世英同志检查。

注1：

根据徐老的回忆及在就医日志中的记载，青岛疗养院的赵新庭大夫曾数次专程到太原跟随周潜川医师观摩、学习，也曾为徐老导引按跷。在周潜川编著的《气功药饵疗法与救治偏差手术》一书中，也专门列有"答青岛疗养院赵新庭大夫气功问难"一节，读者可另行研读。

注2：

王世英（1905—1968），山西洪洞人。原八路军副总参谋长，中华人民共和国成立后曾任山西省省长。

4月23日（第26诊）

处方：
同前，又加麦冬3钱（因口干）。
睡前服玄武丹。
不知何日减去熟地。

4月24日（第27诊）

处方：
服药同前。
睡前服玄武丹。

上午第三次到颐和园。

4月25日（第28诊）

处方：
加霜桑叶2钱。
睡前服玄武丹。

昨天下午、今天上午，有脑胀、脖酸、腰硬、胯紧之感。

4月26日（第29诊）

小导引1次。
开天地窍（为赵新庭参观）。
处方：
前方去霜桑叶（二帖）。
睡前服玄武丹。

4月27日（未诊）

昨晚发生颈椎僵直，服昨日所开之方，睡前服玄武丹。

4月28日（第30诊）

处方：
同前，黑杜仲加5钱，共1两。
睡前服玄武丹。

下午背不舒，时打寒战不解。

4月29日（第31诊）

处方：

柴胡根 1钱	炒泽泻 1钱	木防己 2钱	白术 土炒, 5钱
生甘草 3钱	防风 3钱	炒苍术 3钱	生薏仁 2两
生芡实 5钱	生山药 3钱	白芥子 2钱	盐杜仲 5钱
炮附片 2分	肉桂 3分	鹿角胶 后入烊化, 3钱	黄酒 引, 1两

临睡前服玄武丹。

这一旬来，积累了一些超过能力负荷的疲劳，今天又是腿软、足跟酸、神倦、欲眠，不能做气功疗法。

4月30日（第32诊）

小导引1次。

夹脊诸俞，腰、左足、右腿各穴胀而酸紧。

处方（2帖）：

生黄芪 5钱	柴胡根 1钱	炒泽泻 1钱	木防己 2钱
炒白术 5钱	生甘草 3钱	云防风 2钱	炒苍术 3钱
生薏米 5钱	生芡实 5钱	生山药 3钱	白芥子 2钱
盐杜仲 5钱	肉桂 3分	炮附片 2分	鹿角胶 后入烊化，3钱
淫羊藿 5钱			

同4月18日方比较：去杜仲、胡桃肉、补骨脂、熟地、猪苓，加鹿角胶、淫羊藿、生黄芪5钱。

同昨日方比较：加生黄芪5钱、淫羊藿5钱。

临睡服玄武丹。

明天开始服草还丹。

注： 草还丹，为峨眉丹医派秘传的一种丹药，炼制及服用方法非常独特，相关介绍请参见徐老1958年10月28日志及本书"丹医丹药录"。

5月2日（第33诊）

处方：

前两日方去淫羊藿，加狗脊酒炒4钱，为治背寒战，防风加至3钱。

5月3日（第34诊）

小导引，三开天地窍。

处方：

即5月2日方去狗脊，防风仍为3钱（2帖）。

5月5日（第35诊）

处方：

大熟地 1两　　杜仲 盐炒, 8钱　　麦冬 5钱　　生五味子 2钱
白术 土炒, 5钱　　生芡实 5钱　　生薏仁 5钱　　生黄芪 1两
山萸肉 4钱　　云防风 2钱　　炮附片 2分　　茯苓 3钱

5月6日（第36诊）

小导引1次。

处方：

大熟地 1两　　杜仲 盐炒, 8钱　　麦冬 5钱　　炒北五味 2钱
于潜术 土炒, 5钱　　生芡实 5钱　　生薏仁米 5钱　　生黄芪 1两
防风 2钱　　生山萸肉 去核, 4钱　　柴胡根 1钱　　茯苓 3钱
炮附片 2分

比较：即5日方加柴胡根1钱。

5月7日（第37诊）

处方：

与6日方同。

5月8日（第38诊）

处方：

大熟地 1两	杜仲 盐炒, 8钱	麦冬 去心, 5钱	炒北五味 2钱
焦于潜术 5钱	炒苍术 3钱	生芡实 5钱	生薏仁米 5钱
防风 3钱	生黄芪 1两	生山萸肉 8钱	柴胡根 1钱
白茯苓 3钱	炮附片 2分		

比较：加炒苍术3钱，防风加1钱，山萸肉加4钱。

5月9日（第39诊）

处方：

大熟地 1两	炒盐杜仲 8钱	麦冬 5钱	生北五味 1钱
于潜术 土炒, 5钱	炒苍术 3钱	生芡实 5钱	生薏仁 5钱
防风 3钱	生山萸肉 1两	柴胡根 1钱	白茯苓 3钱
生黄芪 1两5钱	炮附片 2分		

比较：五味炒变为生，生芪又加5钱，山萸肉又加3钱。

5月10日（第40诊）

小导引1次。

左手中指按大椎，防气机上冲；起太阳膀胱经之肺俞、心俞，用鸭嘴劲按夹脊诸俞；用蛹动劲舒脊；用通天杵（应为：冲天杵）劲按夹脊双关；用量天尺劲按次髎；接着按长强、尾闾；按三阴经，按神仙穴、三阴经（交）；三里，按阳明经；按阴阳跷、太冲等穴。有用鹤嘴劲。以推云手按腹；描太极、反太极，以太极摩云手转，温腹部；按气冲（气街）；在两肋按少阳经；按合谷、列缺、曲池、舒五指背。记不能详，且不准确。

处方：

同昨天，10日、11日服2帖。

5月13日（第41诊）

5月12日未诊，照5月10日方，又服1帖。

处方：

大熟地 1两	盐杜仲 1两	麦冬 5钱	北五味 1钱
于潜术 土炒, 5钱	炒苍术 3钱	生芡实 5钱	生薏仁 5钱
生山萸肉 1两	柴胡根 1钱	防风 3钱	茯苓 3钱
生黄芪 2两	广乌药 1钱	炮附片 引, 2分	

比较：加广乌药1钱。

5月14日（第42诊）

小导引1次。

按腹三阴经后，又重按一对穴（不知名），按全身后，又按肩下、升起，使身离地三次，周大夫说，这是为了提升肺气。

处方：

同13日。

注：当天日志中所记录的小导引中，主要的手法称为"力士举鼎劲"，是属于峨眉天罡指穴法中的一种大导引术。

5月15日（第43诊）

处方：

同13日。

5月16日

未往就诊,服 15 日处方。

5月17日(第44诊)

小导引 1 次。
处方:
12 日以来的方,加玄胡索 2 钱,连 18 日服 2 帖。

5月19日(第45诊)

小导引。
今天(星期一)下午坐功时,导引足内踝、肩井、夹脊诸俞,提项,升顶,提肩,升肺气(记不准确,大体如此)。

处方:
即 5 月 13 日处方,去广乌药。

5月20日(第46诊)

处方:
方同前。

5月21日(第47诊)

处方(7 帖):
方同前。

5月24日（第48诊）

小导引1次。
未处方，服药仍同前。

5月28日（第49诊）

处方（5帖）：
前方生黄芪加到3两，另加鹿角胶3钱。

6月2日（第50诊）

处方（3帖）：
前方又加珍珠母5钱，黄酒1两。

6月3日

夜周大夫病。

6月7日

开始敢眠。
6月7日和8日，又服前方3帖。
6月9—11日，又服前方3帖。

6月12日（第51诊）

处方：
前方去珍珠母，加生鸡内金3钱。连服5帖，至6月16日。

6月16日（第52诊）

未诊脉。

处方：

前方加当归身5钱，五味子加1钱。

6月17日

到天津。6月17日到23日共服药7帖。

24日停服。

25日回北京。

6月26日（第53诊）

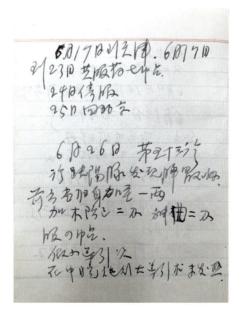

做小导引1次，在中脘施行大导引术，未发热。

诊趺阳脉，发现脾胃不好。

处方：

前方当归身加至1两，加木防己2钱，神曲2钱。服4帖。

6月30日（第54诊）

小导引1次。

处方：

原方继服4帖。

发现腹中水多，本日改用下方：

柴胡 1钱	泽泻 2钱	防己 2钱	上肉桂 3分
白芥子 2钱	焦白术 5钱	生甘草梢 3钱	生山药 2钱
炒苍术 3钱	炒杜仲 5钱	生薏仁 5钱	生芡实 5钱
白茯苓 3钱			

7月1日

服4帖中之1帖。

7月2日（第55诊）

因脑胀、身重、气不舒，去看。

小导引1次。

处方：

柴胡根 1钱	泽泻 2钱	防己 3钱	白芥子 3钱
肉桂 3分	苍术 3钱	焦白术 5钱	生甘草 1钱
生山药 3钱	大腹皮 3钱	炒杜仲 1两	法半夏 2钱
陈皮 1钱	茯苓 3钱	威灵仙 3钱	全当归 3钱
生薏仁 5钱	防风 2钱		

7月3日（第56诊）

处方：

照7月2日方，防风由2钱减为1钱，全当归由3钱加至5钱，加生芡实5钱。

7月4日（第57诊）

处方：

照7月2日方，去炒苍术、威灵仙，大腹皮由3钱减为2钱，加地骨皮1两，加怀牛膝5钱。

7月7日（第58诊）

处方（2帖）：

柴胡 1钱	泽泻 2钱	防己 2钱	白芥子 3钱
肉桂 3分	牛膝 5钱	焦白术 5钱	生甘草梢 3钱
杜仲 淡盐水炒,1两	生山药 3钱	茯苓 3钱	地骨皮 1两
当归 5钱	生薏仁 5钱	生芡实 5钱	鲜苇根 1两
大鲜生地汁 5钱			

7月9日（第59诊）

小导引1次。

处方（2帖）：

前方加凌霄花2钱（黄酒浸透），地骨皮、大鲜生地汁亦用酒浸透。

7月12日（第60诊）

处方：

柴胡 1钱	泽泻 2钱	防己 2钱	白芥子 3钱
肉桂 3分	焦白术 5钱	生甘草梢 3钱	炒杜仲 1两
生山药 3钱	茯苓 3钱	当归 5钱	生薏仁 5钱
生芡实 5钱	鲜苇根 1两	生黄芪 1两	凌霄花 2钱
炮附片 引,2分			

7月14日（第61诊）

小导引1次。

处方：

前方加台党参5钱。

7月15日

开始服6月3日处方。

7月18日（第62诊）

小导引1次，未做上肢。

处方（3帖）：

熟地黄 1两	盐杜仲 1两	麦冬肉 5钱	当归身 1两
生五味子 2钱	白术 土炒5钱	炒苍术 3钱	生芡实 5钱
生薏仁 5钱	云防风 3钱	山萸肉 1两	柴胡根 1钱
白茯苓 3钱	生黄芪 3两	炮附片 2分	木防己 2钱
鹿角胶 3钱	鲜芦根 1两		

比较：即6月30日方加鲜芦根1两，去黄酒1两。

7月21日（第63诊）

因天热未做导引。

处方（3帖）：

18日处方去鲜芦根，加泽泻2钱，盐黄柏1钱。

7月24日（第64诊）

处方（4帖）：

前方重加鲜芦根1两。

7月28日（第65诊）

处方（4帖）：

前方去鲜芦根，加酒炒车前子3钱。

8月1日（第66诊）

小导引1次。

右侧障碍较重。

处方（3帖）：

柴胡 1钱	泽泻 2钱	防己 2钱	肉桂 3分
白芥子 2钱	白术 土炒 5钱	生甘草梢 3钱	生山药 3钱
防风 3钱	炒杜仲 5钱	生薏仁 5钱	生芡实 5钱
生黄芪 1两	麦冬 5钱	五味子 2钱	明天麻 2钱
鲜芦根 1两			

8月4日（第66诊）

小导引1次。

处方（3帖）：

即8月1日处方去鲜芦根。

注： 在原日志中，徐老将8月1日和4日两诊，都写成了第66诊。一方面这不影响专业内容的阅读，另一方面也为了后续序号保持与原日志序号一致，所以我们仍保留了两个第66诊而未予更正。

8月7日（第67诊）

针1次，治嘴巴不开。

处方（4帖）：

加生鸡内金3钱。

注： 当天日志中记载，因为嘴巴不容易张开，周医师为徐老进行了针灸。在徐老的就医日志中仅有这一次运用针灸治疗的记录，但据徐老回忆讲述，其实周医师的针灸技术独具特色而造诣精深，并传有丹医独有的盘龙金针术及《丹医语录·针灸大法》，拟另详专著介绍，此处从略。

8月9日（第68诊）

处方（治春夏秋三季感冒）：

薄荷 1钱	荆芥穗 炒, 2钱	桑叶 3钱	藿香 2钱
佩兰叶 3钱	菊花 2钱	茯苓 3钱	焦白术 3钱
炙甘草 1钱	党参 3钱	云防风 2钱	

注： 因徐老体弱而经常感冒，所以周医师专为其拟此方，可以作为春、夏、秋三季防治感冒之方药。多年临床中我亦常以此方加减运用，效如桴鼓。另请参阅本书"丹医验方录"。

8月11日（第69诊）

处方（治咳嗽）：

酒黄芩 3钱	黄连 1钱	陈皮 2钱	姜半夏 3钱
茯苓 3钱	炙甘草 1钱	生枇杷叶 去毛,5钱	苏子 杵,去油,2钱
制紫菀 2钱			

8月13日

处方：

服8月7日处方，改动如下：（因肚胀）去五味子，加大腹皮3钱。

8月14日（第70诊）

小导引1次。

处方（1帖）：

柴胡 1钱	泽泻 2钱	防己 2钱	肉桂 3分
白芥子 2钱	白术 土炒,5钱	生甘草梢 3钱	生山药 3钱
防风 3钱	炒杜仲 5钱	生薏仁 包煎,5钱	生芡实 5钱
生鸡内金 3钱	大腹皮 酒洗,3钱	厚朴 1钱	莱菔子 3钱
杭菊花 2钱	车前子 酒炒,包,3钱		

比较：即8月7日处方。加酒洗大腹皮3钱，厚朴1钱，莱菔子3钱，杭菊花2钱（治眼糊），酒炒车前子3钱。去黄芪1两，麦冬5钱，五味子2钱，明天麻2钱。

8月15日（第71诊）

处方：

昨日方加生黄芪1两。

8月19日（第72诊）

处方：

柴胡 1钱	炒泽泻 2钱	防己 2钱	肉桂 去粗皮 3分
生白芥子 2钱	白术 土炒，5钱	生甘草梢 3钱	防风 3钱
生怀山药 3钱	杜仲 淡盐水炒，5钱	生薏仁 包煎，5钱	生芡实 包煎，5钱
生鸡内金 3钱	川芎 1钱，5分	生黄芪 先熬，1两	车前子 炒，包煎，3钱
大腹皮 3钱（应酒洗而未洗）			

比较：前方。去杭菊花。加川芎钱5分，治头重；加大腹皮，治腹胀。

8月23日（第73诊）

小导引1次。

开天地窍，同时疏通夹脊诸俞，特别着重腰部。导引后，夜间如同旅行归来，有舒服的困感。

处方（3帖）：

即前方去鸡内金、大腹皮；土炒白术由5钱加到8钱；炒杜仲由5钱加到1两；加豨莶草（黄酒浸透）2分钱；加黄酒1两，入煎。

8月25日（第74诊）

小导引1次。

治右肩、右背、右肋痹痛，左腿行步跛。

8月26日（第75诊）

处方：

去豨莶草，加北沙参3钱，天花粉2钱。

8月29日（第76诊）

小导引1次。

重点治颈椎，治胸椎、腰椎和两胯。

处方：

去北沙参。加三角风3钱（黄酒浸透），生黄芪加至2两，天花粉加至3钱，泽泻改为炒（因小便不黄）。

9月1日（第77诊）

小导引1次。

处方（治感冒1帖）：

薄荷 1钱	佩兰叶 3钱	藿香 3钱	防风 2钱
冬桑叶 3钱	菊花 2钱	党参 3钱	焦白术 3钱
茯苓 4钱	炙甘草 1钱	荆芥穗 1钱	炒枯芩 2钱

9月3日（第78诊）

小导引1次。

处方：

柴胡根 1钱	炒泽泻 2钱	防己 2钱	肉桂 去粗皮，3分
生白芥子 2钱	白术 土炒，2钱	杜仲 淡盐水炒，1两	防风 3钱
生甘草梢 3钱	生怀山药 3钱	生薏仁 包煎，5钱	生芡实 包煎，5钱
生黄芪 先熬，去渣，1两	生地骨皮 1两	淮牛膝 3钱	天花粉 3钱
三角风 黄酒浸透，3钱	车前子 酒炒，包煎，3钱	黄酒 入煎，1两	

比较：加地骨皮1两，怀牛膝3钱。

注：三角风为草药，为峨眉乃至四川等地的地方草药，非当地中医多不了解此药，详见本书"丹医草药录"。

9月6日（第79诊）

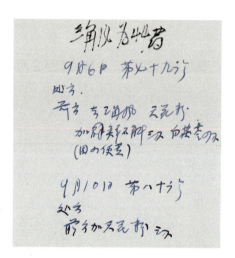

处方：
前方去三角风、天花粉。加鲜石斛3钱，白茯苓4钱（因小便黄）。

9月10日（第80诊）

处方：
前方加天花粉3钱。

9月12日

处方（丸药方）：

柴胡根 1两	炒川泽泻 2两	汉防己 3两	上肉桂 去粗皮, 3钱
炒白芥子 2两	于潜术 土炒, 5两	怀山药 3两	生甘草 3钱
云防风 3两	炒盐杜仲 去丝, 5两	胡桃肉 3两	补骨脂 淡盐水炒, 2两
海风藤 3两	全当归 3两	炒苍术 3两	生乳香 8钱
老川芎 5钱	白茯苓 5两		

共18味，如法炮制，共研极细末，以备为丸之用。

生薏仁米10两，生芡实米10两，生嫩黄芪5两，此3味共熬浓汁，约39两（每两药末用水1两为丸计算）。即以此药汁澄清，去沉淀，而以此药精汁，打前18味药为丸，如绿豆大。

如药汁有剩余，仍须将半碗丸药，再度加药水混转，以平均每丸都能吸收药汁，以吸收完为度，再晒干，备用。

丸药服法：每日早、午、晚，空心服各1次，每次服3钱，白开水吞服之。

注意事项：①忌生冷。②如有外感风寒停服此药。

注：此为周医师为徐老拟的后续丸药方，从药方的拟定，到丸药的配制、服用、注意事项等一应俱全，医者、患者可举一反三，参考用之。

9月13日（第81诊）

处方：

原汤药方，去鲜石斛。加生鸡内金3钱。

说明：有雁军更好，要我到太原找雁军（对咬牙症状施治）。

注：雁军，实为雁肫。

9月15日

处方（玄武丹）：

制穿山甲 4两6钱　　制淡附片 4两6钱　　毒龙丹 4两6钱

注：玄武丹，见日志1958年4月14日注解及本书"丹医丹药录"。

9月16日（第82诊）

处方：

13日原方，土炒白术加到1两，白茯苓改加5钱，天花粉改减2钱。

9月19日（第83诊）

原方继服3帖。

注： 徐老就医日志中，从当天第83诊之后，就没有再记录具体第几诊了，但就诊日期、方药、导引等内容非常清晰，故尊重原稿，从9月19日（第83诊）之后也不再标注第几诊，仅以日期先后为序。

9月22日

开始服丸药（本日服2次）。

夜开始服玄武丹，服后经这几天的腰松动感觉，又进到髋骨、盆骨尖前缘筋肉有较难受的舒松感，起床反觉身轻。

10月15日

10月2日从北京回来，精神较前健旺，到黄领1次，下午睡起看了几次大炼钢铁。眼疾害了一个多星期。

10月28日

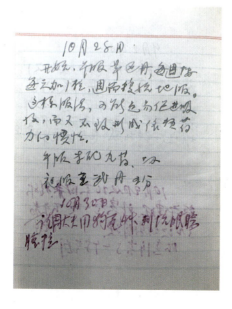

开始,早服草还丹,每周按每天加1粒,周而复始的服。这样服法,可能是易促进吸收,而又不致形成依赖药力的惯性。

午服胃配丸药3钱。

夜服玄武丹5分。

注:草还丹,请参阅1958年4月30日日志注解及本书"丹医丹药录"。

10月30日

请周大夫用狗尾草刺治眼睑肿粒。

11月31日

诊治伤风化热,嗓干,身痛,口渴,鼻塞,脑胀闷,眉棱骨紧。

处方:

黄芩 酒炒,3钱	黄连 1钱	法半夏 3钱	广陈皮 2钱
白茯苓 3钱	生甘草梢 1钱	炒苍术 3钱	蔓荆子 炒,2钱
荆芥穗 炒,1钱	羌活 5钱	薄荷 1钱	枇杷叶 5钱
车前子 酒炒,2钱	防风 1钱		

12月1日

周大夫关于外治腰脊药酒的处方(外用药方,不可入口):

秦艽 3钱	威灵仙 3钱	全当归 3钱	生乳香 2钱
透骨草 3钱	生没药 2钱	荆芥 3钱	伸筋草 3钱
生牡丹皮 6钱	刘寄奴 3钱	木通 3钱	高粱酒 1斤8两

共11味,皆切薄片,共浸入酒内,随时摇转,经一昼夜,备用。

浸透，外用。早晚各1次，每次用1两。重汤炖热，趁热蘸酒，轻轻擦揉病处。

注：此方为峨眉丹医秘传的外用药酒方，对于风湿、类风湿性关节炎新旧关节疼痛及关节变形，如法外用、按跷均有很好的疗效。对于本方，在日志中有多处记录，且组方略有不同，盖临证加减而已，详情请参阅本书"丹医验方录"。

12月3日

很长时期以来，一吃上饭即不能动。周大夫说是因脾燥之故，炖藕根喝汤去渣可治。因之前未买到藕根，12月3日开始试用。

12月9日

周大夫第二次治腰脊药酒处方：

秦艽 3钱	威灵仙 3钱	刘寄奴 3钱	全当归 3钱
生荆芥 3钱	透骨草 3钱	伸筋草 3钱	生牡丹皮 6钱
真血竭 杵, 2钱	生乳香 杵, 1钱	生没药 杵, 1钱	高粱酒 2斤

各药切薄片；血竭、乳香、没药，杵。共泡浸入酒，随时摇转，经一昼夜，备用。

注：请参阅本书"丹医验方录"。

12月24日

周大夫处方治痰湿。症状为夜间口干舌燥，鼻塞涕多，咯痰不利。

天花粉 3钱	生薏仁米 3钱	党参 2两	白茯苓 3钱
陈皮 1钱	丹皮 酒炒, 2钱	清半夏 3钱	神曲 炒, 1钱
生甘草 1钱	炒枳壳 5分	酒白芍 炒, 3钱	

空心服。

（二）1959 年就医日志

1月8—11日

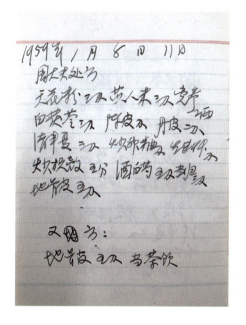

1月8日

周大夫处方：

天花粉 3钱	苡仁米 3钱	党参 2两	白茯苓 3钱
陈皮 1钱	丹皮 2钱	清半夏 3钱	炒神曲 1钱
生甘草 1钱	炒枳壳 5分	酒白芍 5钱	当归 3钱
地骨皮 5钱			

又方：
地骨皮 5 钱，当茶饮。

1月16日

周大夫处方：

熟地黄 3钱	怀牛膝 1钱6分	淡苁蓉 1钱6分	五味子 1钱6分
巴戟天 1钱6分	麦冬 1钱6分	炙甘草 1钱6分	抱木茯神 1钱
干姜 1钱	炒杜仲 1钱		

3付。脑胀加川芎。

外用药酒处方：

生乳香 3钱	生没药 3钱	秦艽 3钱	威灵仙 3钱
透骨草 3钱	生荆芥 3钱	牡丹皮 6钱	全当归 3钱
伸筋草 3钱	刘寄奴 3钱	高粱酒 3斤	

以酒浸泡各药，经一昼夜，即可取药酒用。时时摇转之，每次用酒一二两，隔水烫热，趁热揉疼处。

注：外用药酒处方、用法，另请详见本书"丹医验方录"。

2月4日

治中风化热处方：

羌活 3钱	防风 2钱	荆芥穗 2钱半	薄荷 1钱
桑叶 2钱	白菊花 2钱	佩兰叶 1钱半	川芎 2钱
煨葛根 2钱	白芷 3钱	黄芩 4钱	柴胡 1钱
生姜 3片	大枣 2枚	生地 4钱	生石膏 先熬, 5钱
生甘草 1钱			

2付。

2月7日

治感冒未退，咳嗽，睡眠不好。

酒黄芩 3钱	黄连须 1钱	茯苓 4钱	生甘草梢 5分
法半夏 2钱	陈皮 1钱	枇杷叶 6钱	苍术 2钱
防风 2钱	兔耳风 3钱	夜交藤 5钱	北沙参 3钱

2付。

2月15日

处方：

苏子 去油 2钱	陈皮 1钱	法夏 3钱	当归 3钱
前胡 1钱半	上肉桂 3分	厚朴 1钱半	大枣 2枚
生姜 3钱	黄芩 酒炒 3钱	茯苓 3钱	枇杷叶 1两

2付。

2月20日

处方：

枇杷叶 1两	黄芩 2钱	兔耳风 3钱	五匹草 2钱

5付。

注：这张处方中，一共4味药，除了枇杷叶之外，其余3味药均属于草药。另详见本书"丹医草药录"。

2月21日

开始服膏药。

药膏处方:

大熟地 15两	怀牛膝 8两	淡苁蓉 8两	五味子 8两
巴戟天 8两	麦冬 8两	炙甘草 8两	白茯神 5两
白干姜 5两	炒杜仲 5两	鹿角胶 5两	桑叶 1两
白蜂蜜 2斤	麦芽糖 1斤		

① 除鹿角胶、蜂蜜、麦芽糖之外(另作处理),其余11味,共熬三汁,去渣。三汁和匀。澄清,去沉淀,备用。

② 以文火熬药汁精汁,浓缩到1/3时,即加入鹿角胶、蜂蜜、麦芽糖,不住搅和,烊化,勿令生锅发焦。

③ 浓缩至起果子泡的火候,用筷子蘸药汁"吊线",即膏已熬成的火候。离火收入瓷缸内,封存,备用。

④ 早晚,或者午晚服两大汤匙。白开水调和服,空心服。

⑤ 外感风寒停服此膏。

4月8日

3月21日至4月8日因天气变化，未下楼，连续感冒，气压低，伸直费劲。

4月9日

治太阳经，解背紧肩臂凝痛（右边更甚）。处方（2付）：

全当归 5钱	酒白芍 5钱	柴胡 1钱	陈皮 2钱
川羌 2钱	秦艽 1钱半	薏仁米 5钱	法半夏 1钱
黄芥子 1钱	防风 1钱	厚朴 1钱	苍术 1钱半
炙甘草 1钱	炮附片 2分		

4月17日

处方：

熟地黄 3钱	怀牛膝 2钱	肉苁蓉 2钱	五味子 1钱
杭巴戟 3钱	麦冬 2钱	炙甘草 1钱	白茯苓 3钱
干姜 1钱	炒杜仲 3钱	防风 1钱	菟丝子 酒炒，1钱
鹿角胶 1钱	羌活 1钱	上肉桂 3分	铁锈 袋包，先熬30分钟，5钱

4月22日

外用药酒处方:

刘寄奴 3钱	透骨草 3钱	丹皮 6钱	伸筋草 3钱
生荆芥 3钱	威灵仙 3钱	秦艽 3钱	全当归 3钱
乳香 2钱	没药 2钱	防风 2钱	高粱酒 3斤

注: 外用药酒处方、用法,另请详见本书"丹医验方录"。

4月27日

服用特拟常用感冒方。

注: 另请详见本书"丹医验方录"。

4月28日

服治感冒药后,病不解,只轻快一小会,28日下午病重,背脊洒洒冷,手足冰,头痛脑胀,凉疼,腰肋紧,腿拘紧屈着不舒,咳嗽,左足踵疼,坐卧不安。

上部做小导引1次。
处方:

桂枝 2钱	白芍 3钱	生姜 3钱	大枣 3枚
法半夏 3钱	陈皮 3钱	茯苓 5钱	炙甘草 1钱
苍术 2钱	黄芩 3钱	白芷 2钱	石斛 3钱
焦栀子 2钱	兔耳风 3钱		

自4月26日下午在《山西日报》社中风感冒以来,两周来还没有全好。27日服药未赶上病势变化。28日服桂枝汤加二陈汤后,基本上把感冒治好。但是内有虚热,齿

龈炎肿，口唇生疮，四五日不大便，吃了很多苹果、梨儿和蔬菜，也未能使大便通畅。直到感冒减退，吃了4月17日处方的汤剂，大便才通。

未下楼去，不知怎么就有感冒症状来袭，下午尤甚。午睡起来，身热肌紧，脑项酸痛，躺下也难安枕。有时常感太阳经夹脊诸俞把得很紧，右边更甚。有时觉神经根痛。

（5月）8日上午、9日上午，下楼上街买药，稍做活动，回来更不舒服。影响饭量也减，消化不好。舌尖麻木。夜间肚中水声漉漉。

5月22日

处方：
同4月17日，巴戟、杜仲减1钱，去羌活，因口不干，去肉桂，缺铁锈。

5月25日

处方：
同22日，因无麦冬，换用天门冬。

5月28日

处方：
同25日。

6月2日

处方：
同前6付。

6月8日

处方：
同前。

6月15日

处方：

炒杜仲 3钱	熟地 3钱	巴戟天 3钱	天冬肉 3钱
茯苓 3钱	五味子 1钱	干姜 1钱	川牛膝 3钱
菟丝子 酒炒, 1钱半	鹿角胶 1钱	防风 1钱半	

缺淡苁蓉。

6月18日

处方：

炒杜仲 3钱	杭巴戟 3钱	熟地 3钱	天冬肉 3钱
茯苓 3钱	五味子 1钱	山萸肉 2钱	枸杞子 2钱
菟丝子 酒炒, 2钱	干姜 1钱	防风 2钱	金毛狗脊 去毛, 酒炒, 3钱
鹿角胶 1钱	防己 1钱		

缺淡苁蓉、怀牛膝。

6月19日

处方：
前方菟丝子、山萸肉、枸杞改为3钱，加淡苁蓉3钱，缺怀牛膝。

6月22日

处方：
同前方，加怀牛膝3钱。

6月27日

处方：

同前方。

6月30日

处方：

同前方。

7月4日

处方：

前方加牡蛎四钱。

外用洗眼药方一个，如下：

| 杏仁泥 去皮,杵,2钱 | 煅枯矾 8分 | 黑枣肉 1枚 | 乌梅肉 1枚 |
| 生黄柏 5分 | 川花椒 去目,6分 | 铜青 研细,8分 | |

共煎汁一杯，先趁热熏眼，澄清去渣候冷，取一部分药水洗眼。

注： 另请参见本书"丹医验方录"。

7月8日

处方：

去干姜，去牡蛎，狗脊肉4钱减为3钱，山萸肉改为5钱，加上肉桂3分，加柴胡1钱。

7月11日

处方：

同前方。

7月15日

处方：

怀牛膝 3钱	巴戟天 3钱	淡苁蓉 3钱	山萸肉 5钱
菟丝子 酒炒, 3钱	木防己 1钱	白茯苓 5钱	柴胡 1钱
麦门冬 3钱	狗脊 3钱	防风 2钱	枸杞子 3钱
杜仲 3钱	鹿角胶 3钱	上肉桂 3分	熟地 3钱
白芥子 2钱			

7月20日

处方：
同。

7月21日

处方：
加珍珠母。

8—11月中旬医治情况

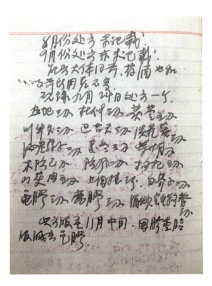

8—11 月

8 月份处方未记载。

9 月份处方亦未记载。

配方大体同前,药酒也和以前所用差不多。

现录 9 月 24 日处方一个:

熟地 3钱	杜仲 3钱	茯苓 5钱	川牛膝 3钱
巴戟天 3钱	淡苁蓉 3钱	酒菟丝子 3钱	麦冬 3钱
柴胡 1钱	木防己 1钱	防风 2钱	枸杞 5钱
山萸肉 5钱	上肉桂 3分	白芥子 2钱	龟胶 3钱
鹿胶 3钱	金毛狗脊 酒炒,3钱		

此方服至 11 月中旬,因胯重临服减去龟胶。

9 月 16 日外用药丸处方:

朱砂 1两	广木香 或川木香,1两	生附子 炮附子可代用,1两	干姜 切 1两
上沉香 1两	母丁香 1两	上肉桂 1两	苦杏仁 去皮尖,1两
生吴茱萸子 1两	陈皮 1两	雄黄 1两	煅枯白矾 1两
生硫黄 1两	轻粉 1钱	真麝香 1钱	铁线透骨消 1两

共 16 味,共研极细末。药头子研尽,炼蜜为丸,每丸如芡实大。

① 外用药,不可入口。

② 每用 2 丸,以生姜汁调烧酒化开,摩擦肾俞双穴及腰眼双穴。

③ 摩擦后,以腰棉带束紧,以火热为度。

注: 此方为摩腰丹加味方,另请参阅本书"丹医丹药录"。

11 月 19 日

太渊脉沉滞,太冲脉反见沉弦,离经脉气不出井。

处方换为：

酒白芍 3钱	柴胡 1钱	防己 2钱	上肉桂 3分
苍术 3钱	炙甘草 1钱	猪苓 2钱	泽夕 2钱
怀山药 5钱	焦白术 2钱	白芥子 2钱	炒杜仲 5钱

注： 太渊脉，即寸口脉，主候肺；太冲脉，主候肝；离经脉，主候心，气不出井主气迟。以上脉法，属峨眉丹医派秘传的"分经候脉法"，另请参阅本书"内功导引录"。

11月20日

右臂、右腿不大遂意。右腿阴面外侧至右脚掌外侧有灼痛感，右臂、肾俞穴痛楚五天，周大夫诊属少阳经和小肠经有病的反映。

腰背诸穴气机凝滞，腰脊胯臀等部胀困，按之有微痛感。

11月26日

处方一（27日服，29日服）：

柴胡 1钱	防己 2钱	上肉桂 3分	苍术 3钱
炙甘草 1钱	猪苓 2钱	泽泻 2钱	怀山药 5钱
焦白术 2钱	白芥子 2钱	炒杜仲 5钱	独活 1钱
羌活 1钱	金毛狗脊 3钱	山萸肉 5钱	菟丝子 酒炒, 3钱
枸杞子 3钱	大腹皮 2钱		

处方二：

7～10粒。

11月30日起服4～10粒，前周为每日7粒。

注： 处方二应为服用草还丹的剂量与方法。

12月3日

处方：
同。

12月11日

脉沉濡，其气后至。
处方（7付）：

白芍 3钱	柴胡 1钱	防己 2钱	上肉桂 3分
苍术 2钱	炙甘草 1钱	猪苓 2钱	泽泻 2钱
怀山药 5钱	焦白术 2钱	白芥子 2钱	炒杜仲 5钱

12月17日

处方：

酒白芍 3钱	柴胡 1钱	防己 2钱	上肉桂 3分
苍术 3钱	炙甘草 1钱	茯苓 2钱	泽泻 2钱
怀山药 5钱	白芥子 2钱	鹿角胶 3钱	炒杜仲 5钱
炒故纸 2钱	胡桃肉 3钱	白蒺藜 3钱	红透骨消 2钱
豨莶草 2钱	蛇床子 2钱		

12月24日

处方：

臭梧桐 5钱	酒白芍 3钱	柴胡 1钱	木防己 2钱
上肉桂 3分	炒苍术 3钱	炙甘草 1钱	茯苓 2钱
泽泻 2钱	怀山药 5钱	白芥子 2钱	杜仲 5钱
鹿角胶 3钱	故纸 淡盐水炒，2钱	胡桃肉 3钱	白蒺藜 3钱
红透骨消 2钱	蛇床子 炒，2钱	豨莶草 2钱	天生璜 6分，研分2次冲吞（3分）

12月31日

尺脉较前好转（心前不满指，会久到指外六七分，与节气相应？），趺阳脉气旺，肾脉三阴之会……

前方减柴胡5分。

注： 当日处方徐老并未记载，下面是根据徐老珍藏的周医师亲笔原方而补录入此处方的，以方便读者阅读（后同）。

周潜川亲笔原方：

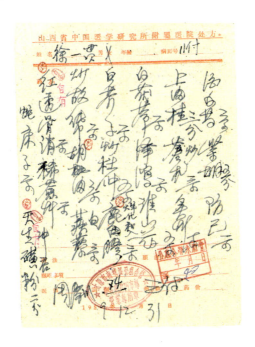

酒白芍 2分	柴胡 5分	防己 2分	上肉桂 3分
苍术 3分	炙甘草 1分	白茯苓 2分	泽泻 2分
怀山药 5分	白芥子 2分	炒杜仲 5分	鹿角胶 烊化和入,3分
炒故纸 2分	胡桃肉 3分	白蒺藜 3分	红透骨消草 2分
豨莶草 2分	蛇床子 2分	天生磺粉 冲吞,2分	

（三）1960年就医日志

1月7日

处方：

酒白芍 3钱	柴胡 5分	防己 2钱	肉桂 3分
炒苍术 3钱	炙甘草 1钱	茯苓 2钱	泽泻 2钱
山药 5钱	白芥子 2钱	杜仲 5钱	鹿胶 烊化和入，3钱
故纸 2钱	胡桃肉 3钱	白蒺藜 3钱	豨莶草 2钱
蔓荆子 2钱	羌活 钱半	天生璜 6分，分2次冲吞	

服5付。

1月11日

处方：

酒白芍 3钱	柴胡 5分	防己 2钱	肉桂 3分
炒苍术 3钱	炙甘草 1钱	茯苓 2钱	泽泻 2钱
山药 5钱	白芥子 2钱	杜仲 5钱	鹿胶 烊化和入，3钱
故纸 淡盐水炒，2钱	胡桃肉 3钱	白蒺藜 3钱	豨莶草 2钱
臭梧桐 4钱	羌活 1钱半	蔓荆子 2钱	天生璜 6分，分2次冲

服5付。

1月16日

处方：

酒白芍 3钱	柴胡 5分	防己 2钱	上肉桂 3分
炒苍术 3钱	炙甘草 1钱	茯苓 2钱	泽泻 2钱
山药 5钱	白芥子 2钱	杜仲 5钱	故纸 淡盐水炒, 2钱
胡桃肉 去硬壳, 3钱	白蒺藜 3钱	豨莶草 2钱	臭梧桐 4钱
羌活 1钱	天生璜 6分, 分2次冲	红透骨消草 2钱	蛇床子 2钱
炒鸡内金 3钱	大腹皮 4钱		

服3付。

注：徐老日志中上方漏抄了"天生璜 6分, 分2次冲"，今据周潜川先生亲笔所书原方补入，特此说明。

1月22日

处方：

酒白芍 3钱	柴胡 1钱	木防己 2钱	上肉桂 5分
炒苍术 3钱	炙甘草 1钱	茯苓 3钱	炒泽泻 2钱
山药 5钱	白芥子 2钱	杜仲 5钱	故纸 淡盐水炒, 2钱
山萸肉 3钱	胡桃肉 3钱	白蒺藜 3钱	萆薢 3钱
豨莶草 2钱	羌活 3钱	鹿角胶 烊化, 3钱	天生璜 6分研, 分2次冲吞

开7付，服5付。

2月4日

处方:

羌活 1钱半	独活 1钱半	柴胡 1钱	桃仁 去皮尖,杵,1钱
全当归 1钱	炒苍术 3钱	肉桂 5分	神曲 炒黑,包煎,2钱
防风 3钱	防己 1钱	川芎 5分	炙甘草 1钱
茯苓 3钱	炒泽泻 1钱	炒黑丑 1钱	豨莶草 2钱
臭梧桐 4钱	黄酒 1两	鹿角胶 烊化,3钱	

2月11日

羌活、独活加为2钱,茯苓加为5钱,加大腹皮3钱。

周潜川先生原方如下:

羌活 2钱	独活 2钱	柴胡 1钱	桃仁 去皮尖,杵,1钱
全当归 1钱	炒苍术 3钱	肉桂 5分	神曲 炒黑,包煎,2钱
防风 3钱	防己 1钱	川芎 2钱	炙甘草 1钱
茯苓 5钱	炒泽泻 1钱	炒二丑 1钱	豨莶草 2钱
臭梧桐 4钱	大腹皮 3钱	黄酒 1两	鹿角胶 烊化,3钱

注:将徐老日志与周先生原方比较,发现徐老日志中遗漏了"川芎由5分加至2钱"一项。又看周先生原方中并未写有黄酒、鹿角胶,应该是徐老家中前次已备,所以本次处方中未写。

2月12日

左下颌肿,连骨疼,左腮偏胖,上仙桃七,渐消。

注:仙桃七,是指峨眉丹医派秘传的治伤、消肿验方"仙桃七厘散",也称为"正骨仙桃七厘散"。仙桃草为一种地方草药,详见本书"丹医草药录"。仙桃七厘散为本派运用草药仙桃草与古方七厘散相结合的一种方药,因其药效工稳卓著而被记载入峨眉丹

医派秘传的《莲花宝笈》之中而传承至今。具体请参见本书"丹医验方录"。

2月22日

处方：

羌活 2钱	独活 2钱	柴胡 1钱	桃仁 杵1钱
当归 1钱	炒苍术 3钱	上肉桂 5分	炒神曲 包, 2钱
防风 3钱	防己 1钱	川芎 2钱	炙甘草 1钱
茯苓 5钱	泽泻 2钱	炒二丑 包, 5分	厚朴花 1钱半
清半夏 1钱	豨莶草 2钱	臭梧桐 4钱	大腹皮 3钱
玉壶丹 6分, 分2次冲吞			

注：玉壶丹，为峨眉丹医派一种治疗跌打损伤、瘀血肿胀的特效丹药，详见本书"丹医丹药录"。

3月7日

处方一：

羌活 1钱半	独活 1钱半	柴胡 1钱	桃仁 1钱
当归尾 1钱	炒苍术 1钱	炙甘草 1钱	上肉桂 5分
神曲炭 1钱	防风 3钱	防己 1钱	川芎 5分
茯苓 3钱	泽泻 2钱	臭梧桐 先熬4钱	豨莶草 先熬2钱
黄酒 合水同前, 引1两	玉壶丹 分2次冲吞6分		

3付，又2付。

处方二：

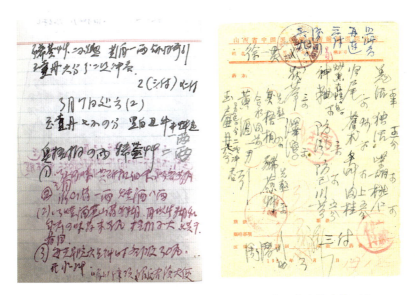

1960年3月7日徐老的就医日志及当日周潜川先生的亲笔原方

玉壶丹 7钱4分（周原方为3钱7分）　黑白丑 半生半熟1两　豨莶草 2两　臭梧桐 4两

①以上4味共研极细末，以各为丸之用。

②怀山药1两，烧酒8两。以烧酒煮山药为糊，再以此糊和匀前4味药末为丸，梧桐子大，烘干，备用。

③每天早晚6点钟时，各服30丸，开水冲。

嘱咐事项：服后有溏大便。

3月14日

处方：

羌活 1钱半	独活 1钱半	柴胡 1钱半	桃仁 1钱
当归尾 1钱	炒苍术 1钱	炙甘草 1钱	上肉桂 5分
神曲 炒黑存性，1钱	防风 3钱	防己 1钱	川芎 5分
茯苓 3钱	泽泻 2钱	臭梧桐 先熬，4钱	豨莶草 先熬，2钱
黄酒 合水煎，1两	玉壶丹 另包，分2次冲服，6分		

隔3天服1付。

3月23日

省立人民医院上消化道造影：左肺第一肋间陈旧结核病灶，胃黏膜粗大肥厚，慢性胃炎。

顾大夫处方：酵母片，维生素C。

4月4日

处方：

羌活 1钱半	独活 1钱半	柴胡 1钱	桃仁 1钱
全当归 1钱	炒苍术 1钱	炙甘草 1钱	上肉桂 5分
炒神曲 存性，包煎，1钱	防风 3钱	川芎 5分	茯苓 3钱
泽泻 2钱	败酱草 3钱	浙贝 3钱	甘松 1钱
白及 2钱	乌贼骨 炒 4钱	全蝎 5分	

此方苦咸难吃。

4月4日，开始用白灵药（一种用于肺病的救急药）来治痿弱疲累之症象，连日来用后有显著效果。

注： 当日处方是在之前处方的基础上，加入了峨眉玄门九九八十一小丹之一的"鲛蛸丹"，原因是3月23日在省人民医院检查有慢性胃炎。鲛蛸丹，系经过特殊炮制的散剂，此时化作汤剂来用，显然是救急之用，所以徐老注曰"此方苦咸难吃"。有关鲛蛸丹另请参阅本书"丹医丹药录"。

4月11日

到省立人民医院治齿龈脓肿，服土霉素6次。顺便到放射科照颈椎、胸椎X光片4片，预定14日再照腰椎、盆骨等处。

4月12日

丸药处方：

| 玉壶丹 1两 | 豨莶草 2两 | 臭梧桐 4两 | 黑白丑 生熟各半各 5钱 |

① 豨莶草、臭梧桐 2 味，用黄酒浸拌浸透，再入烘灶烘干燥（但忌火炒）。

② 黄酒煮山药 1 两为糊，并加入蜜糖适量，即以此糊为丸，龙眼大，每丸重 3 钱。每服 1 丸，每天 2 服 2 丸，用淡盐汤或酒下。

4月21日

下尺余长的土色虫 1 条。

4月25日

处方：

川牛膝 3钱	制巴戟天 3钱	淡苁蓉 3钱	山萸肉 5钱
防风 2钱	枸杞 3钱	炒杜仲 去丝, 4钱	上肉桂 5分
熟地 3钱	白芥子 2钱	鹿角胶 烊化兑服, 2钱	柴胡 1钱
菟丝子 酒炒, 3钱	防己 2钱	茯苓 5钱	豨莶草 2钱
桃仁 1钱	红花 5分		

隔 1 天服 1 付。3 付。

5月8日

一个多月来，日间、夜间时常发生似感冒而非感冒的症状，全身骨节痛，有冷战感，右肩臂痛，膏肓、腰眼等处有凝滞痹痛之感，坐势头部重心压在胸前，病势活动似在旧病未去，新病又增。

周大夫认为系受今春气候变化大的影响。诊后说脉沉细数，又问了一下症状，说是膀胱经闭着，引起内热，处方如下：

羌活 2钱	防风 3钱	防己 3钱	薄荷 1钱
萆薢 5钱	炒苍术 4钱	炒黄柏 2钱	独活 2钱
牛膝 川淮均可，2钱	秦艽 3钱	知母 2钱	前胡 2钱
川芎 3钱	炒枳壳 1钱	桔梗 2钱	柴胡 1钱
茯苓 5钱	党参 2钱	炒荆芥 1钱	

连服 2 付，有效。
因脚不烧勿服槟榔、木瓜。

5月9日

症状仍未大减，找师大夫灸背，未遇，回来颈椎以下上摩腰丸稍舒。探索了一个以皮球剪成眼镜式的上外用药丸法，药力集中，热感较著，而且持久，颈椎自觉症状较前更难受，但药效反应较敏，而腰椎仍很迟钝，共制皮球上药丸外壳，3 付。

玉壶丹加味丸药方（同前）一料。

外用药丸药方（同前）一料。

注：徐老原日志中仅记载需要配制玉壶丹及外用丸药方各一料，但并未记载具体的处方制法。下面是根据徐老 6 月 22 日补记的药方及珍藏的周潜川亲笔处方补录于此。

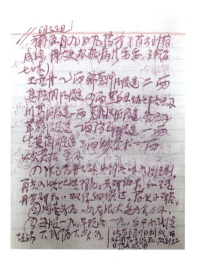

1960年6月22日补5月9日丸药方。

玉壶丹加味丸药方一料：

玉壶丹 1两	豨莶草 酒浸透, 2两	臭梧桐 酒浸透, 4两	黑白丑 生熟各半, 各5钱
川芎 酒浸透, 1两	羌独活 酒浸透, 各5钱	萆薢 酒浸透, 1两	防己 酒浸透, 1两
生黄芪 酒浸透, 3两	炒苍术 2两	炒黄柏 5钱	

①除玉壶丹之外，其余各味如法炮制，再共入烘灶烘干脆。共研细末，和玉壶丹共研和，双丝罗筛过，药头子研尽。

②炼蜜为丸，为龙眼大，每丸重3钱。

③每服1丸，早晚各1丸，白开水或淡盐汤下，或酒下，皆可。

徐按：此药6月9日制成，与外用药方混乱，故到22日仍未服用。

外用药丸药方一料（有原方）：

朱砂 2两	木香 川广皆可, 2两	生附子 2两	干姜 1两
沉香 2两	母丁香 1两	上肉桂 1两	杏仁 1两
吴茱萸子 2两	陈皮 2两	雄黄 1两	煅枯白矾 1两
生硫黄 1两	轻粉 1钱	麝香 1钱	红透骨消草 1两

①共研细末，蜜丸，龙眼大。

②另以大半朱砂研入药末中，另小半则做穿衣之用。

此药有毒，只供外用，不可入口，照从前用法使用。

注： 此方为摩腰丹加味方，另请参阅本书"丹医丹药录"。

5月11—14日

11日上午，晋城县志编委会吉同志来搜集材料，我谈了两小时多的话。颈项直不住，左臂架在床栏上，上臂托在桌面上。午后，胸肌麻痹，胸脯有力内吸。下午5时，到周大夫处就诊，处方一个，抓药3付，缺当归，当天未能服药。7时多到后门外买奶瓶，未买上，回来左臂臂臑穴附近难受起来，下午即震颤过一次，遂而不举，疲劳难做气功运动。夜间左臂即不能动了。

11日下午处方：

二活各3钱	防风3钱	炒苍术4钱	防己5钱
炒黄柏3钱	白萆薢5钱	桂枝3钱	前胡2钱
香附子酒炒,3钱	蔓荆子2钱	灵仙2钱	川芎2钱
藁本2钱	生甘草1钱	当归5钱	秦艽3钱
良姜3钱	陈皮2钱	怀牛膝3钱	

3付。

12日早上，穿衣不便，不能叠被，不能端碗到口。8时到周大夫处，施用气功导引手术，并发现脊背的经道闭塞，纵韧带强直（胸肌也有滞塞之感）。手术后，左臂能举。当天做运动时，尚不能做左右挥圆、翻捧沙手、向前通臂劲、游身荡臂（注：此为峨眉十二庄天字庄动作，参见本书"内功导引录"）。上仙七厘散（注：即仙桃七厘散，方见本书"丹医验方录"）两三次。

13日，全部恢复运动（注：指自己练功）。

14日，臂臑穴仍有毛病，按之胀痛。

5月16日

第一方（未用）：

酒龟板先熬,5钱	炒苍术4钱	炒黄柏3钱	槟榔3钱
防己5钱	秦艽2钱	当归5钱	怀牛膝3钱
萆薢5钱	芦根1两	山药5钱	火麻仁5钱
羌活1钱半	桂枝1钱半	蔓荆子2钱	柴胡1钱

第二方（服3付）：

白芍酒炒3钱	柴胡1钱	木防己5钱	上肉桂5分
炒苍术3钱	炙甘草1钱	茯苓4钱	泽泻2钱
山药5钱	白芥子或黄介子,2钱	炒杜仲必用,5钱	炒故纸2钱
山萸肉2钱	胡桃肉4钱	白蒺藜3钱	萆薢4钱
羌活1钱半	炒黄柏2钱	豨莶草2钱	

注：第一方以治膀胱经为主，第二方以治督脉为主。

5月24日

摩腰丸今天才显著有热,有效应,今天气象预报太原最高30℃,最低15℃。

6月9日

处方(6月22日补记,至6月中旬共服6付):

炒苍术 4钱	炒黄柏 3钱	木防己 5钱	柴胡 1钱
上肉桂 4分	茯苓 5钱	泽泻 2钱	山药 5钱
杜仲 5钱	白芥子 2钱	炒故纸 5钱	山萸肉 3钱
胡桃肉 4钱	白蒺藜 4钱	羌活 2钱	酒龟板 5钱
当归 2钱	秦艽 3钱		

6月23日

处方(共抓6付):

柴胡 1钱	防己 5钱	上肉桂 5分	炒苍术 3钱
炙甘草 1钱	白茯苓 5钱	泽泻 2钱	山药 5钱
白芥子 或黄芥子,2钱	炒杜仲 5钱	炒故纸 1钱	胡桃肉 2钱
白蒺藜 3钱	羌活 2钱	炒黄柏 2钱	蒺藜 4钱
大腹皮 3钱	炮附片 3分	芦根 5钱	

3付。

6月30日

处方：

柴胡 1钱	防己 5钱	上肉桂 5分	炒苍术 3钱
炙草 1钱	白茯苓 5钱	泽泻 2钱	山药 5钱
黄芥子 2钱	杜仲 5钱	炒故纸 1钱	胡桃肉 2钱
白蒺藜 3钱	羌活 2钱	炒黄柏 2钱	萆薢 4钱
大腹皮 2钱	炮附片 3分	芦根 5钱	

3付。

注：徐老日志中今日并无任何记录，疑为遗漏。现据珍藏的周潜川先生亲笔处方，补录于此。

7月5日

处方：

黑附片 先熬,5钱	台乌 1钱半	炒小茴 1钱	吴萸子 黄连水制,1钱
川楝子 炒黑,1钱	炒故纸 2钱半	白术 土炒,4钱	生甘草 3钱
羌活 2钱	炒神曲 炒黑存性,2钱	防己 5钱	当归 3钱
炒黄柏 1钱	川芎 1钱	桃仁 2钱	白萆薢 3钱
川牛膝 3钱	八月瓜 2枚		

3付。

7月9日

处方（有原方，2份处方相同）：

黑附片 先熬, 5钱	台乌 1钱半	炒小茴 1钱	吴萸子 黄连水制, 1钱
川楝子 炒黑, 1钱	炒故纸 2钱半	白术 土炒, 4钱	生甘草 3钱
羌活 2钱	炒神曲 炒黑存性, 2钱	防己 5钱	当归 3钱
炒黄柏 1钱	川芎 1钱	桃仁 2钱	白萆薢 3钱
怀牛膝 3钱	大腹皮 3分		

3付。

7月15日

药枕处方：

赤茯苓 1两	白茯苓 1两	贯众 1两	炒天仙子 1两
生草乌 1两	生半夏 1两	五灵脂 炒香, 5钱	生南星 1两
木香 1两			

①九味各切药片、晒干，备用，另照法使用
②此系外用药，不可入口。
1付。

注：另请参见本书"丹医验方录"。

7月17日

处方未用，故未抄记。

注：徐老因为当日处方未服用，所以未予抄录。所幸保存有周先生的亲笔原方，兹抄录如下，以供参考。

柴胡 1钱	防己 5钱	上肉桂 5分	炒苍术 3钱
炙甘草 1钱	白茯苓 5钱	泽泻 2钱	山药 5钱
黄芥子 2钱	杜仲 5钱	炒故纸 1钱	胡桃肉 2钱
白蒺藜 3钱	羌活 2钱	炒黄柏 2钱	萆薢 4钱
大腹皮 3钱	炮附片 3钱	芦根 5钱	

3付。

7月25日

处方：

柴胡 1钱	防己 5钱	上肉桂 5分	炒苍术 3钱
炙甘草 1钱	白茯苓 5钱	泽泻 2钱	山药 5钱
黄芥子 2钱	杜仲 5钱	炒故纸 1钱	胡桃肉 2钱
白蒺藜 3钱	羌活 2钱	炒黄柏 1钱	炮附片 5分
独活 2钱	生牡蛎 4钱		

另给大金不换叶18匹，每天6匹，切碎炒鸡蛋吃。

注：大金不换叶，是一种草药，另请参阅本书"丹医草药录"。

7月30日

处方：

柴胡 1钱	防己 5钱	上肉桂 5分	炒苍术 3钱
炙甘草 1钱	白茯苓 5钱	泽泻 2钱	山药 5钱
黄芥子 2钱	杜仲 5钱	炒故纸 1钱	胡桃肉 2钱
白蒺藜 3钱	羌活 2钱	炒黄柏 1钱	炮附片 5分
独活 2钱	八月瓜 1对		

2付。

在背部做导引术1次。

8月4日

夜背脊骨恶寒引起睡魇，气喘心跳，被推醒后，仍在唔叫，随即服鹿珠酒与白灵药，卧尚较安。

起动则背脊麻，头皮麻，昏晕一阵，硬定精神，不让若有所见，达半小时之久。

第二觉醒来，背部上药处才有热感。

注：鹿珠酒，又称为鹿含珠酒，系峨眉丹医派秘传的一种服食药酒，以鹿含珠草为主药，配合鹿角胶、龟板胶、枸杞子、红毛走马胎等十数种药物，具有补肾经、督脉的作用，有强壮脊柱、腰腿之妙用，若能配合峨眉十二庄的鹤字庄以及虎步功等疗效更佳。该酒的配制、炮制方法由周潜川先生传给杨凯、李国章两位老师，杨、李二师又传予作者。

8月7日

处方：

羌活 2钱	独活 2钱	防风 3钱	炒苍术 4钱
党参 3钱	白茯苓 5钱	炙甘草 1钱	桔梗 2钱
炒枳壳 1钱	川芎 3钱	柴胡 1钱	前胡 1钱
麻黄 5分	杏仁 1钱	槟榔 2钱	黄柏 5分
制龟板 先煎，另包，8钱	桃仁 3钱	生薏仁米 1两	当归 3钱

服2付。10日与11日服。

8月14日

处方：

杏仁杵 3钱	桃仁 3钱	柴胡 1钱	当归 4钱
肉桂 5分	羌活 3钱	独活 3钱	防风 3钱
炒苍术 3钱	干地黄 3钱	川芎 3钱	茯苓 6钱

炒黄柏 1钱	萆薢 3钱	炙甘草 1钱	白芷 2钱
苁蓉 3钱	骨碎补 酒炒, 3钱	党参 5钱	乌蛇肉 5钱

2付。

8月16日

因疲劳，睡中拘紧，腹肌强硬，诊后处方如下。

处方：

羌活 2钱	防风 1钱	天麻 1钱	藁本 1钱
麻黄 1钱	细辛 1钱	白芷 2钱	蔓荆子 1钱
川芎 2钱	泽泻 1钱	生大黄 2钱	威灵仙 1钱
炒苍术 3钱	川牛膝 1钱	生薏仁米 5钱	石菖蒲 1钱
远志 1钱	独活 2钱	桂枝 1钱	柴胡 1钱
当归 2钱	桃仁 1钱	制紫菀 1钱	款冬 1钱
党参 5钱	生黄芪 5钱	土炒白术 3钱	生姜 1两
干姜 1两	生附片 1两	生南星 1两	生川乌 1两
生草乌 1两	生半夏 1两		

2付。

周潜川注：如无生附、生二乌等药，改用炮用者亦可。

①先将生姜、干姜、附片、南星、川乌、草乌、半夏七味入砂锅内，先用文火，盖密，慢熬四小时。再加入其余诸药，再共熬1小时。先后共熬五小时，即将第一汁药汁滤出、澄清。

②再加火、加水，再熬1小时，滤出第二汁。合并第一汁和匀。

③再加水熬第三汁，再熬半小时，将第三汁滤出，并合一二汁、澄清。

④共以三汁，文火再熬浓缩到6茶杯，为度。后加入蜂蜜4两，和匀。不住搅和，再略事浓缩，以起小泡花为度，收存备服用。

⑤ 1付药共得精汁约6茶杯，分为6次服，每天早、晚或早、午、晚，分为二三次服，即1付药吃二三天。空心服之。

⑥ 服后可打拳一趟，或练气功静坐一趟。

2付均因药煎的时间不够，服后全身发麻、心悸、立不稳、走不正，缓解后，背沉重拘紧，效果最佳。

8月19日

注：徐老日志中当日并无任何记录，疑为遗漏。现据珍藏的周潜川亲笔处方，补录于此。

处方：

上肉桂 1钱	炮附片 先煎 3钱	干姜 2钱	炮黑姜 2钱
茯苓 5钱	泽泻 3钱	上党参 3钱	炙草 1钱
焦白术 3钱	炒苍术 3钱	陈皮 2钱	清半夏 2钱
羌活 2钱	桂枝 1钱	防风 2钱	防己 2钱

2付。

9月4日

处方：

桂皮 2钱	白芷 2钱	薄荷 1钱	灵仙 2钱
火麻仁 杵, 5钱	淡苁蓉 3钱	熟地 5钱	五味子 1钱
巴戟天 3钱	朱拌茯神 5钱	炒杜仲 3钱	防风 3钱
干姜 1钱	麦冬 3钱	骨碎补 炒, 3钱	乌蛇肉 5钱
羌活 1钱半	怀牛膝 3钱	萆薢 3钱	八月瓜 1对

9月7日

注： 徐老日志中今日并无任何记录，疑为遗漏。现据珍藏的周潜川亲笔处方，补录于此。

处方：

桂枝 2钱	白芷 2钱	薄荷 1钱	灵仙 2钱
火麻仁 杵,5钱	淡苁蓉 3钱	熟地 2钱	五味子 1钱
巴戟天 3钱	茯神 朱拌,5钱	炒杜仲 3钱	防风 3钱
干姜 1钱	麦冬 3钱	骨碎补 3钱	乌蛇肉 5钱
羌活 1钱半	怀牛膝 2钱	萆薢 3钱	八月瓜 1对

2付。

9月16日

处方：

阿胶 另包,炒,3钱	乌蛇肉 5钱	骨碎补 炒,3钱	防风 2钱
透骨消 川药,3钱	穿山甲 炒,2钱	白蒺藜 4钱	当归 2钱
豨莶草 4钱	海风藤 2钱	生地 4钱	白芍 3钱
威灵仙 2钱	桂枝 2钱	薄荷 1钱	白芷 2钱
朱茯神 5钱	陈皮 1钱	怀牛膝 3钱	菊花 3钱

9月20日

处方：

阿胶 另包,自炒成珠,3钱	乌蛇肉 5钱	骨碎补 炒,3钱	防风 2钱
透骨消 3钱	穿山甲 炒,3钱	白蒺藜 4钱	全当归 3钱
豨莶草 4钱	海风藤 2钱	生地 4钱	白芍 酒炒,3钱
威灵仙 2钱	桂枝 2钱	薄荷梗 2钱	川白芷 2钱
陈皮 1钱	怀牛膝 3钱	菊花 3钱	槟榔 2钱

9月27日

周潜川原方注：照此方连 2 付。潜川，九月廿七。

比较：9月27日处方，骨碎补加到 5 钱，防风加到 3 钱，海风藤加到 3 钱，威灵仙加到 3 钱，桂枝加到 3 钱，槟榔加到 3 钱。

9月30日

消化不良，并外感。

处方：

党参 2 钱	茯苓 6 钱	炙甘草 1 钱	焦白术 5 钱
陈皮 2 钱	川芎 2 钱	炒枳壳 1 钱	桔梗 2 钱
羌活 2 钱	前胡 2 钱	柴胡 1 钱	芦根 1 两
焦山楂炭 3 钱	槟榔 2 钱	枇杷叶 5 钱	

2 付。

10月9日

处方：

阿胶珠 另包，自炒成珠，3 钱	乌蛇肉 先熬，5 钱	骨碎补 炒，5 钱	防风 3 钱
透骨消 川药，3 钱	穿山甲 炒，2 钱	白蒺藜 4 钱	全当归 3 钱
豨莶草 4 钱	海风藤 2 钱	生地 5 钱	白芍 酒炒，3 钱
威灵仙 3 钱	桂枝 3 钱	薄荷梗 2 钱	川白芷 2 钱
陈皮 1 钱	怀牛膝 3 钱	白草薢 3 钱	炒神曲 3 钱
杏仁 3 钱			

2 付。

注：此方为透骨穿山丹加一支春汤方。另请参见本书"丹医验方录""丹医丹药录"。

10月10日

处方（膏药处方）：

炒黑豆 8两	干地黄 3两	杜仲炒 去丝, 2两	枸杞子 1两
羌活 1两	淮牛膝 2两	仙灵脾 5分	当归 1两
石斛 2两	炮附片 2两	茯苓 2两	防风 3两
川花椒 去目, 1两	上肉桂 1两	川芎 5分	生白术 5分
炒酸枣仁 1两	五加皮 1两	乌蛇肉 5两	杏仁 杵, 2两
桃仁 2两	桑寄生 2两	骨碎补 酒炒, 3两	何首乌 2两
白萆薢 2两	炒麦芽 2两	炒稻芽 2两	炒破故纸 2两
胡桃肉 2两	桑白皮 2两	薄荷梗 5钱	桂枝 5钱
白芷 5钱	威灵仙 5钱	茄子根 10根	

①共35味，入水鼎，文火熬3小时，先后共熬三汁，分3次熬，滤清汁，去渣，澄清。

②三汁熬齐，共澄清，再以文火续熬之，以浓缩为虾须沸，再加入白蜜2斤，饴糖2斤，砂糖2斤，再以微火熬之，继续浓缩为蟹眼沸。并不住搅和，勿令生焦，俟果子泡起时，即速离火，倾入瓷缸内，候冷存用。

③每天早晚空心服一大汤匙，开水调服。

丸药处方（有原方）：

二丑粉 生熟各半, 1两	豨莶草 白酒浸透烘干, 2两	臭梧桐 白酒浸透烘干, 4两	玉壶丹 2两

①四味药共如法炮制好，共研极细末，120号筛罗过，药头子研尽为度。

②炼蜜为丸，如龙眼大，每丸重3钱。

③每天服1丸。临睡时淡盐汤黄酒各半冲服。

10月19日

处方：

阿胶珠 3钱	乌蛇肉 先熬, 5钱	炒骨碎补 5钱	防风 3钱
透骨消 川, 3钱	炒穿山甲 2钱	白蒺藜 4钱	全当归 3钱
豨莶草 4钱	海风藤 2钱	生地 5钱	酒白芍 4钱
威灵仙 1钱半	桂枝 1钱半	川白芷 1钱半	薄荷梗 1钱半
陈皮 2钱	槟榔 3钱	川牛膝 3钱	白菊花 3钱

薄荷梗想是柴胡的代用品。

11月2日

处方：

芡实仁 炒热香, 10两	苡仁米 炒热香, 10两	甜杏仁 去皮尖, 炒, 2两	光桃仁 去皮尖, 炒, 1两
胡桃仁 去皮尖, 炒, 20两	巨胜子 炒, 30两	北沙参 蒸熟烘干, 3两	饴糖 5斤
牛骨髓 10斤			

①牛髓取集一处，入火鼎文火升炼，去渣。再以莱菔肉3片投入，炼尽杂质，取精髓冷却备用。

②各药如法炮制，各别研细，不能合研。研好分别装好，备和药用。

③饴糖另装备和药。

(四) 1961 年就医日志

1月6日

处方:

薄荷 1钱	灵仙 2钱	桂枝 2钱	白芷 2钱
沙参 4钱	茯苓 车前子3钱代 5钱	炙甘草 1钱	炒枳壳 3钱
柴胡 2钱	前胡 2钱	川芎 3钱	羌活 3钱
桔梗 2钱	当归 3钱	酒白芍 3钱	防风 2钱
党参 3钱			

治肩臂压胀，背肌胀困，两腿蹩胀，又酸又困，起卧不安，恶风恶寒，状如感冒，眉棱骨痛而不舒。服后大见轻快，备药2付，1剂见效。

1月9日

仍为透骨穿山丹加一枝春，不过加用威灵仙、桂枝、川白芷、薄荷梗各1钱，槟榔加为5钱。

注：徐老日志中仅有上述记录并无全方，现据珍藏的周潜川先生亲笔处方，补录于下。

处方:

玉壶丹 2两	二丑 生熟各半, 2两	豨莶草 白酒浸透烘干, 4两	臭梧桐 白酒浸透烘干, 2两

①四味共研细末，药头子研尽。
②炼蜜为丸，每丸如龙眼肉大，重3钱1丸。
③如没有蜜，改为红糖或饴糖为丸。
④照旧服法服用。

1月27日

与前处方同。

注：徐老日志中仅有上述记录并无全方，现据珍藏的周潜川先生亲笔处方，补录于下。

处方：

阿胶珠 2钱	乌蛇肉 5钱	炒骨碎补 3钱	防风 2钱
透骨消 3钱	炒穿山甲 2钱	白蒺藜 4钱	全当归 3钱
豨莶草 4钱	海风藤 2钱	生地 4钱	酒白芍 3钱
威灵仙 3钱	桂枝 3钱	薄荷梗 3钱	川白芷 3钱
陈皮 2钱	川牛膝 3钱	山萸肉 4钱	菊花 3钱
槟榔 5钱			

2付。下星期一再来取2付。

2月7日

处方：
去菊花，加炒小茴3钱。

2月11日

注：徐老日志中当日并无任何记录，疑为遗漏。现据珍藏的周潜川先生亲笔处方，补录于此。

处方：

阿胶珠 3钱	乌蛇肉 5钱	炒骨碎补 3钱	防风 2钱
透骨消 3钱	炒穿山甲 2钱	白蒺藜 4钱	全当归 3钱
豨莶草 4钱	海风藤 2钱	生地黄 4钱	酒白芍 3钱
威灵仙 3钱	桂枝 3钱	薄荷 3钱	川白芷 3钱
陈皮 2钱	川牛膝 3钱	山萸肉 4钱	炒小茴香 3钱
槟榔 2钱			

2付。照此方再连服2付。

2月12日

治热伤风（已两周），处方留药房遗失。

2月13日

续治感冒方，大致同前。

处方：

菊花 3钱	桑叶 3钱	党参 3钱	茯苓 4钱
生甘草 1钱	桔梗 2钱	炒枳壳 3钱	前胡 1钱
柴胡 1钱	川芎 3钱	羌活 2钱	独活 2钱
生地 4钱	焦栀子 3钱	白芷 1钱半	防风 2钱
紫苏梗 2钱			

2付。

2月22日

处方：

党参 3钱	茯苓 4钱	炙甘草 1钱	炒枳壳 3钱
桔梗 3钱	柴胡 2钱	前胡 2钱	羌活 3钱
独活 2钱	川芎 3钱	蔓荆子 3钱	桑叶 3钱
菊花 3钱	防风 2钱	杏仁杵 3钱	藁本 3钱
沙参 5钱	焦栀子 2钱		

2付。

2月24日

治咳嗽药方：

杏仁 3钱	苏子 2钱	半夏 2钱	浙贝母 2钱
茯苓 3钱	陈皮 2钱	炙甘草 1钱	桔梗 1钱半
黄芩 3钱	菊花 3钱	桑叶 2钱	兔耳风 2钱
五匹草 2钱			

2付。

2月27日

治又感冒方：

党参 3钱	茯苓 3钱	炙甘草 1钱	炒枳壳 3钱
桔梗 3钱	柴胡 2钱	前胡 2钱	川羌活 3钱
川芎 3钱	杏仁杵, 3钱	兔耳风 3钱	五匹草 3钱
沙参 4钱	焦栀子 1钱半	苏子 2钱	

2付。服1付。

3月1日

注：徐老日志中当日并无任何记录，疑为遗漏。现据珍藏的周潜川亲笔处方，补录于此。

处方：

柴胡 1钱	泽泻 3钱	茯苓 3钱	猪苓 3钱
黄芥子 1钱	桂枝 2钱	白芷 2钱	薄荷 2钱
防风 2钱	山药 5钱	灵仙 2钱	首乌 3钱
羌活 2钱	川芎 2钱	蔓荆子 2钱	防己 1钱
藁本 2钱	炒苍术 3钱	当归 3钱	炮附片 1钱
八月瓜 1对			

2付。

3月4日

处方：

党参 3钱	沙参 4钱	茯苓 4钱	蔓荆子 3钱
桂枝 3钱	白芍 酒炒, 3钱	羌活 3钱	防风 2钱
生甘草 1钱	生姜 3钱	大枣 2枚	黄芩 酒炒, 3钱
炒苍术 5钱	炒黄柏 1钱	白芷 3钱	薄荷 1钱
灵仙 2钱	兔耳风 3钱		

2付。

3月7日

处方：

党参 3钱	沙参 4钱	茯苓 3钱	生甘草 1钱
枳壳 2钱	桔梗 2钱	前胡 2钱	柴胡 1钱
川芎 3钱	羌活 3钱	黄芩 酒炒,3钱	兔耳风 3钱
五匹草 3钱	枇杷叶 5钱	芦根 5钱	炒槐花 2钱
当归 3钱	淡苁蓉 1钱半		

3月14日

12日右手无名指甲内如受压挤疼痛，不敢拿物，13日来夜间左半身麻木，左腿连周痹，左臂至左手无名指、小指麻痹，小指麻木，有如1955年9月症状，不过较轻。

处方：

桂枝 1钱	灵仙 1钱	白芷 1钱	薄荷 1钱
党参 3钱	苍术 3钱	茯苓 5钱	白芍 酒炒,5钱
秦当归 5钱	柴胡 2钱	炙甘草 1钱	陈皮 1钱
焦栀子 2钱	半夏 2钱	白芥子 2钱	薏仁米 1两
生牡蛎 4钱	冬桑叶 3钱		

3月16日

处方：

灵仙 2钱	桂枝 2钱	白芷 2钱	薄荷 2钱
桑叶 3钱	半夏曲 3钱	陈皮 2钱	茯苓 5钱
白芍 酒炒,3钱	蔓荆子 3钱	防风 1钱半	生黄芪 3钱
芦根 5钱	黄芩 酒炒,3钱	生牡蛎 4钱	全当归 3钱
红透骨消 3钱			

3月20日

连日来喉头和气管中痰声如拉锯,痰黏稠,咳不透,睡中有时堵塞呼吸而醒,膈肌逆动,讨厌衣襟压力。

20日(星期一)下午到省人民医院检查,听诊:肺有问题,透视断为气管支有病,予甘草片,拒用青霉素。又开六神丸,未用。又发现肝大,大多少未问。待感冒好后再看。

3月21日

处方:

半夏 3钱	制南星 3钱	陈皮 2钱	茯苓 3钱
杏仁杵 3钱	枇杷叶 5钱	石斛 2钱	兔耳风 2钱
五匹草 2钱	厚朴 1钱半	紫苏 1钱半	沙参 5钱
桑白皮 4钱	前胡 2钱	竹茹 3钱	炒枳实 1钱
生甘草 1钱	麦冬 3钱		

又方:

三蛇胆半夏,三蛇胆陈皮,三蛇胆干姜。

3月24日

晚8时,头又抬不起。未上药,做动功,得到调整。

3月25日

2个汤药方遗失,从药中辨认,大体如下:

柴胡	泽泻	二苓	白芥子
桂枝	白芷	甘草	防风
山药	薄荷	灵仙	炮附片
首乌	苍术	狗脊	羌活
八月瓜			

3月27日

注：徐老日志中当日并无任何记录，疑为遗漏。现据珍藏的周潜川先生亲笔处方，补录于此。

处方：

雪莲花 1两	猪骨头 杵破半斤，或羊肉、猪肉适量代替亦可

共炖汤去药，服汤及肉，每天1付，分2次服，酌加姜、葱、盐。

3月28日

处方：

柴胡 1钱	泽泻 3钱	茯苓 3钱	猪苓 3钱
芥子 1钱	桂枝 2钱	白芷 2钱	生甘草 1钱
薄荷 2钱	防风 2钱	山药 5钱	灵仙 2钱
首乌 3钱	羌活 2钱	川芎 3钱	蔓荆子 2钱
防己 1钱	藁本 2钱	炒苍术 3钱	当归 3钱
炮附子 先熬，1钱			

4月3日

处方：

柴胡 1钱	泽泻 3钱	茯苓 3钱	猪苓 3钱
芥子 1钱	桂枝 2钱	白芷 2钱	薄荷 2钱
防风 2钱	山药 5钱	灵仙 2钱	首乌 3钱
羌活 2钱	川芎 3钱	蔓荆子 2钱	防己 1钱
藁本 2钱	炒苍术 3钱	当归 3钱	炮附片 1钱
八月瓜 1对			

4月5日

注：徐老日志中当日并无任何记录，现据珍藏的周潜川先生亲笔处方，补录于此。

处方：

柴胡 1钱	泽泻 3钱	茯苓 3钱	猪苓 3钱
黄芥子 1钱	桂枝 2钱	白芷 2钱	生甘草 1钱
薄荷 2钱	防风 2钱	山药 5钱	威灵仙 2钱
首乌 3钱	羌活 2钱	川芎 3钱	蔓荆子 2钱
防己 1钱	藁本 2钱	炒苍术 3钱	当归 3钱
炮附片 先熬, 1钱	八月瓜 1对		

2付。

4月8日

照上方服2付。

4月11日

注：徐老日志中当日并无任何记录，现据珍藏的周潜川先生亲笔处方，补录于此。

处方：

玉壶丹 7钱　　生炒二丑 各7钱　　豨莶草 白酒浸透烘干, 1两3钱　　臭梧桐 白酒浸透烘干, 7钱

①四味共研细末，药头子研尽。
②炼蜜为丸，每丸如龙眼大，重3钱每丸。
③照旧法服用。
一料。

4月14日

注：徐老日志中当日并无任何记录，现据珍藏的周潜川先生亲笔处方，补录于此。

处方：

柴胡 1钱	泽泻 3钱	茯苓 3钱	猪苓 3钱
黄芥子 1钱	桂枝 2钱	白芷 2钱	薄荷 2钱
防风 2钱	灵仙 2钱	首乌 3钱	羌活 2钱
川芎 3钱	藁本 2钱	炒苍术 3钱	蔓荆子 2钱
麻黄 1钱	细辛 5分	全当归 3钱	干姜 3钱
炮附片 先熬,3钱	炒神曲 1钱半	八月瓜 1对	槟榔 3钱

2付。

4月18日

照此方连服2付。

6月29日

注：徐老日志中当日并无任何记录，现据珍藏的周潜川先生亲笔处方，补录于此。

处方：

桂枝 1钱	白芷 1钱	薄荷 1钱	威灵仙 2钱
羌活 2钱	党参 3钱	茯苓 3钱	熟酒军 1钱
炙草 1钱	柴胡 1钱	川芎 2钱	当归 3钱
白芍 3钱			

2付。

7月3日

处方：

豨莶草 酒浸透, 4两	臭梧桐 酒浸透, 4两	丑牛 生炒, 各2两	玉壶丹 2两
桂枝 1两	威灵仙 1两	川白芷 1两	薄荷 1两
木防己 5钱	炒泽泻 5钱	茯苓 1两	白术 土炒, 1两
乌蛇肉 酒浸透, 5两	全当归 酒浸透, 1两	白芍 酒炒, 1两	炒怀山药 2两
炒白芥子 1两	白蒺藜 2两	鹿角胶 2两	蜂蜜 适量
三蛇胆陈皮 五十管			

①自有的药，点收清楚，代为加入方中。
②各药如法炮制好。酒浸透者，浸拌令透，再晒干、燥之。
③共研细末，药头子研尽，炼蜜为丸，每丸重3钱。
④每天早午口服1丸，白开水下。

8月9日

处方（治感冒方）：

薄荷 1钱	荆芥穗 炒, 2钱	桑叶 3钱	藿香 2钱
佩兰叶 3钱	菊花 2钱	茯苓 3钱	焦白术 3钱
炙甘草 1钱	党参 3钱	云防风 2钱	

8月15日

处方：

桂枝 2钱	威灵仙 2钱	白芷 2钱	薄荷 2钱
酒白芍 2钱	当归 3钱	生地 4钱	茯苓 3钱
泽泻 3钱	猪苓 3钱	焦白术 5钱	防风 2钱
柴胡 1钱	海风藤 3钱	穿山甲 炒, 1钱半	白蒺藜 4钱
豨莶草 4钱	透骨草 3钱	陈皮 1钱	

8月19日

处方：

上肉桂 1钱	炮附片 3钱	干姜 3钱	炮黑姜 2钱
茯苓 5钱	泽泻 2钱	上党参 3钱	炙甘草 1钱
焦白术 1钱	炒苍术 3钱	陈皮 3钱	清半夏 2钱
羌活 2钱	桂枝 1钱	防风 2钱	防己 2钱

8月26日

处方：

上肉桂 1钱	炮附片 先熬,3钱	党参 5钱	焦白术 3钱
炒苍术 3钱	炙甘草 1钱	茯苓 5钱	泽泻 3钱
紫苏梗 3钱	防风 3钱	生薏仁 1两	芡实 5钱
炒杜仲 2钱	炒破故纸 2钱	炒香附 3钱	炮干姜 3钱
清半夏 2钱	陈皮 2钱		

8月31日

今日处方，系在前方（8月26日方）基础上加桃仁、杏仁、川芎、羌活、神曲，而去紫苏梗、香附、故纸、杜仲。

注：徐老日志中仅有上述记录并无全方，现据珍藏的周潜川先生亲笔处方，补录于下。

处方：

上肉桂 1钱	炮附片 先熬,3钱	党参 5钱	焦白术 3钱
炒苍术 3钱	炙草 1钱	干姜 3钱	茯苓 5钱
泽泻 3钱	生薏仁 1两	桃仁 3钱	杏仁 杵,2钱
芡实 5钱	防风 3钱	陈皮 2钱	清半夏 2钱
炒神曲 包煎,2钱	羌活 3钱	川芎 3钱	

2付。

9月1日

处方（治感冒方）：

薄荷 1钱	佩兰叶 3钱	藿香 3钱	防风 2钱
冬桑叶 3钱	菊花 2钱	党参 3钱	焦白术 3钱
茯苓 4钱	炙甘草 1钱	荆芥穗 1钱	炒枯芩 2钱

注：治感冒方，可与8月9日治感冒方比较。

9月2日

注：徐老日志中当日并无任何记录，现据珍藏的周潜川先生亲笔处方，补录于此。

处方：

| 藁本 2钱 | 白芷 2钱 | 桑枝 5钱 |

加入昨天药内煎服。2付。

9月7日

注：徐老日志中当日并无任何记录，现据珍藏的周潜川先生亲笔处方，补录于此。

处方：

透骨消 3钱	穿山甲 炒,2钱	上肉桂 1钱	炮附片 先熬,3钱
党参 5钱	炒苍术 3钱	炮干姜 3钱	泽泻 3钱
焦白术 3钱	木防己 1钱半	灵仙 2钱	薄荷 2钱
桂枝 2钱	白芷 2钱	当归 3钱	炒杜仲 5钱
破故纸 炒,1钱	胡桃肉 3钱		

2付。

9月10日

注：徐老日志中当日并无任何记录，现据珍藏的周潜川先生亲笔处方，补录于此。

处方：

柴胡 1钱	生白术 5钱	生甘草 1钱	山药 5钱
防风 2钱	防己 1钱	上肉桂 1钱	白芥子 或黄芥子, 1钱
茯苓 3钱	桂枝 2钱	灵仙 2钱	薄荷梗 1钱
白芷 2钱	杜仲 炒,去丝,3钱	炙麻黄 2钱	细辛 1钱
藁本 1钱	羌活 2钱	干姜 3钱	炮附片 先熬,3钱

2付。

9月23日

注：徐老日志中当日并无任何记录，现据珍藏的周潜川先生亲笔处方，补录于此。

处方：

柴胡 1钱	生白术 5钱	生甘草 1钱	山药 5钱
上肉桂 5分	泽泻 3钱	猪苓 3钱	茯苓 3翻
防己 1钱半	陈皮 2钱	清半夏 2钱	防风 2钱
灵仙 1钱	薄荷 1钱	羌活 1钱	炒槐花 2钱
浙贝 或川贝,2钱	炒神曲 炒黑存性,包煎,2钱		

2付。

11月1日

注：徐老日志中当日并无任何记录，现据珍藏的周潜川先生亲笔处方，补录于此。

甲方（丸剂一料）：

焦白术 2两	炒苍术 2两	白茯苓 2两	泽泻 1两
陈皮 1两	法夏 1两	炙草 5钱	神曲 炒焦黑, 2两
木防己 1两	杏仁 去皮尖, 1两	炒薏仁 2两	怀山药 炒, 2两
二丑面 1两	玉壶丹 1两	鸡屎藤 2两	

①各药如法炮制，共研极细末，药头子研尽为度。
②水打为丸，绿豆大，烘干燥。

乙方（丸剂一料）：

麻黄 6钱	细辛 6钱	羌活 6钱	防风 6钱
蔓荆子 6钱	藁本 6钱	川芎 6钱	熟大黄 1两
泽泻 6钱	白芷 6钱	灵仙 酒浸, 6钱	川牛膝 6钱
天麻 6钱	薏仁米 炒, 2两	桂枝 6钱	柴胡 6钱
独活 6钱	全当归 2两	炒苍术 1两	酒白芍 1两
桃仁 6钱	藏红花 6钱	款冬花 6钱	紫菀 炙, 6钱
炮附片 3两	炮干姜 3两	臭梧桐 酒浸, 1两	豨莶草 酒浸, 2两

①各药共研细末，120号铜筛筛极细，药头子研尽为度。
②炼蜜为丸，每丸重3钱。

11月3日

注： 徐老日志中当日并无任何记录，现据珍藏的周潜川先生亲笔处方，补录于此。

处方：

| 黑附片 或炮附片, 先熬, 4钱 | 乌药 1钱5分 | 盐小茴 1钱5分 | 吴萸子 黄连水炒, 1钱 |
| 川楝子 杵, 1钱 | 破故纸 炒, 3钱 | 白术 土炒, 5钱 | 生甘草 1钱 |

泽泻 3钱	白茯苓 3钱	杜仲 炒, 3钱	枇杷叶 3钱
前胡 1钱	炒枳壳 1钱	狗脊 炒, 去毛, 3钱	八月瓜 1对

2付。

11月10日

注：徐老日志中当日并无任何记录，现据珍藏的周潜川先生亲笔处方，补录于此。

处方：

党参 2钱	炙草 1钱	盐小茴 1钱	桂枝 2钱
灵仙 2钱	薄荷 2钱	白芷 2钱	蔓荆子 2钱
麻黄 1钱	细辛 1钱	藁本 1钱	羌活 3钱
防风 2钱	泽泻 3钱	酒军 3钱	炮附片 先熬, 3钱
炮干姜 2钱	生姜 3钱	当归 5钱	酒白芍 3钱
川芎 3钱	熟地 5钱	炒神曲 包煎, 3钱	焦白术 5钱

2付。

11月27日

注：徐老日志中当日并无任何记录，现据珍藏的周潜川先生亲笔处方，补录于此。

处方一：

熟地 5钱	当归 5钱	炮姜炭 或干姜, 3钱	党参 5钱
炙草 3钱	炮附片 先熬, 5钱	白术 5钱	川牛膝 3钱
茯苓 4钱	生姜 3钱	炒神曲 煅黑存性, 包煎, 1钱	山萸肉 3钱
桑叶 3钱	车前子 3钱	生地 3钱	

2付。

处方二：

镜西生漆 1斤　　白蜂蜜 1斤　　真芝麻油或花生油、胡麻油均可，1斤　　米醋 4斤
灵砂 1斤　　丹皮 炼膏1两，配丹皮粉1两　　漆叶炼膏 1两，配叶粉1两

供炼还童丹用，炼法服法另拟，如需多炼，各药按此比例增购。

注：还童丹，为峨眉秘传玄门九九八十一小丹之一，另详本书"丹医丹药录"。

三、关于强直性脊柱炎

（一）周潜川亲笔医案赏析

关于周潜川先生为徐老朱笔所立的医案，我手中有3个版本，第一个版本是徐老为方便我学习而亲笔抄录赠送给我，第二个版本是周先生朱笔亲书的医案原稿，第三个版本是徐老在"就医日志"中所作的笔记，这个讲述顺序也是我得到这3个版本的先后顺序，从中也显示了徐老对我循循教导的一片良苦用心。

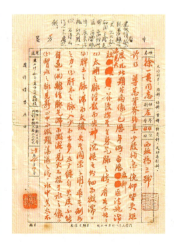

注： 以上3图为1958年4月9日周潜川医师为徐老朱书的医案。左图为徐老早年给我亲笔抄录的一份，中图为周先生朱书原稿，右图为徐老在"就医日志"中的记录，内容相同，可做参阅。

现将医案全文抄录如下：

姓名：徐一贯同志　性别：男　年龄：44　住址：西板桥三号

诊得：尊恙背脊强直，少腹拘急，俯仰皆失距度，凡此显著病象，已历年所。备历各种医法施治，未见大效。兹复按其全身气脉之情，有如下者：

（1）太渊之脉，浮散而失神，沉候之则细而微濡。

（2）脾土之脉，滞而太缓，失其周荣之用，乖其制水之力。

（3）肝木之脉，入少而出多，左右缠行失度，不能自还。

（4）离经脉，气滞而微涩，见火不投于水之象。

（5）肾水之脉，见静止中而微显荡漾之情，水中真火，不克化寒水升降之用，此病之根源也。

（6）督脉与任脉之交会，又与三阳之大会，咸失乖误，不特"时""空"谬度，且交会之情，尤见离而不即之征，此病症现象，所以强直之由也。

（7）带脉失其锁钥之大用，而管束之力，合而不开，乖其张弛之能，此坤腹拘急症象之因也。而坤腹为产铅之乡，为真水真火肇生化之源，与肾互为根苗之用者，故此脉一病，而"阴跷库"开合失度，遂致常经奇经，两皆失度矣。是以病势迁延数月，竟致愈治愈危，逐渐发展，非偶然也。

（8）据上论证，法当调气血相因相循之势，为第一着。以求其气脉周天河车之运行，能及时流注，无过与不及，为中道之规矩。经云：急其所当急，先其所当先，此先后重轻缓急之义也。

（9）次当衡其脏腑气脉盛衰之情，为补偏救弊之用药，借培其元气，此经旨所谓本标施治之义也。

（10）再次配合气功疗法，而法又主"动功"治疗之。

期以一年半之时间，可望恢复健康也。为立医案如上文。

1958年4月9日　周潜川（章）

这份医案是徐老1958年3月27日首次就诊于周潜川医师，经诊治近半月之后周先生为其所写的医案。这份医案显然是周先生本着极其认真负责的态度而写的。这是他在诊治了一段时间之后，根据最初的诊断（首诊记录中即检查了全身气脉），再结合一段时间治疗过程中的反应以及对患者的进一步了解，进行综合判断、分析之后而写的一份医案。

关于医案的具体内容，对于现在的一般中医师而言也是很难理解的，更何况是广大的读者或爱好者。主要的原因是因为周先生所写的这份医案，是根据给徐老作全身气脉检查的结果而做的记录和分析，关于这种独特的诊候方法现在已经很少见了，读者可以参看1958年3月27日首诊日志以及《丹医导引录》中我所作的相关介绍。这里仅保留原文，供大家赏析而已。

（二）徐一贯治疗过程小结

俗语说：病来如山倒，病去如抽丝。真正治疗疾病原本就是一个相对"漫长"的过程，治疗的效果也大多是"曲线式""积累性"的，所以很多病的诊治过程总是反反复复而不是一帆风顺的。徐老的"就医日志"从1958年3月开始，持续记录到1961年11月27日，历时近4年之久，这其中不仅看到了医者、患者的信心、决心与耐心，同时也真实地记录和反映了徐老战胜这种慢性疑难病症的过程。在徐老的"就医日志"中，有多处阶段性治疗过程及效果的小结，在此特别摘录了比较有代表性的部分内容，采用"保存原貌"的方式，供大家参阅，或许可以从中得到启发。

1958年8月3日治疗小结

自 7 月中旬以来，病势又开始周期性的反复活动。6 月 17 日到天津，即取充分休息，反复得到一度制止。

6 月 23 日回来北京，约有一个星期还好。7 月份病又反复。

6 月 30 日起即开始换方，到 7 月 18 日又服原方。

事实上，7 月下旬疗效也不好。腿软无力，行路别扭，立一会，前边就要找下托的东西或上扒的东西，坐一会，起腰困难，躺着背困得厉害。全身倦怠乏力，甚过去年夏天。

曾问过周大夫，是否有把握突破病的第二道防线？他说目前应当先巩固前一段治疗效果，然后再说突破病的第二道防线。以后又问他，他说，此病主要是恢复建设问题。秋凉了，可以回太原，服一时期补药，再换一时期治筋缩、去湿气的药，同时还可带回一个丸药方。服后看效果，冬季再处服用的药膏。

现将 6 月 30 日方同 8 月 1 日方比较如下：

（一）

柴胡 1 钱	泽泻 2 钱	防己 2 钱	肉桂 3 分
白芥子 2 钱	白术 土炒 5 钱	生甘草梢 3 钱	生山药 3 钱
炒苍术 3 钱	炒杜仲 5 钱	生薏仁 5 钱	生芡实 5 钱
白茯苓 2 钱			

加过大腹皮、杜仲、半夏、陈皮、威灵仙、全当归、防风、地骨皮、怀牛膝、鲜芦根、鲜生地、凌霄花。

（二）

柴胡 1 钱	泽泻 2 钱	防己 2 钱	肉桂 3 分
白芥子 2 钱	白术 土炒 5 钱	生甘草梢 3 钱	生山药 3 钱
防风 3 钱	炒杜仲 5 钱	生薏仁 5 钱	生芡实 5 钱
生黄芪 1 两	麦冬 5 钱	五味子 2 钱	明天麻 2 钱
鲜芦根 1 两			

1959 年 10 月中旬至 11 月中旬病情变化

1. 精力增加，耐劳程度增加。
2. 腰背气脉滞重，向后牵引，头项前栽，如有引力。看东西仰视、俯视吃力，较 10 月上旬有发展。
3. 胯重，稍立即有僵感。
4. 右腿不灵便，右臂筋肉时常颤动，操作（如写字，拿东西）后有此现象。
5. 肚胀、脐左下痛一夜。
6. 主要苦楚是脊痿，支持头部吃力，夜间腿僵，不能自动弯曲。

1961 年 1 月 5 日病情小结

冬至（12月22日）以来，两小腿困乏无力更为明显，1月份病有反复现象。自国庆节前到新年，计松开三个多月，比前二年长两个月。目前主要症状如下：

1. 胸骨隐痛，展臂、仰身较明显，已有三四个月，肋间近几天痛。
2. 本月背肌和纵韧带又开始有满弓扣弦的胀困酸楚，胯胀酸困。
3. 脐部深处拘急，影响呼吸，说话吃力。
4. 两腿无力，近日胀至大腿阳面。
5. 左臂胀痛麻痹。

1961年3月9日病情小结

2月27日，项脊强直复发一次，27日午，颈项内筋震颤。

2月28日（次日），上午头抬不起，运动后稍好，理发回来，又发。下午重，即请周大夫施导引手术。

先请巨赞指点百会、玉枕、风府、风池、太阳邃、大杼、大椎，夹脊之诸俞，特别是肺俞，按琵琶不应。周大夫亲点琵琶等穴，仍不应。

接着复开太阳邃等穴，再按琵琶穴四、尺、工，右应左不应。肺经穴闭，又开膏肓。巨赞先施手术，不应。周大夫亲自动手，后应前不应，说明胸前气滞。

因周大夫患病未处方，未做其他导引术，嘱继服透骨穿山丹加一枝春方，停服治感冒方。

28日晚8时病发,比按穴前更重,试以摩腰丹涂于前胸后背,配合打鹤字庄动功,逐渐舒展,病势见轻。

3月1日、2日、3日白天彻底休息,不做低头俯脊之事,但每天晚上8点钟都要发病,发病后即用摩腰丹和动功治之,至3日已减轻。

3月4日,到周大夫处就诊,又处方治感冒。炒苍术用至5钱,服后背脊开始轻松,但舌生一小溃疡,口唇有小疮疱。

3月6日,到省人民医院一次,重复感冒。

3月7日,经周大夫诊后,开一治感冒方,服后炎症减,大小便较通畅。

注: 巨赞法师,原中国佛教协会副会长,曾从周潜川学习峨眉内功导引按跷术,详见本书"名医名人录"。

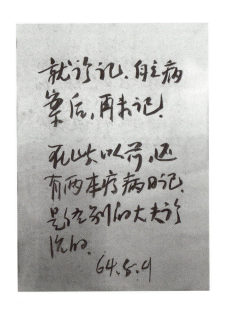

1964年8月9日"就医日志"最后一页

徐老于1964年8月9日在就医日志最后一页亲笔所作的注解,内容为"就诊记,自立病案后,再未记。在此以前,还有两本疗病日记,是经别的大夫诊治的。64.8.9"

特别说明：

关于徐一贯就医于周潜川大夫治疗强直性脊柱炎的始末及大概医治过程已如前述，而徐老关于本病的"就医日志"也到此为止。一方面，强直性脊柱炎已经得到有效的控制和缓解；另一方面，还需要长期服用丸药、膏药以及练功等以稳固疗效。此外，因周潜川大夫于1959年受聘到太原的山西省中医研究所工作，二老更便于常相见面，所以后来的日志记录便越来越简单，直至停止记录，正如徐老所书"就诊记，自立病案后，再未记"。

（三）中西医学对于强直性脊柱炎的认知

强直性脊柱炎，是累及脊柱、骶髂等关节的一种慢性炎症性疾病，属风湿病范畴，是一种自身免疫性疾病。常见症状有腰骶部或背部出现钝痛，腰背活动受限，晨僵，疲劳乏力，严重者可发生脊柱强直和脊柱畸形。强直性脊柱炎是一种全身性疾病，可累及关节外其他器官，导致相应的并发症，如胃肠道、心血管、肺部、眼部以及神经系统、皮肤黏膜等病变。

强直性脊柱炎，好发于男性、青壮年，发病因素目前尚不明确，可能与免疫、遗传、感染等因素有关。诱发发病的主要因素有寒冷、潮湿等环境因素，以及长期端坐、脊柱不活动等生活及工作压力因素。

治疗方面，建议：合理运动，如散步、气功、太极等；物理疗法，如热水浴、矿泉温泉浴、海盐热敷等；对症用药，病情发作或严重时，在医生指导下，可以服用一些非甾体抗炎药、抗肿瘤坏死因子拮抗剂、抗风湿药物等缓解症状。

需要说明的是，从现代医学角度，强直性脊柱炎目前致病因素尚不明确，故无法彻底治愈。但通过尽早地积极治疗，患者大多能够维持正常生活和工作。中医、气功等传统疗法对于强直性脊柱炎来说，目前仍然是最安全、有效的治疗方法。

强直性脊柱炎是现代医学病名，但中国传统医学最早在2000年前对这一类病症就有了比较系统的认识，并根据发病部位、发病症状等有不同的病名，如骨痹、腰痹、肾痹、龟背风等。从中医学角度，强直性脊柱炎的发病主要与五脏中的肾、肝以及督脉等有关。

脊柱为人体中最大的骨骼群体结构，具有支持躯干、保护内脏、保护脊髓和进行运动的功能，所以被称为脊柱、脊梁。中医理论认为"肾，主骨，主力"，而强直性脊柱炎的主要发病部位在脊柱，主要症状为脊柱活动受限、疼痛等，根据中医辨证，主要为肾气虚、肾阳虚。

《素问·脉要精微论》："腰者，肾之府，转摇不能，肾将惫矣。"腰部是肾脏所居以及肾之精气所注之处，如果腰部出现转动困难、活动不利，是肾气虚惫而不能濡养和发挥其功能。强直性脊柱炎大多会出现腰部僵硬、活动受限、不能久坐等症状，故本病与肾有关。

《素问·骨空论》："督脉为病，脊强反折。"督脉，为奇经八脉之一，主要循行于人体脊背正中，与脊柱有着密切的关系。督脉，具有总督一身阳脉的作用，被称为"阳脉之海"。因此，强直性脊柱炎主要为督脉之气郁遏不疏及气虚阳虚所致。

强直性脊柱炎的另外一个主要症状就是关节僵硬、不灵活及活动受限，中医理论认为这些症状皆为"筋失所养""血不荣筋"所致，而筋为肝所主，肝又主藏血，所以治疗强直性脊柱炎还要采用养血柔肝、疏肝理气等方法。

传统中医把由风、寒、湿等引起的肢体麻木、疼痛等称为痹症，如《素问·痹论》"风寒湿三气杂至，合而为痹也"。强直性脊柱炎的发病多与风、寒、湿等有关，故归入痹症的范畴，在治疗的同时也要兼顾运用祛风、驱寒、祛湿等方法。

此外，强直性脊柱炎总体属于虚证，或者是虚中夹实，所以治疗要以"补"为主，但亦不能大补；既要加强自我运动锻炼，又不能运动过量，所以建议做气功、导引、太极拳等缓慢柔和的运动。

（四）气功药饵疗法综合治疗

通过徐老的亲身实践及"就医日志"的相关记录，他之所以最终能够战胜强直性脊柱炎这种至今依然没有特效疗法的疑难病症，主要为气功导引运动疗法、内功导引按跷疗法、药物疗法以及饮食疗法等的综合运用与治疗，我们简称为：气功药饵疗法。对于强直性脊柱炎这一类疾病，尤其需要运用气功药饵疗法这种综合疗法。

气功，古代又称为导引、按跷、吐纳、行气、服气、存思等，泛指所有形、气、神自我调控与训练的疗法与技术；药，是指中医药，泛指所有的中医药疗法与技术；饵，又称为食饵、药饵、服饵、服食等，泛指所有的饮食疗法与技术；气功药饵疗法，就是辩证地运用医药、饮食、气功进行有机的整体治疗与保健，是基于中医整体观、辩证观的一种综合性的治疗方法与思维。

中医整体观，是在天人合一思想的指导下，认为万物之间有着必然的联系，是一个庞大的整体，同时又有各自的"偏性"而独立存在。养生"以类补类"及治病"补偏救弊"的思想与方法都是基于这种认识，因而万物皆可为"药"。这种观点充分体现了中国人系统性思维的世界观、宇宙观与人生观。这种思想的格局之大、立意之高正是中国文化先进性的一面，也是中医历尽坎坷而经久不衰的主要原因之一。同时，广义的中医观更强调以人为本，且人与自然万物之间的一种不可阻隔或脱离的存在关系。

针对自然界"六淫"与自身"七情"等"内忧""外患"多种因素所致的各类疾病，必须要运用医药、饮食、气功等综合疗法而分别对治，气功药饵疗法，正是这种大中医观的具体体现与运用。

从养生保健的角度应该以气功为主、食疗为次、药物为辅；若从治病疗疾的角度而言，则应以药物为主、食疗为次、气功为辅。其中用气功来调整人体的气脉循环，增强五脏六腑及筋骨皮肉的功能，以抵抗外来病邪的侵袭；用食饵来补充人体的精气，增进气血畅旺，并调节人体阴阳的偏盛；用药物则重在补偏救弊。

在中医整体观的指导下，将医药、食饵与气功三者辩证地、科学地配合运用，才能相得益彰，在临床上也一定会取得更加令人满意的疗效，同时对于它们各自的发展、完善和提高也将会起到积极地推动作用。

气功药饵疗法，是周潜川先生最早提出并极力倡导的一种中医综合性思维与疗法，也是峨眉丹道医药养生学的精髓，更是传统中医需要积极挖掘、整理、继承的重要内容。

第三章

丹医草药录

"就医日志"中相关草药介绍

传承国粹　满腔热忱　扶危济困　竭尽所能

丹医导引录

徐一贯就医周潜川日志录

第三章 丹医草药录——"就医日志"中相关草药介绍

在徐老"就医日志"所记载的处方中，有许多不为人们熟知的药物，甚至连大部分医生也不了解，如红透骨消草、三角风、五匹草、草鞋板、乌灵参等。因为这些药物并未被《本草纲目》《中药学》等收录，它们大多为地方性、民间常用的药物，称之为"草药"，善于运用这些草药为人医治疾病的人（许多并不是以医为业的专业医生）则称之为"草药医"，尤以云、贵、川等地更为多见，以前甚至有专门的"草药门诊部"。

周潜川先生所传承的"峨眉丹医"一派，尤其精于草药的运用与炮制，并在门内一直秘密流传至今。早在1963年8月，周潜川先生曾带领弟子杨凯等亲自上峨眉山采药，并在成都草药门诊部学习与研究，杨凯老师还专门做了详细记录撰写了《草药资料》。此外，徐一贯老师、李国章老师等也曾搜集、记录了很多有关草药的资料。多年来，我在三位老师的指导下，对峨眉丹医派常用的草药及秘炼方法进行了较为系统地整理，辑为《丹医草药秘录》，拟传予弟子、门人学习之用。这里即据以上资料，对"就医日志"中多次提到的一部分草药，摘录介绍于下。

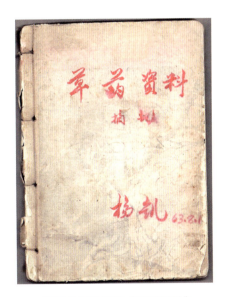

杨凯老师撰写的《草药资料》

一、红透骨消草

【药名】红透骨消草。

【别名】透骨草,透骨风,透骨消,铁线透骨消,一串钱。

【释名】本药善于治疗风湿骨痛,故名透骨草、透骨消、透骨风,又因透骨草之名容易与一般中药学中的另一种透骨草相混淆,所以门内常言透骨消。

透骨消,是生长在阴暗潮湿处的一种蔓生草本,宿根生,茎方,形如铁丝,故又名铁线透骨消。

透骨消,叶子如小铜钱,四围有锯齿,故又名一串钱。

透骨消,在霜降节后叶子部分变红,茎则至根部变红,故名红透骨消草。

【性味】辛温,微苦。

【功用】温经散寒,温肺止咳,活血通络。

【主治】风湿类风湿性全身筋骨疼痛、关节疼痛,久咳不愈、百日咳等。

【用法】内服、外用均可。

【验方】

验方一:透骨消药酒(外用)。

本方为外用方,缓解与治疗风湿、类风湿等各类关节疼痛,为门内经验方,亦有基本方及加减变化方,详见本书"丹医验方录"。1959年周潜川先生在其所著的《气功药饵疗法与救治偏差手术》一书中首次公开了此方,兹附录如下。

不论新旧关节疼痛,关节变形方(此方外用,不可入口,用之甚灵效):

生乳香 3钱	生没药 3钱	秦艽 3钱	威灵仙 3钱
刘寄奴 3钱	荆芥 3钱	全当归 3钱	透骨草 3钱
牡丹皮 6钱	伸筋草 3钱	高粱酒 4斤	

用高粱酒浸泡诸药,经一昼夜,时时摇转。每次视关节疼处多少取药酒用,酌量用一至三两均可。将酒隔水炖极滚热,再以棉花蘸酒轻轻揉擦痛处,但不可擦破皮,每日酌用二三次。甚妙!

验方二:治百日咳、久咳方(此方摘自周潜川《农村医药三十门·百日咳门》)。

铁钱透骨消草 3钱　　鸭蛋 1个　　红砂糖 1汤匙

把透骨消草(鲜的用6钱,干的用3钱)先煎汤半小碗,另外把鸭蛋打散,候汤药煎好,随即把药冲入鸭蛋碗里,同一般家常吃冲蛋花的方法;再加入红糖,调和空心服,每天早晚各服1次。

主治:小儿因感冒风寒之后,久咳不愈,咳时吐白沫,气急,饮食减少,连续三四个月以上。成年久咳亦可用。

验方三:治风气疼痛不拘远年近日。

透骨草 2两	穿山甲 2两	防风 2两	当归 3两
白蒺藜 4两	白芍 3两	豨莶草 去茎用叶,九蒸九晒,4两	海风藤 2两
生地 4两	广皮 1两	甘草 1两	

以上为末,用猪板油1斤炼蜜为丸,梧子大,早晚各5钱。酒下。

按: 此方为古方,在宋代朱端章《卫生家宝方》、清代赵学敏《本草纲目拾遗》等古籍中有载,而在峨眉丹医学中另有传承,尤其是在药物炮制方面,故被收为峨眉丹医派秘传的"玄门九九八十一小丹"之一。此处仅按《本草纲目拾遗》所载原方收录。

【说明】红透骨消草,在徐老"就医日志"中属于比较常用的草药之一。从1958年初看病起,一直到1961年基本痊愈,长达3年多的时间中内服、外用皆多有应用。

二、鹿含草

【药名】鹿含草。

【别名】鹿衔草，鹿含珠草。

【释名】衔与含的意思相同，故名鹿含草、鹿衔草。

鹿含草，形如车前草，秋季抽心三四茎，茎端开花，结实，有如小樱桃，鲜红夺目，故又名鹿含珠。

古人通过对野生鹿的观察，发现一群鹿中只有一只雄鹿，在春秋之际，一头雄鹿在一日之内能与数十头乃至上百头雌鹿交配。完毕之后，雄鹿倦而觅食鹿含珠草，使得其很快恢复精力，故名。

【性味】性微温，味甘、微苦。

【功用】温肾，壮腰，除湿。

【主治】肾虚所致腰膝酸软无力，风湿、类风湿性关节疼痛等症。

【用法】内服，泡酒适量。

【验方】

鹿含草酒的处方（本方摘自周潜川《气功药饵疗法与救治偏差手术》）：

> 鹿含草 4两　　　黄酒 2斤

此处方选材和制作都很简单，既能"除湿补肾"，又能"壮气提神"，最能满足劳动人民的需要，尤以能喝酒的同志们更对胃口，因为"酒客"大多数不喜欢喝甜酒，而喜欢喝微有苦味和涩味的酒，所以对黄酒的评价，以"苦为上，涩为次之"为品题的标准。鹿含草酒就具备这种性味。

把鹿含草采集足量，清洗干净，晾干水气，即整颗浸入黄酒瓶里，时时摇转，泡过一天一夜，即可随自己的酒量，配合荤菜或素菜服食。

【说明】根据峨眉丹医派的传授及手抄本《丹医本草秘录》的记载：鹿含草以产自陕西留坝张良庙附近与四川峨眉山的最有名，其他各地亦皆出产。并记载"鹿含草珠，形如樱桃，朱红如火，甜如饴糖，微有苦味，能补督脉，壮水中之火，诚草本中之上品也"。所以不管是泡酒服食还是药用，都必须要连鹿含珠草一起用，否则药效是除湿力大而补肾效小。这种药草用于补剂时，在珠而不在叶梗。在峨眉丹医派秘传的《莲花宝笈·玄门九九八十一小丹·延龄广嗣仙丹第七十二》一方中有关于此药配伍的最佳及最详尽的运用。

关于鹿含草，"就医日志"1960年8月4日记载，徐老在服用周潜川先生为其调配的一种"鹿珠酒"，而该酒就是以鹿含草为主要的药物而配制的。所以在徐老的其他日志中也常提到此药酒，并说长期服用，具有补肾经、督脉的作用，对于强壮脊柱、腰腿等具有妙用，若能配合峨眉十二庄的鹤字庄以及虎步功等疗效更佳。近年来，我曾给自己和少数的弟子、门人、学生服食此保健药酒，反应良好。

三、三角风

【药名】三角风。

【别名】双凤尾草，上树蜈蚣。

【性味】性平，味淡、辛，无毒。

【功用】除湿利尿。

【主治】黄疸，急慢惊风，咳嗽，痈肿流注，刀伤，吐乳，冷骨风，筋骨疼痛。

【用法】内服日2~3钱，外用适量。

【验方】

验方一：肝血虚压按牢固疼痛方，可治疗慢性肝炎（本方摘自周潜川《气功药饵疗法与救治偏差手术》）。

酒白芍 5钱	鲜生地汁 3钱	当归 3钱	川芎 3钱
防风 1钱半	羌活 1钱半	三角风 3钱	黄酒引，1两
茵陈蒿 1钱半			

本方于口苦甚者加酒炒龙胆草1钱半,大便干燥秘结者加煨大黄2钱。

验方二:阴黄症(本方摘自周潜川《农村医药三十门·黄疸门》)。

症状:阴黄症最大的特征,是黄色晦暗,有些类似黄土,全身无力,能吃饭不能干活。

处方:

| 炮附片 3钱 | 焦白术 5钱 | 炮黑姜 3钱 | 炙甘草 1钱 |
| 上党参 5钱 | 陕茵陈 5钱 | 三角风 5钱 | 黄酒 1两 |

水煎二汁,和匀,空心服。小儿减半,孕妇忌服。

验方三:阳黄症(本方摘自周潜川《农村医药三十门·黄疸门》)。

症状:阳黄症最大的特征,是黄色如黄金,又像橙橘的黄色,眼珠都黄透了,口苦干渴。

处方:

| 焦栀子 3钱 | 茵陈蒿 1两 | 焦白术 3钱 | 白茯苓 5钱 |
| 川泽泻 3钱 | 猪茯苓 3钱 | 三角风 5钱 | 黄酒 1两 |

水煎二汁,和匀,再分两次空心服,小儿减半。

【说明】三角风在徐老"就医日志"中,1958年9月3日与1959年2月7日有相关处方记载。

关于三角风这种草药,历来文献记载较少,据杨凯老师在随周潜川先生赴峨眉、成都采药时所做的《草药资料》笔记所载,摘录相关内容如下:

三角风,别名双凤尾草(重庆)。为蕨类植物水龙骨科,全鸡脚的全草。

附生草本,根状茎长而横走,被鳞片,淡棕色,叶片长6~10cm,3裂(极少有2裂),表面绿色,背面浅绿,种子束圆形,本药生于林下或沟边石头上,性喜阴湿。分布重庆、乐山,9—10月采集。

特征:叶有三个叉或无叉,光亮,背面有小麻点,须根很细,断面内现细小的猪腰形。性平,味淡、辛,无毒。能除湿利尿,治急慢惊风、咳嗽、痈肿流注刀伤、吐乳、冷骨风筋骨疼痛,尤湿者忌用。2~3钱/日,煎剂或泡酒服,配伸筋草、钩藤根、大血藤、石楠藤、破骨风、当归、川芎、雄片、干姜、广皮、虎骨、木瓜、防风,泡酒服,治冷骨风筋骨痛。

又，据师传：三角风生于树林中者，治疗头痛风寒证效果好，而生于石头上者，则治疗跌打损伤、筋骨疼痛的疗效佳。

又，在周潜川先生《丹医语录阴阳大论品第一·胆腑》中曾有如下论述，也显示了三角风在此证中的重要性与运用方法。

胆寒极发黄者，为阴黄症，则生胆石，其疼甚苦；胆热极发黄者，为阳黄症，黄之极亦生胆石，其疼尤苦。凡此二者，经名之曰黄家，所谓阳黄者色如金橘，阴黄者色如败土，难治症也。

我门中有传方二法可依消黄：

①以五星草为君药，三角风为臣药，以治阳黄，另配以栀子茵陈蒿汤，或配五苓散，或四苓散，消息治之。

②以三角风为君，五星草为臣，配附子理中汤以治阴黄。

二方皆入二明丹冲服之。

凡此二法，百发百中，救人多多矣。

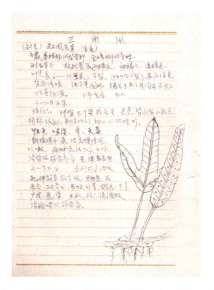

杨凯老师所传峨眉《草药资料》笔记中的三角风

四、五匹草

【药名】五匹草。

【别名】五匹风,五皮草,五皮风,地五甲。

【释名】五匹草,叶子色青,叶柄微扁圆,贴地丛生叶子,没有茎,因其每片叶子是由五片小叶组成,如五个指头攒簇一样,故名。

【性味】微淡,味甘,性平。

【功用】清肺热,止咳嗽。

【主治】肺热,百日咳。

【用法】水煎内服3～5钱。

【验方】感冒咳嗽方(本方摘自周潜川《农村医药三十门·感冒门》)。

症状:咳嗽,吐白沫,鼻流清涕,鼻塞不通。

处方:

| 枇杷叶 刷去毛,1两 | 五匹风 3钱 | 兔耳风 3钱 | 车前草 3钱 |

水煎二汁,和匀,分2次空心服。

枇杷叶,即枇杷树的叶子,一年四季常青,随时可采用,必须把叶上茸毛刷去。

兔耳风,详见后述。

【说明】五匹草,在徐老"就医日志"中有多处记录,如1959年2月20日和1961年2月24日、2月27日、3月7日、3月21日等。

五、兔耳风

【药名】兔耳风。

【别名】兔耳草。

【释名】兔耳风,叶子像兔耳朵,每片叶子向上直立,不横长的。叶上有细毛,叶深青色,故名。

【性味】味辛,性温。

【功用】宣发肺气,发汗散寒,止咳定喘,消风。

【主治】百日咳,感冒咳嗽。

【用法】水煎内服3~5钱。

【验方】治感冒咳嗽方,详见前述五匹草验方。

【说明】兔耳风,在徐老"就医日志"中有多处记载,如1959年2月20日、4月28日,1961年2月24日、2月27日、3月4日、3月21日等皆有相关处方及记录。

六、臭梧桐

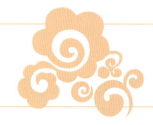

【药名】臭梧桐。

【别名】臭八仙。

【释名】臭梧桐,又名臭八仙,绣球花。叶子有些像紫苏,有浓烈臭气,花粉红色,很多细花攒簇一团,大如小碗,根茎叶全部入药。

【性味】性温。

【功用】温脾脏,补中气。

【主治】瘰疬,小儿疳积

【用法】 水煎内服6钱至1两。

【验方】

验方一：瘰疬内服方（摘自周潜川《农村医药三十门·疮毒门》）。

症状：生在颈项两侧，甚至下连胸部，皮内生核，三五个不等，有些一连串长着，如果破了会流脓水，很难治好。

处方：

> 臭梧桐 8两　　　绍兴酒 2斤

二味浸泡，愈陈愈好，每次服1两药酒，饭后半小时服，小儿减半，每天服2次或3次，一料未连愈，再服一料，未破者内消，已破者排脓自愈。

验方二：瘰疬外敷方（摘自周潜川《农村医药三十门·疮毒门》）。

症状：同瘰疬内服方。

> 臭梧桐 研细不拘量　　　蜂蜜 适量

把臭梧桐茎叶晒干之后，研细末，用瓶子收存备用。

凡是瘰疬等破了孔，流脓水症候，除照服药酒之外，另再加用本方外敷。即把臭梧桐粉，调蜂蜜，不干不湿，比做大饼的湿度稍湿些就合适了。药调好之后，敷在已破的瘰疬周围，穿破处留个小孔，不可敷药，外用胶布、纱布护着，每天换一次药，一直到痊愈为止。

【说明】 臭梧桐很容易繁殖，农村可以移植，备用。在徐老"就医日志"中，此药为常用草药之一，记录较多，如1959年12月24日，1960年1月7日、1月16日、2月4日、2月11日、3月7日、3月14日、4月12日、5月9日、10月10日，1961年4月11日、7月3日、11月1日等。

又，关于臭梧桐这种草药，在清代赵学敏《本草纲目拾遗·卷六·木部·臭梧桐》一文中记载甚详，兹摘录其相关内容如下：

臭梧桐 臭牡丹，生人家墙砌下，甚多，一名芙蓉根。叶深绿色，大暑后开花，红而淡，似芙蓉，外苞内蕊，花白五出，瓣尖蒂红；霜降后苞红，中有实，作紫翠色。

《百草镜》云：一名臭芙蓉，其叶圆尖不甚大，搓之气臭，叶上有红筋，夏开花，外有红苞成簇，色白五瓣，结实青圆如豆，十一月熟，蓝色，花、叶、皮俱入药。

周廷园云：臭梧桐一年三月、十月两次作花，若叶无红筋，搓之不臭者，非。

《学圃余疏》：臭梧桐者，吴地野产，花色淡，无植之者。淮扬间成大树，花微红者，缙神家植之中庭，或云，后庭花也。独闽中此花鲜红异常，能开百日，名百日红，花作长须，亦与吴地不同，园林中植之，灼灼出矮墙上，至生深涧中，与清泉白石相映，永嘉人谓之丁香花。

汪连仕《采药书》： 秋叶，俗呼八角梧桐，味臭，又名臭梧桐。取根皮捣汁如胶，为土阿魏，能宽筋活血，化痞消癥。

《群芳谱》： 臭梧桐，生南海及雷州，近海州郡亦有之。叶大如手，作三花尖，长青不凋，皮若梓，白而坚韧，可作绳，入水不烂，花细白如丁香，而臭味不甚美，远观可也，人家园内多植之，皮堪入药，采取无时。

敏按： 臭桐与梧桐有家、野之别。家生者成树而高硕，野生者本小不成树，不过三四尺，花色粉红，亦无大红纯白者，二种俱可入药，功用亦相近。

治独脚杨梅疮，洗鹅掌风，一切疮疥，煎汤洗。汗斑，湿火腿肿，久不愈者，同菴䕡子浸酒服。并能治一切风湿，止痔肿，煎酒服。贴臁疮，捣烂做饼，加桐油贴，神效。

半支风。《百草镜》取叶连根，挂于风头廊下，吹干，将叶烧灰入瓶内，每早服3钱，酒吞。又《邢虎臣验方》：用臭梧桐叶并梗，晒燥磨末，共2斤，用白蜜1斤为丸。早滚水下，晚酒下，每服3钱，验过神效。

治半边头痛。用川椒5钱，臭梧桐叶2两，先将桐叶炒黄，次入椒再炒，以火酒洒在锅内，拌和取起，卷在绸内，扎在痛处，吃热酒1碗，取被盖颈而睡，出汗即愈。

一切内外痔。《急救方》用臭梧桐叶7片，瓦松7枝，皮硝3钱，煎汤熏洗，神效。

花

治风气头风。《集听》：凡头风，用臭梧桐花阴干，烧灰存性为末，每服2钱，临卧酒下，3服，无不愈。

止痢。《必效方》用隔年臭梧桐花，煎汤服，即愈。

叶

消臌胀疝。《救生苦海》：臭梧桐叶一百片，煎汤服三四次。

挂心疝。华玉先《试效之方》：臭梧桐叶，每岁用1片，共岁若干，叶若干，清水洗叶，用无灰白酒煎服。

外痔。《黄氏医抄》用臭梧桐叶煎汤洗，数次愈。

梧桐酒。《经验广集》：治内外一切乳毒，用臭梧桐，春夏取头3个，秋冬取根，捣烂，绞汁，对陈酒热服，取汗为度，神效。

豨桐丸。《济世养生集》：此丸治男、妇感受风湿，或嗜饮冒风，内湿外邪，传于四肢，脉络壅塞不舒，以致两足软酸疼痛，不能步履，或两手牵绊，不能仰举。凡辛劳之人，常患此症，状似风瘫，服此丸，立能痊愈。用地梧桐，俗谓臭梧桐，不论花、叶、梗、子，晒干切碎为末一斤，豨莶草炒磨末八两，二味和匀，蜜丸如梧子大。早晚以白滚汤送下四钱。忌食猪肝、羊血、番茄等物。或单用臭梧桐二两，煎汤饮，以酒送之，连服十剂，其痛即瘥。或煎汤洗手足亦可。

茎中虫

治风毒流注。

臭牡丹

叶形与臭梧桐相同，但薄而糙，气亦臭，五月开花成朵，一蒂百花，色粉红。

洗痔疮，治疗。《赤水元珠》：苍耳、臭牡丹各一大握，捣烂，新汲水调服，泻下黑水即愈。

一切痈疽。淳安陈老医云：用臭牡丹枝叶，捣烂，罨之立消。

脱肛。《秘方集验》：先将臭梧桐叶煎汤洗，后将浮萍草末掺上，不脱矣。应昌按：梧桐二字疑牡丹之讹，否则此方宜列入臭梧桐诸方之内，惜不得原书正之。

七、红毛走马胎

【药名】红毛走马胎。

【别名】毛青杠。

【性味】性温，味辛、苦。

【功用】镇痉，除风寒湿气，活血散瘀。

【主治】风寒湿痹，顽痹，腿膝不仁，跌打损伤。
【用法】水煎内服 3 ~ 5 钱，或泡酒服。孕妇忌服。
【验方】治风寒湿关节疼痛方（摘自《民间常用草药汇编》）。

走马胎 1两　　石凤丹 1两　　灵仙根 1两　　枳椇子 5钱
大风藤 5钱　　猴骨 1两　　　红活麻 3钱　　红牛膝 4钱

用酒泡服。每日晚间服半杯。
主治风寒湿、关节疼痛。孕妇忌服。

注：本方摘录自四川《民间常用草药汇编》一书，由成都市卫生局编，第一版出版于 1959 年 4 月。不过此方中除了走马胎之外，还有石凤丹、枳椇子、红活麻等多种草药的运用，仅供参考。

【说明】红毛走马胎以产于峨眉、金沙江下游者佳，夏秋季节采集。
在徐老"就医日志"中，在 1959 年 7 月 27 日和 1960 年 10 月 10 日的处方中有运用了红毛走马胎的记录。

八、八月瓜

根据杨凯老师《草药资料》及手抄本《丹医本草秘录》的记载，八月瓜原植物属于木通科，又名三叶木通，白木通，八瓜香的果实，根与藤供药用，为常绿蔓生灌木。茎左旋缠绕，长达 10m。枝条灰褐色或灰色，有细沟纹，总叶柄长 3 ~ 12 cm，3—4 月开紫红花。叶面绿色，背面粉白色，叶片长 2 ~ 7 cm，宽 1 ~ 4 cm，8—9 月果实成熟，外紫褐色，内白色，夏末秋初采摘，生于山野路旁，杂木林边，低矮的杂木林中，四川分布较广。

八月瓜以果实入药，称为八月瓜；以藤、茎、叶入药，称为海风藤；以根入药，称为八月瓜根,各有妙用,分数如下。

八月瓜

【**药名**】八月瓜。

【**别名**】百日瓜。

【**性味**】性温、平,味苦、涩、辛。无毒,入肝、肾、肺经。

【**功用**】固肾(纳肾气),疏肝,止血。

【**主治**】吐血,肾虚,疝气。

【**用法**】水煎内服5钱至1两。

【**验方**】治肾虚盗汗遗精方(本方摘自《民间常用草药汇编》)。

| 八月瓜 1两 | 天罐根 1两 | 玉竹参 1两 | 甜黄精 1两 |
| 鸡肾子 2两 | | | |

炖猪蹄服。

主治肾虚盗汗、遗精、泄精、眼目流泪。禁忌烟酒和房事。

海风藤

【**药名**】海风藤。

【**别名**】八月瓜藤茎叶,百日红。

【**功用**】舒筋活络。

【**主治**】风湿麻木,顽痹疼痛,风湿关节炎,腹痛,脚肿,可安胎。

【**用法**】水煎内服或做酒剂,5~8钱。

【**验方**】治风湿性关节炎方(本方摘自《民间常用草药汇编》)。

海风藤 5钱	走马胎 3钱	石凤丹 4钱	钻地风 1两
桑枝 5钱	灵仙根 3钱	松节 4钱	红活麻 4钱
老鹳草 4钱	桐子寄生 4钱	伸筋草 3钱	舒筋草 3钱

上方连服2剂后,加减如下:

如烧仍未减者,加青蒿梗(酒炒)3钱,刺黄芩(酒炒)3钱,地骨皮(酒炒)5钱。

主治风湿性关节炎、发烧疼痛。忌沾冷水。

八月瓜根

【**药名**】八月瓜根。

【**主治**】风湿腰痛，膀胱疝气，补骨行血，兴阳举茎，咳嗽痰多。

【**歌诀**】八月瓜根甚有灵，专治风湿腰痛疼。膀胱疝气皆为妙，寒湿咳嗽效如神。

【**说明**】八月瓜、八月瓜根及海风藤是同一种植物的不同部分，所以其功用主治亦可相互参考运用，概如上述。

在徐老"就医日志"中，关于八月瓜的运用有多处记载，如1960年7月5日、7月30日、9月4日，1961年3月1日、3月25日、4月3日、4月5日、4月14日、11月3日的处方，关于海风藤的运用就更广泛和多次了，故此处从略。

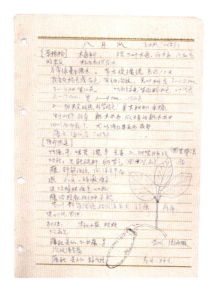

杨凯老师所传峨眉《草药资料》笔记中的八月瓜

九、草鞋板

【药名】草鞋板。
【别名】清酒缸,羊代归。
【性味】味甘,性微温。
【功用】开胃健脾,利水消肿。
【主治】脾胃虚弱,水肿,小儿疳积。
【用法】水煎内服,3~5钱。
【验方】治水蛊症方(摘自周潜川《农村医药三十门·水蛊门》)。

症状:水蛊症最难治,腹大如鼓,有如抱瓮,按它下凹如泥的是水蛊症,按它下凹立刻还原的是水气各半的蛊症。小便不通,大便少,气紧,腹胀都可以用本方治疗。

处方:

> 大草鞋板 5钱至1两　　猪蹄 5寸1只

加水炖烂,去药,连蹄带汤作汤菜空心服,小儿减半。

这个方可与四瓣草炖鸡交替着服用。

【歌诀】草鞋板性温和平,消食健胃有功勋。能洗痘疮多整齐,下乳排脓两边分。

【说明】大草鞋板,是野生小灌木,叶如冬青,茎高二至三尺。四川各地均产,四季采根茎叶均入药。徐老在"就医日志"中多处有此药的记录,读者可自行研读。

十、金不换

【药名】金不换。

【别名】 大晕药，铁蒲扇。

【释名】 金不换，系一种野生移植而为家种的宿根草本，叶大如掌，形似蒲扇，色苍青而有红筋，如甜菜一样，一本丛生，故又名铁蒲扇。也有些地方把植物的叶子叫大晕药（因该药可以治疗头晕目眩，故名），把植物的根叫作金不换（概言其功效卓著、药到病除，故名），实际上是同一种植物。

金不换为四川的特产，成都附近产更佳。这药大多是野生变为家种，药农种植常采鲜叶出售，也可以做成凉拌素菜服食。

【验方】

验方一：治目眩头晕食疗方（本方摘自周潜川《气功药饵疗法与救治偏差手术》）。

金不换、鸡子黄羹处方：

> 金不换叶 鲜的 4 匹   鸡蛋黄 去蛋清 1 枚   蜂蜜 1 汤匙

制作方法：先把新鲜的金不换叶下锅，文火烹煎，约 15min，用鸡蛋 1 枚，去蛋白而用蛋黄，盛在碗里，把它打碎，随即把金不换汤冲入搅匀，冲成蛋花羹，调和蜂蜜，空心服食。

适应证：以目眩头晕，动则天旋地转，难以起坐者，最为适宜。

验方二：治眩晕与高血压方（本方摘自周潜川《农村医药三十门·眩晕门》）。

症状：头昏脑胀，目眩头晕，站立欲倒，严重时，看见房屋也是旋转的。一般高血压的患者，也有此症。

处方：

> 金不换叶 切细 3 匹   绿壳鸭蛋 1 枚

把金不换的叶子采 3 匹大的，小的可用四五匹，洗净切碎，同时把鸭蛋敲开，打散，把药调和，倾入油锅，炒成常吃的炒蛋一样，空心服下。如没有绿壳鸭蛋，用普通鸭蛋也行，如鸭蛋一时也没有，改用鸡蛋代替也可以，但以鸭蛋为佳。

【说明】 金不换，在徐老"就医日志"中，仅见于 1960 年 7 月 25 日方，但在周先生其他著作及资料中，此药为常用草药之一，故做介绍如上。

又，在其他相关草药古籍文献中，关于此药记载较少，唯清代赵学敏《本草纲目拾遗卷四·草部中·金不换》中记载较为丰富，兹附录于此：

亦名救命王，似羊蹄根，而叶圆短，本不甚高。此草出于西极，传入中土，人家种之治病，故山泽中不产。立春后生，夏至后枯，用根。《纲目》三七亦名金不换，与此别。又木本亦有金不换。

汪连仕《草药方》：金不换，大叶者为金钵盂，大接骨草。细叶者，小接骨草。吐血颇效，因呼为吐血草。军中箭伤，罨之效，即呼箭头草。

性平，破瘀生新，治跌打，消痈肿，止血，愈疥癣，和糖醋捣擦。

虫伤，用叶捣涂。治肺痈。

叶能伸臂力，开硬弓。臂痛或力弱不能弓者，取其叶揉软覆膊上，以帛束之，过夜痛者即定疼，且全力俱摄入臂上，开弓更不费力。营伍需为要药。

肿毒初起。《百草镜》：金不换草，根叶不拘，捣碎5钱，陈酒煎服。

肺痈。《百草镜》：金不换草，取根1两，或叶7瓣，捣汁酒煎服，3次愈。不论口臭吐秽物者皆效。

风痛。《杨氏验方》：金不换钱半，小活血、枳壳、苏叶、当归各3钱，乌药、川芎各2钱，花粉5钱，老酒1斤，煎热服。

跌打疼痛风气。慈航《活人书》：救命王即金不换，叶如冬菜叶，春夏用叶，冬用根，捣汁冲酒服。渣加毛脚蟹捣烂敷。如风气，只用渣敷。

《汪连仕方》：行血破血，合地苏木落得打，共酒服。

十一、鸡屎藤

【药名】鸡屎藤。

【别名】鸡屎树。

【释名】杨凯老师《草药资料》载：鸡屎藤，又名臭藤、香藤、五香藤（成都）、母狗藤（成都）为茜草科鸡矢藤属植物的全草，又名牛皮冻，为草质藤本，嗅之具恶臭，长2～5m，老茎灰白色，秃净或少被短毛，单叶对生，卵形至披针形，长2.5～12cm，宽2～7cm，叶面绿色，背面淡绿色，主脉明显。花期8—9月，花冠管白色，带淡紫色，长7～10mm，果球形草黄色。

生于溪边、河边、路边、林旁及灌木丛中，不论沙壤、黏壤、冲积土、肥沃土壤，或半阴的地方都能生长，四川各地均有分布。9—10月采全株入药，以净根为最好。

特征：根外面为乌黑色，内有菊花心，茎老者红皮，叶对生，具小柔毛，结子似桂园大，如豌豆。

【性味】性平，味甘，无毒。一说味微辛、甘，性温。

【功用】能补中气，开胃健脾，散血气，消虚气。补肺、肝。

【主治】治小儿疳积，失眠，久咳，筋骨痿软，崩漏带下，疯犬咬伤。

【用法】水煎内服或泡酒、炖肉服，3～5钱。

【验方】

验方一：治说话无力阳气中气不足方（本方摘自杨凯《草药资料》）。

配人参、黄芪、当归炖肉服，以石竹根为引。治说话无力，阳气或中气不足。

验方二：治小儿脾胃虚弱（本方摘自杨凯《草药资料》）。

配隔山撬、苦荞头，研末，做米粑食。治小儿脾虚胃弱。

验方三：治妇女咳嗽潮烧（本方摘自杨凯《草药资料》）。

配萱草根、粉子头、白玉簪花头、百节藕、天门冬、百合、刮筋板叶，水煎炖鸡服。治妇女咳嗽潮烧。

验方四：治小儿疳积（本方摘自杨凯《草药资料》）。

单用本品4～5斤研末，加猪油做汤圆服。治小儿疳积。

【歌诀】大补元气鸡屎藤，妇女肝肺胃气能。小儿疳疾消虚气，疯狗咬伤散血灵。

【说明】鸡屎藤，在徐老"就医日志"中记录较少，仅见于1961年11月1日处方，但在杨凯老师的《草药资料》中对此药记载较详，故摘录介绍如上。

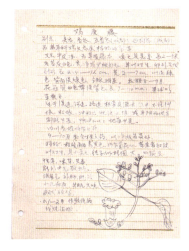

杨凯老师所传峨眉《草药资料》笔记中的鸡屎藤

十二、乌灵参

【药名】乌灵参。

【别名】雷震子,黑脑壳。

【释名】乌灵参,顾名思义,色黑而功效灵验,药效兼有人参、茯苓二者的长处,故名。乌灵参,表皮黑如光漆,内里的肉呈白而微黄的颜色,全身类椭圆形,有蒂而无根茎,蒂茁土面,类似"鼠牙半枝"(草药名称),深藏土中,土作空窟,光滑如坛子一般,乌灵参即安居其中,天上响雷,大地震动,乌灵参亦随之而在窟内跳动,故有"雷震子"的名称。又因其外形圆而色黑如人之头,故又名"黑脑壳"。

【性味】性温平,味甘淡,无毒。入心、肺、肾、肠经。

【功用】除风湿,利心肾,补气血。

【主治】心跳心累,下乳,失眠,吐血、衄血,产后失血。

【用法】水煎内服或炖肉服,1~2两。

【验方】

验方一:治心肾不交水火不济食疗方(摘自周潜川《气功药饵疗法与救治偏差》)。

乌灵参 各切8片4只	乌骨雌鸡 切登子半只	猪心 洗净1个	猪肘 洗净1个
食盐 2汤匙	生姜 1小块	葱白 纽结,5根	花椒 20粒
鸡油 4汤匙	黄酒 4两	鲜笋片 30片	紫石英 布包,1两
灵磁石 布包,1两			

此处方,有"心肾相交""水火既济"的滋补功效,对于心、肾两脏有病的人,最为相宜。它的制作方法如下:

先把乌灵参每个切成8片,鸡肉切成"登子",随即把鸡油下锅,文火煎沸,将乌灵参和鸡块放下油锅熘炒,以鸡肉缩皮翻花为标准,速将黄酒倾入烹煎,二三分钟,即挼入白水七八大碗,同时加入猪心、猪肘、食盐、生姜、葱白、花椒、笋片、磁石、紫石英(皆用布袋包着)。加大火力烧沸,再转入砂锅,仍用文火慢慢地炖着,炖到肘子、鸡肉都烂熟了，即可盛入大碗内，随意服食，猪心、肘、鸡可以蘸点酱油吃。

验方二：治肾虚头晕眼花腰痛遗精四肢无力方（摘自《民间常用草药汇编》）。

> 乌灵参 3钱　　四季参 3钱　　玉竹参 3钱　　何首乌 5钱
> 五楞草 3钱　　甜黄精 3钱　　猪獠参 3钱　　鸡屎藤 5钱

炖猪肉、鸡肉服均可。

主治肾虚眼花头昏、腰胀痛、遗精、四肢无力。禁忌药汤中加盐。

【说明】乌灵参在本书所摘录的徐老"就医日志"中，并无相关记录，但是在另外的日志中有周先生给他讲解该药的记录，周先生还曾赠送给徐老一枚亲自从青城山挖到的硕大的乌灵参，徐老珍藏多年后转送给作者作为标本和纪念，所以特作本药的介绍。此外，周潜川先生在其所著的《气功药饵疗法与救治偏差手术》一书中，也曾对乌灵参做了较为详细的介绍，摘录如下：

乌灵参的茎属蔓生的寄生科，春夏之间，寄生在野草或豆苗之上，并不是生长在土中的，所以名叫"莫娘藤"（炖黄酒可治痔疮，甚效）。藤上所结的子，名叫"菟丝子"，是补肾的专药。乌灵参与它的藤相隔很远，而自生在土中，与"茯苓苞"的藤和茯苓相隔很远而生，是相似的，因此必须根据这些象征挖掘它。古代养生家服食此物的神话很多，虽然是迷信，确因它有滋补的价值，才产生无稽的讹传。

乌灵参产地以四川的灌县、綦江等地为上品，体壮重实，气旺圆大，黑如髹漆，纹理细腻。作者1946年在杭州慈云岭，曾挖掘4个，不如川产。每年夏季，常有新货上市，价格便宜，货源虽少，因懂得的人也少，吃的人更不多，因此价格低廉，一般人把它当作菌类服食，真太可惜了。乌灵参能通肺、肾、脾三脏，为补气利水的上品，性味甘平，兼有人参、茯苓二者的长处，而无它们的缺点，的确值得介绍，而且这处方的制作方法也不繁难，配合的材料又普通，正适宜于广大群众的服食。

注：乌灵参在四川草药铺里有时可以买到干的，制作方法须用鸡油多熘炸5分钟，否则始终绵软不烂，特须注意。

十三、仙桃草

【药名】仙桃草。

【别名】接骨仙桃，旱仙桃，小将军。

【性味】味甘，性温。

【功用】活血通络。

【主治】吐血，膨胀，跌打损伤。

【用法】水煎内服3～5钱。泡酒治跌打损伤，孕妇忌服。

【验方】请参见《丹医验方录·正骨仙桃七厘散方诀》。

【说明】关于仙桃草，徐老在"就医日志"中曾有多次关于"仙桃七厘散"的记录，而该方之主药即为仙桃草。

按照本门的传授，考仙桃草有水、旱两种：旱者高三四寸，生于山岩，或坟墓向南之石隙处；水仙桃高一尺五六寸，生于水滨阴湿处，仅可治湿疟，二者皆结桃藏龙（即桃内之虫），其作用则完全不同矣。而本方中所用为旱仙桃草，该药的采取，必须在夏至前三、后四之"一来复"期中采取之，丹家制成曰夺命丹。除专长接骨外，并治疝气。所结之仙桃，其形似桃，外无虫孔而内有虫蟠。如采在清明前后，则桃内无虫，采在夏至以后，则虫已破桃飞去。丹家于此有"盗桃伏龙"之说，即指及时采取旱仙桃草耳。其法以高粱酒喷于桃上，即能伏其虫以全其用。

在本门秘传的《莲花宝笈》及《丹医本草秘录》中对于仙桃草及以其为主药的正骨仙桃七厘散有着更为详细的讲述与独家传授，可参见本书"丹医验方录"的正骨仙桃七厘散方诀。

另在清代赵学敏《本草纲目拾遗卷四·草部中·接骨仙桃》中对于仙桃草有较为详细的记载，兹摘录如下：

一名夺命丹、活血丹、蟠桃草。生田野间，似鳢肠草，结子如桃，熟则微红，小如绿豆大，内有虫者佳。《百草镜》：仙桃草，近水处田塍多有之。谷雨后生苗，叶光长，类旱莲，高尺许，茎空，摘断不黑亦不香。立夏后开细白花，亦类旱莲。而成穗结实如豆，大如桃子，中空，内有小虫，在内生翅，穴孔而出。采时须俟实将红，虫未出生翅时收用，药力方全。盖此药之用全在虫，须晒焙令内虫死，若挂悬风干，恐内虫生翅而出，药亦无用矣。

按：此草须芒种后采。若过夏至，则虫穴孔而出，化为小蚊，苞空无用矣。

性温，味甘淡，消痈肿跌打，或捣汁，或屑服，俱效。

治肝气和胃。《集听》云：一名八卦仙桃，此草生田野，叶如石榴叶，实如桃子，绝小，内生小虫者真。取实连虫用。一方专治肝气胃气小肠疝症，用仙桃草有虫者，金橘核，福橘核，荜澄茄，各等分，为末，砂糖调丸绿豆大，每晚服1钱许，至重者2服断根。

治劳损虚怯。《百草镜》云：取有虫仙桃草，用童便制透，入补药用。

治吐血。《百草镜》云：用新鲜接骨仙桃草，捣汁，加人乳和服。按：吐血诸方，皆用凉血之剂，惟此药性热，加人乳能引血归经，故妙。

跌扑损伤。《救生苦海》：用地苏木5钱，八角金盘根1钱，接骨仙桃草5钱，臭梧桐花3钱，煎酒服。

十四、夜关门

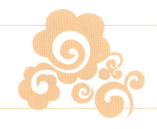

【药名】夜关门。

【别名】关门草。

【释名】《本草纲目拾遗·卷四·草部中·夜关门》记载：夜关门，叶如槐，夜即合（编者按：故名夜关门、关门草），开黄花，仁和笕桥人多种之。

【性味】味微甘，性寒。

【功用】益肾，健脾。

【主治】小儿疳积，遗尿，跌打损伤及治妇女崩漏、带下，并治眼雾。

【用法】水煎内服，3～5钱。

【验方】治遗精方（本方摘自《民间常用草药汇编》）。

夜关门 5钱	鸡肾子 1两	白铃子 1两	白胭脂花根 1两
白鸡冠花 5钱	一支箭 5钱	香巴戟 1两	猪獠参 5钱
浮萍参 5钱	仙茅 5钱	益智仁 5钱	

用猪小肚（膀胱）或猪肉炖服。

主治遗精（有梦无梦均可服）。禁忌醇酒厚味。

【说明】夜关门，在峨眉丹医派中除上述用途外，也用于跌打损伤止血，传有"关门散"，另详手抄本《丹医本草秘录》，此处从略。

第四章

丹医丹药录

"就医日志"中相关丹药介绍

传承国粹　满腔热忱　扶危济困　竭尽所能

丹医导引录

徐一贯就医周潜川日志录

丹药，是丹道中医学派在药物、方剂、炮制以及临床治病等方面的技术结晶，所谓"灵丹妙药"即是对其的最高评价。丹道医学各派对于丹药各有传承与密授，峨眉丹道医药养生学派尤精此道，传有玄门四大丹、玄门九九八十一小丹及临床各类大小丹药，收录于本派最重要的《莲花宝笈》之内秘密传承至今。

丹药的本意，是指经过特殊"火候""炮制"，使原药发生重大变化所炼制而成的药物。这类药并不一定要含有矿物类成分，成品也不一定是丸状。关于这部分内容请参阅拙著《傅山手录＜丹亭真人卢祖师玄谈＞校释》一书"引言"部分，对中药的丸、散、膏、丹、汤等各种剂型均有简明扼要的介绍。

一般来说，丹药具有以下几大特点：

（1）组方严密，处方大多保密。

（2）疗效显著，大多经历代实践验证。

（3）服食简便，丹药剂型多为丹丸或粉末散剂，无须另行煎煮加工等。

（4）制作复杂，丹药对于药物、组方、剂量、炮制、火候有着极为严格的要求，并多为医者、炼丹者亲自操作。

（5）男女老幼皆宜，丹药的剂型和服用方法适合各类患者和人群。

（6）节省药材，丹药因为需要经过一系列的加工、炼制、提炼、浓缩、升华等，所以服用量大多比汤药、丸药、散药要少，同时也节省了药材。

（7）保存携带便利，丹药大多体积小，容易保存和携带。

徐老在"就医日志"中，有多处关于服用、使用丹药的记录，这里根据峨眉丹医派关于丹药的秘传以及多位老师的传授，对日志中提到的丹药介绍如后。

一、摩腰丹

膏摩，是用不同的药膏作为介质，按摩相应人体部位，以达到治疗疾病的方法，在我国至少已经有2000多年的历史。早在《五十二病方》中已有相关记载，在《金匮要略》中正式出现了"膏摩"一词，其他诸如《神农本草经》《脉经》《肘后备急方》《千金方》《外台秘要》等医籍中均有相关记载。

随后，各式各样的"膏摩方"便应运而生，其中最著名、流传最广的就是"摩腰方"。如宋代《太平圣惠方》《圣济总录》《御药院方》《丹溪心法》，明代《玉机微义》《杂病治例》《普济方》《医学正传》《古今医统大全》《医学纲目》《仁术便览》《奇效良方》，清代《证治汇补》《种福堂公选良方》《类证治裁》等十余种医学文献中俱有记载，其中或称为摩腰方，或称为摩腰丹，药物组成和剂量虽略有不同，但剂型、用法、功用皆大同小异。

在峨眉丹道医药养生学派中，亦传有"摩腰丹"，并被收录在秘传《莲花宝笈·玄门九九八十一小丹·摩腰丹第四》中，其组方用药、炮制运用与世传略有不同，摘录如下：

朱砂	木香	生附子	干姜
母丁香	沉香	玉桂	苦杏仁
陈皮	吴萸子	明雄黄	枯白矾
硫黄 以上13味，各净重1两	轻粉	当门子（麝香）以上2味，各1钱	

共研细末，炼蜜为丸，龙眼大。每用1丸，生姜自然汁化开，入水鼎，重汤炖热，摩腰辘轳关，全生火热为度，以棉肚兜裹护之。本丹主暖肾阳、通血脉、美肌肤、身轻、骨坚。又主督脉病，强痹痛、腰脊不得俯仰。

摩腰丹既是内功导引按蹻术修炼的"外丹"辅助方法，也是强健体魄、防病祛病的"灵丹妙药"，更是补肾、壮腰、强筋、健骨的千古名方，此丹既可用于自我导引按蹻，又可用于为人疗疾祛病、健康保健，用途十分广泛。但是，传统剂型运用起来颇为不便，且容易污染衣物，所以作者在徐、杨、李等诸师秘传峨眉摩腰丹的基础上，结合多年临床及练功的实践经验，将其研制成一种方便、实用、效宏的普适性外用丹方油剂，经临床试用，效果很好。其使用部位也已不仅限于腰部，而是扩展至全身很多部位，尤其对于腰腿疾病、手足怕冷、畏寒肢冷、容易疲劳感冒、年老体弱者，长期使用有良好的效果，故又称之为"乔摩温煦丹"。

在徐老的"就医日志"中，有多处关于摩腰丹及其加减方的记录，还结合自己使用摩腰丹的具体反应和情况做了小结，这些都是摩腰丹应用的珍贵参考资料。相关内容摘录如下：

1959年9月16日

1959年9月16日徐老"就医日志"

外用药丸处方：

朱砂 1两	广木香 或川木香，1两	生附子 炮附子可代用，1两	干姜 切，1两
上沉香 1两	母丁香 1两	上肉桂 1两	苦杏仁 去皮尖，1两
生吴茱萸子 1两	陈皮 1两	雄黄 1两	煅枯白矾 1两
生硫黄 1两	轻粉 1钱	真麝香 1钱	铁线透骨消 1两

共16味。共研极细末。药头子研尽，炼蜜为丸，每丸如芡实大。

外用药，不可入口。

每用2丸，以生姜汁调烧酒化开，摩擦肾俞双穴及腰眼双穴。

摩擦后，以腰棉带束紧，以火热为度。

1960年5月9日

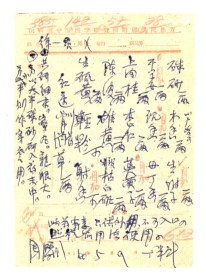

周潜川先生为徐老亲笔所拟的摩腰丹处方

外用药丸药方一料：

朱砂 2两	木香 川广皆可, 2两	生附子 2两	干姜 1两
沉香 2两	母丁香 1两	上肉桂 1两	杏仁 1两
吴茱萸子 2两	陈皮 2两	雄黄 1两	煅枯白矾 1两
生硫黄 1两	轻粉 1钱	麝香 1钱	红透骨消草 1两

共研细末，蜜丸，龙眼大。

另以大半朱砂研入药末中，另小半则做穿衣之用。

此药有毒，只供外用，不可入口，照从前用法使用。

附：用摩腰丹效应

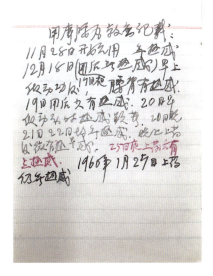

徐老在"就医日志"中对"用摩腰丹效应记载"的部分内容

由于徐老"就医日志"中关于摩腰丹的记载时间跨度较大，为方便了解其临床运用，特将有关日志集中在此处统一介绍。

1959年11月28日，开始用外用摩腰丸。睡中较舒展，但未有火热感。

11月29日，用姜汁、烧酒调摩腰丸，揉按的面较大，仍未发生火热感。

11月30日，（药）上的较集中，有舒展感，有微微的温热感，仍未发生火热感，已见效。

12月3日，用摩腰丸无热感。

12月4日，周大夫亲自揉穴上丸，仍无热感，可见病之沉痼程度。

12月10日，仍无热感。

12月17日，夜用后无热感。

12月18日，早上做动功后，腰背有热感。

12月19日，用后少有热感。

12月20日，早做动功时热感显著。

12月20日晚、21日、22日，均无热感，晚上上药后微有热感。

12月25日夜上药后有点热感。

1960年1月25日，上药仍无热感。

5月24日，今天才有显著热感。

二、青娥丹

青娥丹，又称为青娥丸，系古代名方，主要用于治疗肾虚腰痛、起坐艰难、俯仰不利、转侧不能等症，具有温肾阳、强腰膝、壮筋骨、益气血、黑须发、驻容颜等功效。

"青娥"一词，在古代有两种含义，一是指美貌少女，唐代韩愈诗云，"青娥翳长袖"；另也指耳前的鬓发，唐代韦应物诗云，"娟娟双青娥，微微启玉齿"。常服青娥丹或青娥丸可以使人腰腿灵活、鬓发变黑，如少女般容颜且动作轻盈灵活，故名。

青娥丸流传甚广，最早被收录于宋代《太平惠民和剂局方·卷之五·治诸虚》，其文如下：

治肾气虚弱，风冷乘之，或血气相搏，腰痛如折，起坐艰难，俯仰不利，转侧不能，因劳役过度，伤于肾经，或处卑湿，地气伤腰，或坠堕伤损，或风寒客搏，或气滞令腰痛，或腰间似有物重坠，起坐艰辛者，悉能治之（又方见后）。

| 胡桃 去壳皮, 20个 | 破故纸 酒浸, 炒, 8两 | 蒜熬膏, 4两 | 杜仲 姜汁炒, 16两 |

上为细末，蒜膏为丸。

每服30丸，空心温酒下，妇人淡醋汤下。

常服壮筋骨，活血脉，乌髭须，益颜色。

徐老在1958年4月18日（第22诊）的"就医日志"中，有关于青娥丹的记载如下。

1958年4月18日（第22诊）

青娥丹加减方：

柴胡根 1钱	炒泽泻 1钱	猪苓 1钱	木防己 2钱
于潜术 土炒, 5钱	白芥子 2钱	生甘草 3钱	云防风 2钱
炒苍术 3钱	生薏仁 2两	生芡实 5钱	生山药 3钱
上肉桂 3分	炒杜仲 淡盐水炒, 5钱	胡桃肉 淡盐水炒, 4钱	补骨脂 3钱
大熟地 3钱	黄酒引, 5钱		

徐老在日志中将此方与之前几天服用的处方进行了比较，发现当日之方最主要是加入了青娥丹，故在此略做介绍。

早年，周潜川先生在其所著的《气功药饵疗法与救治偏差手术》一书中，曾特别推荐了一首以青娥丸和动物肾（俗名腰子）为主的补肾食疗方，该方简便易行、安全稳妥，又很美味可口，特别适合自己在家制作和服食，摘录并略做整理如下。

烧腰散方：

腰子 任用猪羊牛1种，1对	食盐 炒研，1撮	炒杜仲 研，5钱	补骨脂 炒研，3钱
胡桃肉 研，3钱	鲜荷叶 1张	湿泥 1团	

这个处方的制作方法，手续比较繁复，不可弄错，以免影响治疗或营养的价值。服食烧腰散，能够治疗多年的肾虚腰痛，又能大补肾脏的"真火"。

（1）把腰子剖开，撕去"骚筋"。即把腰子里面的一层薄膜除去，否则有尿臭气味。再把腰子分做两片，每片切成"千页书"的形式。即切成一条一条的薄片，但又不能使它分离，须留一面不能切断，使其连在一起，仍然保持着半片腰子的形态。这样两片腰子都切好，放入冷水里浸泡冲洗，经过二三遍，取出晾干水气，准备使用。

注： 腰子，根据"以类补类"的理论，选择材料，在家畜兽类中只限于猪腰、羊腰、黄牛腰三种，在家畜禽类中只限于鸡腰、鸭腰二种。因为这五种取材容易，又因其他的腰子"各得五行之偏"，服食有流弊。

（2）把炒杜仲、胡桃肉、补骨脂、食盐共同研细末，事先准备工作做好，按前三味药物名叫"青娥丸"。在汉末晋初，已因经验累积疗效很好，而广泛的使用了。据祖国药物学理论，《本草经》说补骨脂和胡桃肉因为"木火之精"，大补肾阳不足。

注： 胡桃肉的药性，它"得木之精"，单独饮食，有补脑壮肾、益肺止咳的功效。以科学的眼光来分析，它含有丰富的铁质、蛋白质、植物油脂，少量的黄连碱，有很高的营养价值。

从历史的观点来看它，据《本草经》的记载，在宋代就有"方士"向皇帝进献胡桃肉,吃了止咳化痰,那位皇帝常常以胡桃肉赐诸大臣。在晋代已有胡桃肉的复方,配合补骨脂和杜仲,名叫"青娥丸",是补益肾肺的效方,流传到今,"疾医"大夫处方,还一直使用它。这说明了胡桃肉在治疗和营养两方面,都有很高的评价。

注: 补骨脂系由印度传来,在汉明帝时代,印度佛教东传,医药交流,才有补骨脂入药的记载。有些本草考据说,系宋代传来。但从佛家经典考据,当以汉代传入为合理,而印度之用补骨脂,早在"耆婆"时间更早。从这历史的观点而论,在经验中已有丰富的资料了。

（3）把研好的"散药",平均塞入腰子"千页书"的缝子里,四片都塞好,即把它两片合拢,还原成一个整的,用鲜荷叶包裹好（干荷叶水浸软用）,又在荷叶外面,包裹一层湿泥,大约五分厚度,然后放进"子母灰火"当中,慢慢煨熟（烘箱里烤也可）。煨到药香气透出来,即行取出,剖去泥团,再剖去荷叶,最后连药末一齐剔除干净,只剩下腰子,随意服食,以空心吃为最好。

三、鲛蛸丹

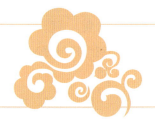

鲛蛸丹,出自峨眉丹医派秘传《莲花宝笈·玄门九九八十一小丹·鲛蛸丹第十九》,其文如下:

| 乌贼骨 去膜洗净,1斤 | 象贝 | 醋制元胡 | 白及 以上3味,各4两 |
| 甘松 3两 | 全蝎 5钱 | | |

入地甑闷蒸四炷香,柳、槐枝作桥,出鼎再入穹窿炉,以六合法烘字诀干之,研细为散。每日食饭前服一钱匕,白开水冲吞。

本丹主胃脘疼痛、胸膈胀痛、反酸、呃逆、胁肋牵痛、呕血、下血、脏毒瘀血不止。

注: 钱匕,古代量取药末的器具。《千金要方》卷一:"钱匕者,以大钱上全抄之;若云半钱匕者,则是一钱抄取一边尔,并用五铢钱也。钱五匕者,今五铢钱边五字者以

抄之，亦令不落为度。"

一钱匕：约合今五分六厘。合 2～3 克。

半钱匕：约合今二分八厘，合 1 克多。

钱五匕：约合今一分四厘，合 0.6 克（为一钱匕的四分之一）。

徐老"就医日志"在 1960 年 4 月 4 日记录的处方如下：

羌活 1钱半	独活 1钱半	柴胡 1钱	桃仁 1钱
全当归 1钱	炒苍术 1钱	炙甘草 1钱	上肉桂 5分
炒神曲 存性，包煎，1钱	防风 3钱	川芎 5分	茯苓 3钱
泽泻 2钱	败酱草 3钱	浙贝 3钱	甘松 1钱
白及 2钱	乌贼骨 炒，4钱	全蝎 5分	

上方内含有鲛蛸丹原方。当时周先生出于救急之用，将鲛蛸丹化为汤剂合入其他方药中一并使用。但作为一种丹药，还是专门炼制成散剂疗效更佳，所以周先生随后即专门拟定了鲛蛸丹处方，并保存至今。

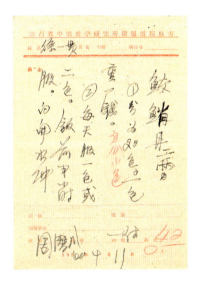

1960 年 4 月 11 日周潜川先生为徐老亲笔拟定的鲛蛸丹服用方法

鲛蛸丹 2 两。

①分为 20 包，每包重 1 钱。

②每天服 1 包或 2 包，饭前半小时服，白开水冲。

关于鲛蛸丹，除了徐老的日志以外，作者曾有幸先后得到周潜川先生仅有的两位研究生、入室弟子杨凯、李国章以及周先生之子周巢父三位老师的亲笔记录及传授。

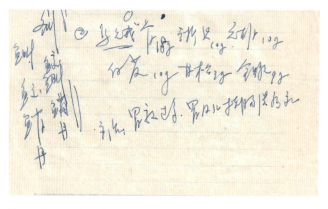

以上三张图依次是杨凯、李国章、周巢父三位老师亲笔传授的鲛蛸丹丹方及制服方法

　　三位老师对于鲛蛸丹的认识与运用，各有心得，尤其是李国章老师，曾在此方基础上略做改进制作成"胃疡灵"，成为山西省中医药研究院的内部制剂用于临床多年。

四、透骨穿山丹

透骨穿山丹，出自峨眉丹医派秘传《莲花宝笈·玄门九九八十一小丹·透骨穿山丹第七》，其文如下：

> 红透骨消 2两　　穿山甲 火鼎红砂炮字诀，2两　　防风 2两　　当归 2两
> 白芍 火鼎酒拌炒，2两　　白蒺藜 4两　　豨莶草 4两　　海风藤 2两
> 七爪红 去白，1两　　生地黄 捣汁去渣备用和丸，4两　　臭梧桐 8两　　猪板油 火鼎炼油去渣，10两
> 蜂蜜 20两　　白酒 1斤

各味如法炮制，炼猪油、蜂蜜、白酒为丸。

每日3次，每服3钱，空心黄酒下，下部者加牛膝2两。

本丹主腿膝疼痛难忍。

关于透骨穿山丹中的几种草药。七爪红，又名化橘红。红透骨消、海风藤、臭梧桐等请参阅本书"丹医草药录"，此处从略。

徐老"就医日志"1960年10月9日和1961年1月9日的记录中曾标注了"透骨穿山丹"，相关文字及内容请参见本书"就医日志"及"丹医验方录·一枝春汤"，此处从略。又，纵观"就医日志"1960—1961年期间，透骨穿山丹及一枝春汤方是周先生治疗徐老疾病的常用方。

在临床中，为了加减药物及服用方便，也常将透骨穿山丹化裁为汤剂，根据杨凯、周巢父两位老师的传授及个人临床经验，常化为如下处方：

> 透骨草 6克　　炮甲珠 研冲，3克　　酒生地 15克　　酒当归 12克
> 酒白芍 15克　　白蒺藜 6克　　豨莶草 6克　　海风藤 6克
> 川牛膝 6克　　陈皮 6克　　防风 6克

腰痛，加川续断12克；四肢痛，加桑枝10克；手指关节痛，加桂枝10克；脚肿，加防己5克。

本方主要有养血、荣筋、祛风、除湿的功效，主治血不荣经、风湿留滞经络所引起的四肢关节疾病，尤以腰以下风湿痛为佳。

根据杨凯老师传授，此方独特的一点是含有四物汤，可以治疗久病而伤血、伤阴者，所谓"除湿兼以养阴"。

透骨穿山丹，除了徐老的记录及传授之外，我曾先后得到杨凯、李国章、周巢父三位老师的亲传，更从李海生老师处得到了周潜川先生晚年在狱中整理的《验方回忆录》，其中就有关于他具体运用及改进后的透骨穿山丹，用于治疗风湿性关节炎的特效方，除了对组方药物略有加减之外，主要是对每味药的炮制，以及丹药的制作、服用方法、禁忌事项等有了更为详尽的论述，并专门拟了一首送服丹药的汤剂成为透骨穿山丹的秘中之秘。

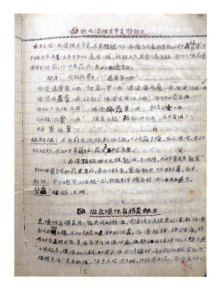

治风湿性关节炎特效方——内服丸剂透骨穿山丹

注： 周潜川先生在狱中曾将毕生经验写成"验方回忆录"，本图为李海生在1968—1969年期间在狱中亲笔抄录的原本，更珍贵的是所有内容都经周先生逐字逐句校对，文中修改之处的文字即为周先生亲笔。

五、还童丹

还童丹,全名为千金毛女还童丹,方出峨眉丹医派秘传《莲花宝笈·玄门九九八十一小丹·千金毛女还童丹第十六》,其文如下:

| 镜面生漆 1斤 | 白蜂蜜 1斤 | 麻油 1斤 | 米醋 4斤 |
| 灵砂 研, 1斤 | 漆叶 1两膏配1两 | 牡丹皮 1两膏配1两 | |

以漆、油炒醋,4 味和匀,再调白蜜和拌极匀,入水鼎,文火炼二日二夜,滤去漆渣,再以文火续炼成膏,备用。

另以膏 1 两配漆叶、丹皮各 1 两,醋滴为丸,梧子大,朱砂为衣,入穹窿炉,以六合法温养之,烘字诀干之。

一方有加配炒贯众、炮附子、煅浮海石、生姜汁各 4 两者;又一方有加枸杞子、菟丝子、淡苁蓉各 2 两者。

每服自 1 丸起,按 7 日一来复之期,共服 28 宿法以为常规。如治病则可酌加至 20 丸不倒退。

本丹主诸虚百损、五劳七伤,强筋壮骨,逐湿寒风痹,杀三尸毒虫,利八脉而益腰肾,补阴阳而维脏腑。久服三年而病皆蠲,九年还童不老。

此华元化真人传吴普,而陀又受自绿毛真人者也。

还童丹的炼制方法比较复杂,同时生漆、漆叶有毒,罗列在此,只是作为参考。炼制、服用此丹,必须在精通此法老师的指导下进行,不可乱试。所以在作者所藏《莲花宝笈》抄本中"还童丹"正文之后,还有周潜川先生秘传给杨凯、李国章两位老师的具体炼制方法与注意事项等若干条。

根据"就医日志"的记录,徐老曾服用此丹相当长一段时间,并且均是由周潜川先生亲自炼制。

六、草还丹

草还丹，又名十制草还丹，方出峨眉丹医派秘传《莲花宝笈·丹药修治品第三法诀分·十制草还丹灵药口诀第一》。

徐老在"就医日志"中，多次提到了"草还丹"，如：

1958年4月30日："明日开始服草还丹。"

1958年10月28日："开始，早服草还丹，每周按每天1粒，周而复始的服。这样服法，可能是易促进吸收，而不致形成依赖药力的惯性。"

1959年11月26日："7～10粒。11月30日起服4～10粒，前周为每日7粒。"（此段文字经考证应为服用草还丹的剂量与方法）。

据徐老回忆及其他笔记记录，他曾服用草还丹很长一段时间，但是关于草还丹的具体配方、炼制方法却几乎没有作任何记录。一方面因为这种丹药的组方、炼制非常复杂，非专业人士不能为之；另一方面，此丹为本门极为秘传之方，除了用于治疗疾病，更多用于"籍外丹以助内丹""伐毛洗髓、脱胎换骨"，与玄门四大丹之大还丹、小还丹、毒龙换骨丹、绝阴丹（即五行丹）同为大丹的一种。

十制草还丹，组方极其复杂，依次需要十个配方、十次炼制，故名"十制"。之后"再另外加入通天气立地极之品，以作天网地维之用"的专门配方，并"再加入填中部之药品，再依法诀修炼之，以成圆满大丹"，先后共计十二个组方。至于具体药物的炮制、丹药的炼制、撮合的法诀以及具体服用方法、禁忌事项等则更加复杂，故此处从略。

峨眉一派，对草还丹极为推崇，认为：

本方凡十制，诚奇方也，非泛泛医家者流所能洞悉奥妙，乃丹道密宗真正修道家所采用者也。所三通者，通三阴、三阳之分也。继曰理三焦、曰润八脉、曰和筋骨、曰溉皮毛者，潜阳于阴也、阴气不泄也、利机关也、光颜色也。培上所以通天也，德下所以立地也，填中所以实精髓也。切戒贪、嗔、痴、爱及杀、盗、淫、妄、酒，否则色身虽借丹药之力而增强壮，反因此而济其奸，造种无量罪业恶因，适堕魔道，无复登佛土之望也。

本方功能与小还丹、毒龙换骨丹曲异而工同，亦能伐毛洗髓、脱胎换骨，唯效缓而期长也。盖其药力可直达命门兼温脏腑，配合阴阳、调济水火、升清降浊、填精补髓，化太过不及而为中和，使阳守其宫；救偏补衰而正枯盛，令阴恋其位。诚初入门者，服药入道基本功夫所必须之灵药也。

七、玄武丹

徐老在日志中记录的玄武丹

徐老在 1958 年 4 月 14 日的日志中记录："睡前又服玄武丹 100 粒，夜间觉筋往长伸。"并在该页页眉用毛笔批注："玄武丹为黍米大一粒的小丸，周嘱每用五分，我让买后，一分约二十粒。"

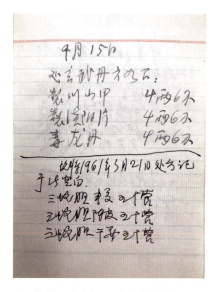

徐老日志中记录的玄武丹处方

徐老在 1958 年 9 月 15 日的日志中记录：

玄武丹处方如下：

| 制穿山甲 4两6钱 | 制淡附片 4两6钱 | 毒龙丹 4两6钱 |

1958 年 9 月 22 日日志中说："夜开始服玄武丹，服后经这几天的腰松动感觉，又进到髋骨、盆骨尖前缘筋肉有较难受的舒松感，起床反觉身轻。"

诸如上述有关服用玄武丹及服用后效果的记录非常多，在此仅选择摘录以上部分内容。

玄武丹，为峨眉丹医派秘传丹药之一，但不属于"玄门四大丹"，也不属于"玄门九九八十一小丹"的内容，而是出自《莲花宝笈·骨病骨伤秘传品第四内外法要分·玄武丹方诀第三十七》，降龙丹、伏虎丹、朱雀丹、黄婆丹、玄武丹分别对治肝、肺、心、脾、肾五脏的丹药，因玄武丹以治肾为主，故名。

《莲花宝笈·骨病骨伤秘传品第四内外法要分·玄武丹方诀第三十七》：

| 盐附子 半斤 | 穿山甲尾 半斤 | 毒龙丹母 半斤 |

上 3 味，先以穿山甲入红砂炮制酥黄为度，其火候面授。

盐附子切薄片水浸泡，视其涎水已净，滤出晒干，再用湿面包煨，子母灰火候熟，各别研细末。

加毒龙丹母，3味各等分，水丸如梧桐子大，每服五分至九分。

玄武丹，主要功效为壮阳、散寒、通经、活络、止痛，但此丹以毒龙丹（主药为马钱子）为丹母，不仅含有剧毒，炼制方法也属秘传，且需在师传及有经验的医师指导下才可运用。

根据师传及笔者的临床经验，运用玄武丹治疗下肢半身不遂及右侧半身不遂，曾获得良好的效果。这类病症患者，可以在每晚临睡时服此丹9分，以白开水送或淡盐水冲吞。重症患者可每天服2次，早晚空心服，每次只限9分，至多不过1钱2分，不可多服。

此药对于振奋神经、疏通经络、行气活血有特效。

服此药后，当晚或在2~3天内，瘫痪的腿、胫、足趾会出现自发性的抽搐动弹，则为可治，反应快则见效快，反应慢则见效也慢。若无任何反应，则疗效相对减低或无效。

如果误用中毒，必出现肢体抽搐、口噤、言语不清，需急速煎"上肉桂"2钱，浓汁一小杯，一次服下，很快能和解药性、缓解中毒现症。

另可辨证选用引经汤药，如用桑枝三钱煎汤冲吞；或用炒丝瓜络3钱煎汤冲吞；也可以用橘络或豨莶草各3钱煎汤冲吞，疗效更佳。

八、玉壶丹

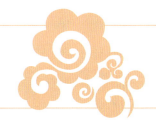

徐老"就医日志"中关于服用玉壶丹的记录非常多，如1960年2月22日、3月7日、3月14日、4月12日、5月9日、10月10日，1961年1月9日、4月11日、7月3日、11月1日等的日志中均有相关内容，由此可知，徐老曾服用玉壶丹相当长一段时间。

玉壶丹，方出峨眉丹医派秘传《莲花宝笈·玄门九九八十一小丹·玉壶丹第十七》，其文如下：

> 硫黄 1斤　　　天生黄 8两　　　桑柴灰汁 一钵盂　　　韭菜籽 适量
> 白萝卜 适量

将硫黄研细，桑柴灰汁水澄清，用精汁与硫入陶质水鼎，百眼炉上文火炼沸，同时投韭菜籽绢袋盛好入硫内伏之，炼两炷香，滤去水，再以清水换煮一炷香，再滤出候冷。

另以地浆水澄清汁调和，文火炼化如糊，令起蟹眼沸，如起烟火洒醋伏之。

另在同时别用铁鼎文火炼河沙半锅，上铺一张桑皮纸，候硫烊化如糊火候到佳，即以竹抿脚挑硫汁入桑皮纸上，铁鼎下须用微火养之，则硫在桑纸上变白色如玉矣。候冷研细，另入萝卜甑，凡九转大丹乃成，阴干研细备用。

每服 3～6 分，放舌下，以津液咽之，治重症可 1 次服 1 钱。

本丹主一切阳虚，能兴垂绝之阳，并治腰脊疼痛，又杀飞尸三虫，配合五味阴阳药品能治百病、补诸虚。

由上方可知，玉壶丹的炮制、炼制方法亦非常复杂，需在有经验的医师指导下进行炼制和服用，摘录以上文字，仅供参考。

又考，玉壶丹，或名玉壶丸者，在古代医籍中记载颇多，且组方、用药、功用、主治不尽相同，需予以甄别。例如《中藏经·卷下·扁鹊玉壶丹》中的记载，与峨眉丹医派传授可见明显差异。

《中藏经·卷下·扁鹊玉壶丹》：

驻颜，补暖，祛万病。

硫黄 1斤，以桑灰淋浓汁 5斗，煮硫黄令伏，以火煅之，研如粉，掘一地坑子，深 2 寸许，投水在里，候水清，取调硫黄末，稀稠得所，瓷器中煎干，用鏊一个，上敷以砂，砂上铺纸，鏊下以火煅热，即取硫黄滴其上，自然色如玉矣。

右以新炊饭为圆，如麻子大，空心、食前酒下 10 圆。

第五章

丹医验方录

"就医日志"中相关验方介绍

传承国粹　满腔热忱　扶危济困　竭尽所能

丹医导引录

徐一贯就医周潜川日志录

峨眉丹医派在长期的临床实践中，搜集、整理了一大批简单、实用、安全、高效的验方，经过不断地总结、修订，一直在门内秘密传承。多年来，笔者在徐老及杨凯、李国章、周巢父等多位老师的指导下，结合门内秘传的《莲花宝笈》《丹医语录》《效方回忆录》及各位老师的笔记、传授，对门内所传各类验方进行了系统整理，辑为《丹医验方秘录》，以授弟子、门人、后学。在徐老"就医日志"中记录有部分验方的使用情况，兹摘录并浅释如下。

一、透骨草药酒（外用）

透骨草药酒，是一种外用酊剂，对于缓解和治疗风湿、类风湿性关节炎，尤其是关节疼痛、变形、运动受限等症状有良好的效果。

透骨草药酒，是峨眉丹医派的秘传，也是周潜川先生常用的验方之一，在其所著的《气功药饵疗法与救治偏差手术》《峨眉天罡指穴法》都有介绍，在徐老"就医日志"中有多处记录，现将相关内容罗列于后，既可以看到原方，也可以看到根据辨证的加减处方，方虽一也，变化则可万千，诚如"运用之妙存乎一心"之谓也。

周潜川《气功药饵疗法与救治偏差手术》载方：

不论新旧关节疼痛，关节变形方。

此方外用，不可入口，用之甚灵效。

生乳香 3钱	生没药 3钱	秦艽 3钱	威灵仙 3钱
刘寄奴 3钱	荆芥 3钱	全当归 3钱	透骨草 3钱
牡丹皮 6钱	伸筋草 3钱	高粱酒 4斤	

用高粱酒浸泡诸药，经一昼夜，时时摇转。每次只取药酒用。每次视关节疼处多少，酌量用1～3两均可，将酒隔水炖极滚热，再以棉花蘸酒轻轻揉擦痛处，但不可擦破皮，每日酌用二三次。甚妙！

周潜川《峨眉天罡指穴法》载方：

透骨草药酒方剂。

主治：腰痛、关节炎、关节变形等症。

处方：

透骨草 以四川草药铁线透骨草为上品，8克	丹皮 18克	秦艽 6克	刘寄奴 6克
归尾 6克	伸筋草 6克	乳香 6克	没药 6克
防风 6克	荆芥 6克	白酒 2斤	

制法及用法：将上药泡入白酒中，3天后，即可使用。临用时重汤炖热，以指蘸之，如法按跷。

徐一贯"就医日志"1958年12月1日载方：

周大夫关于外治腰脊药酒的处方（外用药方，不可入口）：

秦艽 3钱	威灵仙 3钱	全当归 3钱	生乳香 2钱
透骨草 3钱	生没药 2钱	荆芥 3钱	伸筋草 3钱
生牡丹皮 6钱	刘寄奴 3钱	木通 3钱	高粱酒 1斤8两

共11味，皆切薄片，共浸入酒内，随时摇转，经一昼夜，备用。

浸透外用。早晚各1次，每次用1两。重汤炖热，趁热蘸酒，轻轻擦揉病处。

徐一贯"就医日志"1958年12月9日载方：

周大夫第二次治腰脊药酒处方：

秦艽 3钱	威灵仙 3钱	刘寄奴 3钱	全当归 3钱
生荆芥 3钱	透骨草 3钱	伸筋草 3钱	生牡丹皮 6钱
真血竭 杵，2钱	生乳香 杵，1钱	生没药 杵，1钱	高粱酒 2斤

各药切薄片。血竭、乳、没，杵。共泡浸入酒，随时摇转，经一昼夜，备用。

徐一贯"就医日志"1959年1月16日载方：

外用药酒处方：

生乳香 3钱	生没药 3钱	秦艽 3钱	威灵仙 3钱
透骨草 3钱	生荆芥 3钱	牡丹皮 6钱	全当归 3钱
伸筋草 3钱	刘寄奴 3钱	高粱酒 3斤	

以酒浸泡各药，经一昼夜，即可取药酒用。时时摇转之，每次用酒一二两，隔水烫热，趁热揉疼处。

徐一贯"就医日志"1959年4月22日载方：

外用药酒处方：

刘寄奴 3钱	透骨草 3钱	丹皮 6钱	伸筋草 3钱
生荆芥 3钱	威灵仙 3钱	秦艽 3钱	全当归 3钱
乳香 2钱	没药 2钱	防风 2钱	高粱酒 3斤

注： 透骨草药酒，以川产草药"红透骨消草"，又名"铁线透骨草"为主药（另请参阅本书"丹医本草录"），方中融合了峨眉丹医派秘传的"小活络丹"（当归、乳香、没药等），再结合临床进行辨证加减而成。可提前配制该药酒，至用时自取，并如法按跷。

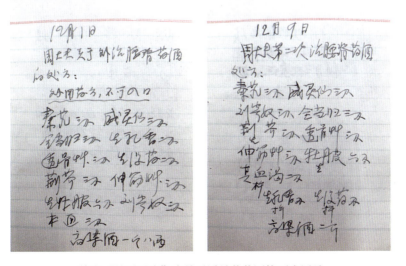

徐老"就医日志"中关于透骨草药酒的两次记录

二、治感冒验方三则

徐老在 1958 年 8 月 9 日第 68 诊中,记录了周潜川先生为其拟定的专门用于治疗春、夏、秋三季感冒的验方,其方如下:

治春夏秋三季感冒处方:

薄荷 1钱	荆芥穗炒 2钱	桑叶 3钱	藿香 2钱
佩兰叶 3钱	菊花 2钱	茯苓 3钱	焦白术 3钱
炙甘草 1钱	党参 3钱	云防风 2钱	

又,多年前,徐老曾根据当年与周潜川先生交往过程中所见、所闻、所学、所考,整理"就医旁听片记",其中记载了周潜川先生为徐老出行时备用的感冒验方,经试用多年,效果甚佳,特介绍如下:

周医师为徐出行备用之治感冒方:治气虚外感。

症状:身疼,肩背痛,头痛,项强,发热出汗,咳嗽,恶寒。

处方:

党参 3钱	茯苓 3钱	炙草 1钱	炒枳壳 1钱半
桔梗 1钱半	柴胡 1钱	前胡 3钱	羌活 2钱半
川芎 1钱半	生地 4钱	酒黄芩 4钱	菊花 2钱

恶心,加焦栀子 2 钱,淡豆豉 3 钱;喉咙痛,加麦冬 4 钱,山豆根 1 钱半;口干特甚,加竹茹 3 钱;小便特黄而短少,加芦根 4 钱;咳嗽,特别是喉中有痰,加枇杷叶;特别畏寒,加炒荆芥 1 钱,防风 1 钱;怕风,加防风;头昏压闷,加炒荆芥;发烧、口干、口苦、出汗、外感,加酒黄芩;心烦躁加焦栀子;此方特点,因徐老的本病为阳虚、气虚,故上方中并参加有四君子汤。

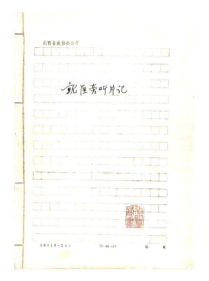

徐老辑"就医旁听片记"

三、仙桃七厘散

仙桃，是一种草药，又名仙桃草、旱仙桃草、接骨仙桃草，详见本书"丹医草药录"相关论述。

七厘散，又名伤科七厘散、神效七厘散等，流传极为广泛，为主治跌打损伤、肿胀疼痛之要方，因其每次服用量为七厘，故名七厘散。据笔者初步查阅，在《跌损妙方》《遵生八笺》《同寿录》《本草纲目拾遗》《续名医类案》《文堂集验方》《古方汇精》《伤科补要》《良方集腋》《春脚集》《验方新编》《救伤秘旨》《医学集成》《青囊全集》等众多医籍文献中均有记载。虽然都属于伤科、理血之方剂，但是组方、药量等却不尽相同，读者需辨证选用。

仙桃七厘散，顾名思义，是仙桃草与七厘散的融合、配合、改良之剂，方出峨眉丹医派秘传《莲花宝笈·骨病骨伤秘传品第四内外法要分·正骨仙桃七厘散方诀第二十六》。笔者收藏的《莲花宝笈》抄本中，不仅详细记载了本门秘传的组方及炮制方法，还有永严法师（周潜川之师）、周潜川先生以及杨凯、李国章等多位老师的心得补注，兹摘录部分内容如下：

注： 世传七厘散多系伪方，修治法诀亦乖，故无神效。以仙桃草阴干2两研末为散入药，本门名之曰仙桃七厘散，非一般七厘散之比也（仙桃草需洗去泥，烘干或阴干）。

| 真瓜儿血竭 1两 | 真乳香 1钱5分 | 真没药 1钱5分 | 真朱砂 1钱5分 |
| 藏红花 1钱5分，真品佳 | 儿茶 2钱8分，陈者佳 | 上梅片 1分5厘 | 真麝香 1分5厘 |

上8味，血竭、朱砂水飞净，乳香、没药皆去油，以灯草芯微火同炒米黄色为度。各药各别研细，忌用五金铁器，用陶器研和之，先和朱砂、儿茶，次入红花、乳香、没药，三入血竭，缓缓调和极匀，最后加入冰片、麝香，继续轻轻不用力、缓缓调和极匀，瓷瓶收存，蜡固备用（注：临用时，以陈年好酒冲服七厘。外伤有血，用药粉干撒患处；外伤无血，则白酒调敷患处。止血定痛神效，孕妇禁止服用）。

永师（注：即周潜川先生之师永严法师）曰：仙桃草亦灵药之一也。须在芒种后、夏至前采集之，否则无效。盖此药受真阴之气而生，生于麦田中者佳，叶小而根红，结子如花椒大，而子内空中生小虫一条，蜷卧如龙蟠，须利其时而采之，过夏至节则其虫破空飞去，以之炼药则无点效矣。用时连根带叶全用之，但每服不得超过2钱，弱人、小儿俱减半，水酒各半冲七厘丹。此草细虫易脱化飞去，其制化口诀面承授受……

周（注：即周潜川先生）按：以紫荆皮、合欢木皮亦同效。月季花单用花瓣阴干研末，一岁用一厘，以好黄酒煎浓汁或炖热，调匀冲服，盖被睡2个时辰，浑身时作骨响，则骨即接续还原矣。

杨、李（注：即周潜川先生亲传弟子、笔者之师杨凯、李国章两位老师）二师注：周师口授药引，头部用川芎，下肢用牛膝，腰用杜仲，四肢用桑枝，俱各3钱，小儿减半，疗效更佳。

关于仙桃七厘散的运用，徐老在1960年2月12日和5月11—14日的《就医日志》中有记录，可自行参阅。

四、一枝春汤

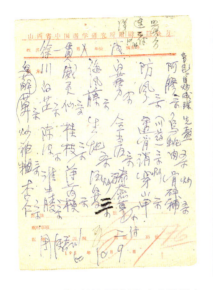
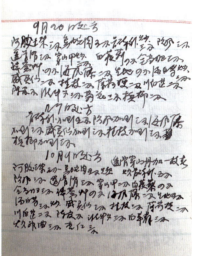

左图是周潜川先生亲笔处方，右图为徐老当时所做的日记

在徐老的"就医日志"中，1960年10月9日所载处方如下：

阿胶珠 另包，自炒成珠，3钱	乌蛇肉 先熬，5钱	骨碎补 炒，5钱	防风 3钱
透骨消 川药，3钱	穿山甲 炒，2钱	白蒺藜 4钱	全当归 3钱
豨莶草 4钱	海风藤 2钱	生地 5钱	白芍 酒炒，3钱
威灵仙 3钱	桂枝 3钱	薄荷梗 2钱	川白芷 2钱
陈皮 1钱	怀牛膝 3钱	白萆薢 3钱	炒神曲 3钱
杏仁 3钱			

2付。

处方之后有专门标注："此方为透骨穿山丹加一枝春汤方。"

此外，在1961年1月9日的"就医日志"中也有一段记录："（今日处方）仍为透骨穿山丹加一枝春，不过加用威灵仙、桂枝、川白芷、薄荷梗各1钱，槟榔加为5钱。"

透骨穿山丹，为峨眉丹医派《莲花宝笈·玄门九九八十一小丹》之一，详见前"丹医丹药录"所述。这里着重介绍一下古方"一枝春"。

一枝春，为一首古方，在《增补内经拾遗方论》《集古良方》中均有记载，兹摘录如下。

《增补内经拾遗·卷三·一枝春》：

| 桂枝 4钱 | 薄荷 4钱 | 白芷 4钱 | 威灵仙 4钱 |

主治：伤湿一身尽痛。

用法用量：水盅，酒1盅，煎8分，温服。

附注：桂枝温能解表，故曰一枝春。

《集古良方·一枝春》治中湿：

| 威灵仙 | 白芷梢 | 薄荷 | 桂枝 各4钱 |

用酒水各1盅，煎8分，温服。

周潜川先生在其所著的《峨眉天罡指穴法》一书中，对于一枝春的主治、应用有更为具体的论述：

筋缩症——背部胀痛，如负石板，时而发冷出汗，背部顺八字筋既拿不住，又拉不起来，除用背部导引之外，还应配服玄武丹，如无此药，可服一枝春汤剂，其方药如下：

| 威灵仙 | 桂枝 | 薄荷 | 白芷 |

上方4味，各等分，重症9克，轻症5克，水煎二汁，和匀，分2次空心服。

以上内容可以互参、灵活运用。

五、治筋缩方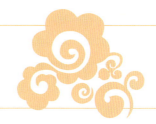

这首治疗筋缩之症的验方,是徐老"从周医师给他备诊的本子中抄出的备用方,为现成的验方,待考"。

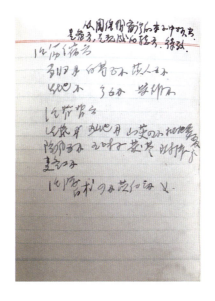

治筋缩方:

当归 1两　　白芍 5钱　　苡仁 5钱　　生地 1钱
人参 5钱　　柴胡 1钱

对于"筋缩症",除了运用内功导引按跷进行治疗之外,还可以结合前述"一枝春"方与本方进行辨证、加减使用。

六、治背脊方

这两首治疗背脊和腰部疾患的验方也是徐老"从周医师给他备诊的本子中抄出的备用方"。

治背脊方：

生黄芪 1两　　熟地 1两　　山萸 4钱　　枇杷叶 5钱
防风 5钱　　　五味子　　　茯苓　　　　附片 1分
麦冬 2钱

治腰：

白术 4两　　苡仁 3钱

七、加味响声丸（响声破笛丸）

在徐老的"就医日志"中收录有"周为晋城剧团处方，响声破笛丸，治因讴歌失音"（注：周，即指周潜川先生。晋剧，为山西地方戏曲剧种）。

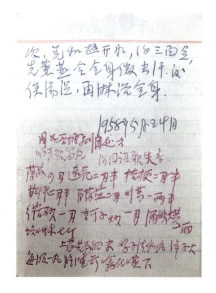

响声破笛丸：

薄荷 4两	连翘 2两半	桔梗 2两半	甘草 2两半
百药煎 2两	川芎 1两半	缩砂 1两	诃子 炒,1两
大黄 酒炒,1两	蜘蛛 7个		

上药共为细末，鸡子清和丸，弹子大。

每服1丸。临睡前嚼化咽下。

响声破笛丸，又名响圣破笛丸，为一首古方，在《仁斋直指附遗·卷八》及《古今医统·卷四十六》中均有记载，原方如下：

连翘 75克	桔梗 75克	甘草 75克	薄荷 120克
诃子肉 炒,30克	砂仁 30克	大黄 30克	川芎 45克
百药煎 60克			

服用方法：以上研为细末，用鸡蛋清和为丸，如弹子大。每用1丸，临卧嚼化（临睡前含服）。

主治：歌讴失声、不语。

对比以上两方，可知周潜川先生是在古方的基础上略做了加减和调整。

八、治疗鸡眼验方

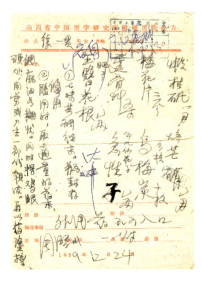

周潜川手写治疗鸡眼的外用处方

在徐老珍藏的周潜川先生亲笔处方中,有一张是周先生于1959年12月24日为徐老开出,用于治疗鸡眼的外用处方,方中的药物、药量、炮制、配制、使用方法等一应俱全,现附录于此:

| 煅枯矾 1两 | 焙芒硝 分包,1两 | 梅花片 3分 | 无核乌梅炭 10枚 |
| 透骨草 5分 | 急性子 即凤仙花子,1两 | 玉簪花根 晒干,1两 | |

1付。

① 7味共研细末,瓶封存备用。

② 临用时,取适量的药末,用麻油为糊状,用时将鸡眼硬处用剪或刀去掉一部分粗皮,再以药涂擦。

注意事项:外用药不可入口。

周潜川

1959年12月24日

九、熏蒸洗眼方

在徐老"就医日志"中，1959年7月4日日志中记录了一则外用洗眼药方，今录于下，以供大家参考研究。

外用洗眼方

外用洗眼药方：

| 杏仁泥 去皮，杵，2钱 | 煅枯矾 8分 | 黑枣肉 1枚 | 乌梅肉 1枚 |
| 生黄柏 5分 | 川花椒 去目，6分 | 铜青 研细，8分 | |

共煎汁一杯，先趁热熏眼，澄清去渣候冷，取一部分药水洗眼。

十、药枕方

徐老在1960年7月15日的"就医日志"中记录了周潜川先生为其拟定的一张药枕方,同时周先生的亲笔原方也一直保存,可以比对研究。

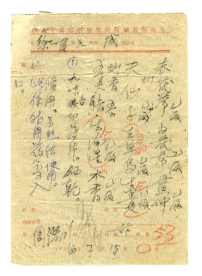
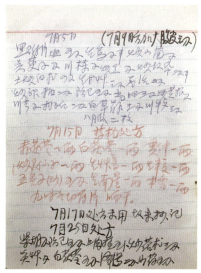

药枕处方,左图为周潜川亲笔处方,右图为徐老当日所做的笔记

药枕处方:

赤茯苓 1两	白茯苓 1两	贯众 1两	炒天仙子 1两
生草乌 1两	生半夏 1两	五灵脂 炒香,5钱	生南星 1两
木香 1两			

1付。

①九味各切药片、晒干,备用,另照法使用。

②此系外用药,不可入口。

十一、治风湿流窜经脉及经络方

在徐老的"就医日志"中,还记录了一首"周潜川医师为徐一贯及卢荣宜开的治风湿流窜经脉及经络的秘方",现将此方摘录于下,本方为外用熏洗方,方中川乌、草乌均为剧毒药物,切记不可内服。

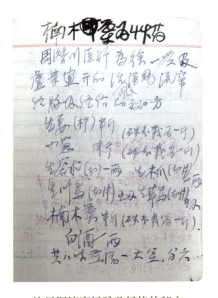

治风湿流窜经脉及经络的秘方

周潜川医师为徐一贯及卢荣宜开的治风湿流窜经脉及经络的秘方:

| 生姜 杵,半斤朱书载为1斤 | 小葱 半斤朱书载为1斤 | 生苍术 切,1两 | 生木瓜 切片,1两 |
| 生川乌 切片,5钱 | 生草乌 切片,5钱 | 楠木叶 半斤朱书载为1斤 | 白酒 1两 |

共8味,煎汤一大盆,分6次,兑和热开水,约3面盆,先熏蒸令全身微出汗,后俟汤温,再淋浴全身。

楠木叶为草药。

十二、大将军汤

在徐老的"就医日志"中,收录有一首"大将军汤",其全文如下:

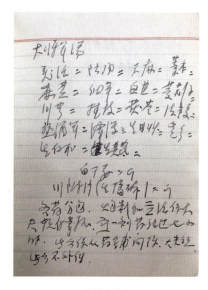

大将军汤

大将军汤:

羌活 2斤	防风 2斤	天麻 2斤	藁本 2斤
麻黄 2斤	细辛 2斤	白芷 2斤	蔓荆子 2斤
川芎 2斤	桂枝 2斤	茯苓 2斤	法半夏 2斤
熟酒军 2斤	泽泻 2斤	生甘草 2斤	党参 2斤
生白术 2斤	生黄芪 2斤	白干姜 2斤	川附片 生,捣碎, 2斤

各药分包,炮制和煎法请大夫亲自掌握,煎 1 剂药经过 7 小时。

此方是从药铺问得,大夫说此方不外传。

根据师授,大将军汤为四川补一(补晓岚)先生所传秘方,从药物的组成来看属于

"大"方（基础方药物就多达20种），通过适当辨证、加减可以治疗数十种病症（如补肾、强心、除湿、化痰、除风、补脑、补气、补血、平热、止咳、不寐、背心冷、大便结燥、小便涩、腰疼、四肢疼痛、皮肤麻木不仁等），加上用药猛、功效著，有药到病除之功，所以称为"大将军汤"。

根据杨凯、李国章老师所述，在1960—1963年之间，周潜川先生曾数次带领他们去四川及峨眉山访医、采药，期间曾拜访过名噪一时的补一（补晓岚）先生，并记录了补一先生的大量秘方、验方。所以关于大将军汤，笔者也曾得到杨凯、李国章两位老师的传授，杨、李二师所传及所做笔记更为精细、全面，尤其在临床加减用药及运用，笔者拟另撰文作更为详尽的介绍，故此处从略。

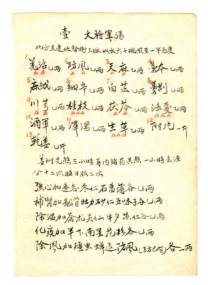 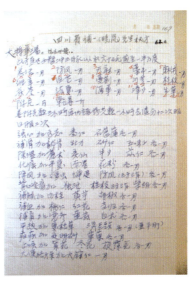

左图为杨凯老师所传承的《丹医笔记》中的大将军汤，右图为李国章老师所传承的大将军汤笔记

第六章

内功导引录

"就医日志"中相关导引介绍

传承国粹　满腔热忱　扶危济困　竭尽所能

丹医导引录
徐一贯就医周潜川日志录

一、峨眉十二庄——峨眉派最具代表性的气脉内景功夫

（一）峨眉十二庄功法简介

峨眉十二庄，又称为峨眉宗气脉内景十二庄、峨眉宗气脉内景十二字庄，是峨眉派最具有代表性和最重要的功法。

峨眉、峨眉宗，特指发源于四川峨眉山、由佛教禅宗峨眉临济宗白云禅师所创立的"峨眉丹道医药养生学派"。

气脉内景，是指通过系统的修炼方法，从导引炼形、吐纳炼气、存思炼神的方法入手，从逐步感知、到明了体内气脉循行、脏腑经络等"内景"景象与规律，进而达到认识自我、了解自我乃至调控自我的境界，简称为"气脉内景"，并将这种功夫称为"气脉内景功夫"。这既是练功遵循的次第与方法，也是练功的目的与追求。

峨眉十二庄，一共分为十二套功法，所以称为十二庄，每一套庄法都是以一个汉字命名，故也称为十二字庄。需要特别说明的是，峨眉十二庄的"庄"是"庄"而不是"桩"。庄的古字是"莊"，意为四通八达的路，如村庄；桩的古字则是"椿"，指插入地下的柱状形物体，如木桩、木橛等。峨眉十二庄，是十二套功法，并不是十二个静立不动的"桩功""桩法"，所以不能称之为"峨眉十二桩"。其实在峨眉十二庄功法中，庄和桩都有应用，"单操"单式动作时就称为"桩"，如：一字桩、大字桩等，某套功法则称之为"庄"，如天字庄、大字庄、明字庄等，也可以简单地理解为"庄"是由很多个"桩"组成的。

峨眉十二庄的十二套庄法，具体名称：天字庄，地字庄，之字庄，心字庄，龙字庄（又名：游龙庄），鹤字庄（又名：鹤翔庄），风字庄（又名：旋风庄），云字庄（又名：拿云庄），大字庄，小字庄，幽字庄，明字庄（又名：冥字庄）。

峨眉十二庄，既是一套优秀的武术内家功夫，也是一套卓越的医疗气功和健身气功

功法。由于篇幅所限，在此仅略述峨眉十二庄各庄要义。

天字庄与地字庄是一正一反、一阴一阳、相辅相成的。这两庄是十二庄的基础，其他各庄都是从这两庄演绎变化而来，象征"天地化生万物"之意。

之字庄，上、中、下三路同练，以练中三路的胸、腹、腰为主，尤其着重对带脉的锻炼。从武术角度，以"以守化攻""以静制动"为原则，具体包括擒、拿、封、闭、背、锁、推、靠8种方法。

心字庄，以"修心""治心"为主，要求逐步达到意动神到、念动气到的境界，其架子较难操作，是十二庄中最难练的一个庄。从武术角度，讲究"内劲凌虚"，是地趟功夫的基础。

龙字庄，又名游龙庄，动中有静，重在翻腾，在气脉上以腾空凌虚为用，系轻功的基础。从武术角度，讲究借力打力，取龙之盘旋天矫、神龙见首不见尾之意，与鹤字庄合用，威力颇大。

鹤字庄，又名鹤翔庄。讲究以静制动，取鹤性不争之意，重在炼人体的任督二脉。

风字庄，又名旋风庄；云字庄，又名拿云庄，两庄一反一正，相互联系。风字庄快捷若旋风，云字庄缓慢似云行，两庄合用，可将全身热力运至毫发指尖。从武术角度，讲究进步消步、指点百穴等。

大字庄，以"静"为主，以"不变"应"万有"，看似简单（动作），实则复杂（内景），是以动归静的桥梁。

小字庄，动中有静，是动静两赅、体用兼备、变化多端的方法。从武术角度，专用"小"的方法制人，讲究单双攻破、长短制化、三才统用等方法。

幽字庄，属卧功，需师父亲自传授，正如口诀所云"个中真妙谛，上师亲传授"。

明字庄，又称冥字庄，属于静功，包括周天搬运法、归一清静法、禅观法等各种内景功夫。

（二）峨眉十二庄师承源流

根据师传口授，峨眉十二庄是由南宋末年峨眉山金顶的白云禅师所创。相传，白云禅师原系南宋末年带兵打仗的一位将领，精通武功、医药。南宋没落之后，便在茅山出家做了一名道士，系统地修习茅山上清派医学和黄老之术。之后走访名山大川，与医学、武功、道教、佛教界人士广泛交流、相互印证、参修。后在峨眉山与和尚切磋、理论（辩法），认为佛家的修行方法更为彻底和究竟，于是便削发为僧，在峨眉山当了和尚，法号"白云"。他经过多年的潜心修炼与研究，从"天人合一、天人相应"的理论观点，通过对自然万象、中医经络论、气化论等整合，并依据人体气脉运行和生理变化规律，吸收了医、道两家导引、吐纳、按跷和佛家静坐、禅修的特点，将气功、导引、武术、医药、佛学、道学等有机地融为一体，编创了峨眉十二庄，开创了理法圆融、体系完备的峨眉丹道医药养生学派。

但是，白云禅师作为峨眉临济宗中兴之师与本派之开派宗师，在历史上相关文献记载却非常少，只能根据师师相传进行记录。1960年，正在跟随周潜川先生学习峨眉派功法、时任中国佛教协会副会长的巨赞法师曾对白云禅师做了一次为期3个多月的考察。他遍查了《峨眉山志》《峨眉县志》《四川通志》《嘉定府志》以及《蜀典》等书，都没有发现关于白云禅师的记载，后仅在《峨眉县旧志》卷一"梅子坡"条下，发现了寥寥数语：

"始白云禅师道行偶渴，索水不得，望前坡有梅树，拟此累累梅实，可以回津，至其地，无一梅树而渴已止矣，故名。"

其后诸如寒杉长老、果善禅师、永严法师等历代祖师的生平事迹就更难考证了。所以关于峨眉派递传至周潜川为12代传人的详细传承脉络，笔者虽然已经考证多年，依然有很多疑惑和待考内容，拟另作专文介绍，此处从略。

事实上，最早让世人知悉峨眉十二庄及峨眉丹道医药养生学的第一人，正是周潜川先生。后来介绍和推广峨眉十二庄及相关内容的人，或曾从学于周先生，或是参看了周先生的相关著作之人。

（三）峨眉十二庄参考书目

20世纪50年代末周潜川先生首次公开介绍峨眉十二庄以来，直到今天为止，在传统中医界、武术界、气功界都产生了极为深远的影响。多年来也出现了不少著作及文章介绍峨眉十二庄。根据徐一贯、杨凯、李国章、周巢父等数位老师的指导，结合笔者多年来的学习、实践和研究，对公开出版的相关著作，做了简要的梳理，重点推荐以下几种，以供参考。

1. 周潜川撰《气功药饵疗法与救治偏差手术》（1959.8）

《气功药饵疗法与救治偏差手术》，是周潜川先生公开出版的第一部专著，于1959年8月由山西人民出版社出版。这本书是周潜川先生刚刚受聘到山西省中医研究所工作不久后，为了响应国家倡导的积极"从事挖掘、整理、继承和发展祖国的医学遗产，为创造新中国的新医学而作各方面努力"而编写。该书系统地讲述了气功疗法、药物疗法、食饵疗法并提出气功药饵疗法的概念及其临床综合运用，共26万余言，较全面、客观、真实地反映了周潜川先生及峨眉丹道医药养生学派的学术思想与体系。

该书中首次公开介绍了过去很多秘不外传的各派功法，如武当派的太极十三式，少林派的达摩易筋经十二式，华佗的五禽图，太阳宗的火龙功、叫化功、虎步功及其他杂修术等。书中还对峨眉十二庄做了介绍，并"破例"公开了峨眉十二庄中天字庄、地字庄、云字庄、小字庄四个庄法的完整口诀，是秘密传承数百年的峨眉十二庄的首度公开。

《气功药饵疗法与救治偏差手术》一经出版，就受到业界及广大爱好者的广泛好评，曾经多次再版，在中国香港、中国台湾早年也曾翻印出版，该书流传极广。这本书既是周潜川先生的"处女作"，也是其成名作，直至今天依然是笔者及笔者学生们学习的重要内容。

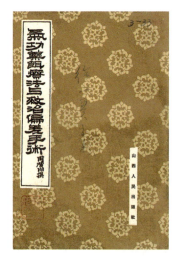 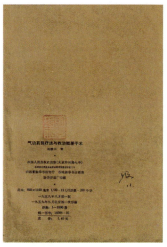

《气功药饵疗法与救治偏差手术》第一版的封面与封底

这本书是当年周潜川先生赠送给徐一贯先生的，书内有徐老亲笔签名及大量的阅读批注。"文革"前夕，受周潜川案件牵连，很多资料，包括本书都被要求"上交"，所以封面上有"徐一贯交来"及专属编号"3-33"等的字样。周案及徐老得到"平反"之后，此书才得以退还。历经"文革"多年，此书及其他笔记、资料等能较为完整的保存下来，更显得弥足珍贵。后来徐老将此书赠予笔者而保存至今。

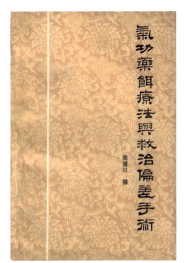 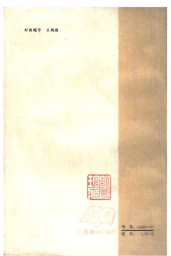

《气功药饵疗法与救治偏差手术》1984年再版图书的封面与封底

周潜川先生去世10多年之后，由山西人民出版社于1984年再版印刷《气功药饵疗法与救治偏差手术》一书。文字内容没有变化，但全书从第一版的竖排繁体字，变成了横排简体字。作者收藏的这本书是负责印刷的山西新华印刷厂的样书，所以封底盖有"山西新华印刷厂样书"印章，是多年前笔者从旧书市场搜集到的，书内还附有一张印刷厂独有的、手工填写的检查、校对、勘误表，也很有收藏和纪念意义。

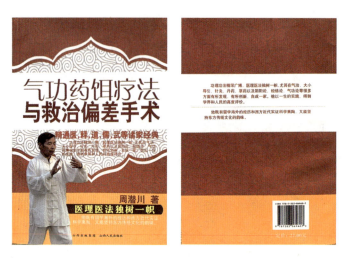

《气功药饵疗法与救治偏差手术》2011年再版图书的封面与封底

山西人民出版社于 2011 年 11 月再次再版《气功药饵疗法与救治偏差手术》一书。该书封面人物照片为周潜川先生之子周巢父老师的练功照（峨眉十二庄之云字庄），封面、封底的宣传文字，则系摘自张明亮供稿，徐一贯、杨凯、李国章审定的《医苑英华·周潜川》一文，详见前文所述。

2. 周潜川编撰，李国章校《气功疗法峨眉十二庄释密》（1960.9）

《气功疗法峨眉十二庄释密》一书，是周潜川先生继《气功药饵疗法与救治偏差手术》之后公开出版的第二部图书，也是关于峨眉十二庄的第一部专著，该书第 1 版、第 1 次印刷本署名为周潜川编撰，李国章校（李国章为周潜川入室弟子、仅有的两名研究生之一，详见本书"名医名人录"），1960 年 9 月由山西人民出版社出版，全书近 9 万字，首次将峨眉十二庄口诀全部公开，并对口诀进行了注解与阐释，故名"释密"。

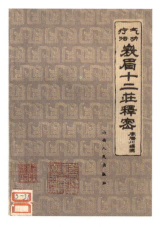 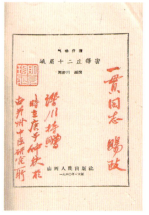

《气功疗法峨眉十二庄释密》第一版封面和扉页

笔者所珍藏的这本书也是当年周潜川先生亲笔签赠给徐一贯先生的，封面有编号，扉页更有周先生的朱笔题字。

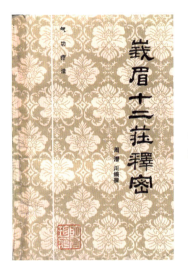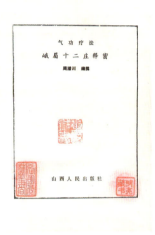

《气功疗法峨眉十二庄释密》1983年再版图书的封面与扉页

笔者所藏的这本书是20世纪80年代末90年代初周巢父老师赠送给作者的，所以扉页有周巢父老师钤印，更是那些年每天早晨我们在太原迎泽公园一起练功时用的主要教材，回想起来，不禁感慨万千……

周潜川先生的《气功疗法峨眉十二庄释密》一书，对峨眉十二庄的宣传、推广，或抢救、继承，都极其重要。但这本书的写作方式是以峨眉十二庄流传数百年的口诀为主线，以释章解句、口诀注释的形式为主要内容，以"释密"与"宣传推广"为主要目的。书中没有功法动作的图片，动作分解的文字也很简略，甚至还有前后倒置（古谓次第转移）、一词多义、隐晦、省略等情况，所以若想要按书学习功法，几乎是不可能的。后来周潜川先生曾计划另写一部《峨眉十二庄详解》，惜未成书。后来有些人仅仅根据这本书的介绍，照猫画虎、依葫芦画瓢地学练峨眉十二庄，甚至望文生义，再加上主观臆想，造成了对峨眉十二庄的种种误读与曲解。这点在徐老的笔记中亦有类似评说，可资参考！

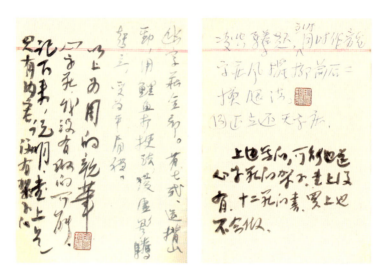

徐老跟随周潜川先生学练峨眉十二庄的笔记

上图是徐老当年跟随周潜川先生学练峨眉十二庄时所用两本笔记本中的两页，页面上的钢笔字迹与圆珠笔字迹，为周潜川先生亲笔所写的关于心字庄练法的部分内容，毛笔字则为徐老所作的补注，一则内容为"以上为周的亲笔心字庄，我没有做的可能，记下来，说明书上是只有内容，没有架子的"，另一则内容为"上边写的，可能也是心字庄的架子，书上没有，十二庄的书，买上也不会做"。

3. 周巢父、周怀姜《气功精选续编·峨眉十二庄》（1985.7）

周巢父、周怀姜两位老师整理编写的"峨眉十二庄"一文，最早发表在《气功精选续编》一书的首篇。《气功精选续编》是由陶熊、张朝卿、金冠、阎海组织编写，由人民体育出版社于1985年7月出版发行。

周巢父、周怀姜两位老师整理的"峨眉十二庄"一文，分为前言、总论及练法，全稿仅有3万多字，却简明扼要地对峨眉十二庄的源流、特点及十二个庄的具体练习方法进行了讲述。特别是对于峨眉十二庄的练习方法，首次采用了动作分解加图解的方式进行了描述，虽然分解的极其简单，但初学者大体可以按图索骥进行描摹、比画。此外，对于每个庄法在武术方面的应用、在医学上的意义也作了简要的介绍。

这篇文稿后来被翻译成日文，于1988年3月20日由日本棒球杂志社在日本出版发行，名为"峨眉十二庄"，署名周巢父、周怀姜著，余凤翔监译。

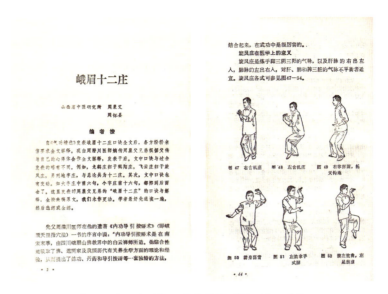

《气功精选续编》一书首篇的"峨眉十二庄"

该文加入了大量插图,这些插图是出版社按照周巢父老师练功照片绘制的。而这些珍贵的照片及胶片,笔者至今依然保存着,以待留给后来者学习参考之用。

4. 叶涤生著,叶荣国整理《峨眉十二庄》(1986.5)

叶涤生著,叶荣国整理的《峨眉十二庄》一书,于1986年5月由上海翻译出版公司出版。全书4万多字,配有大量动作图片。该书最大的特点是将每个庄的练习方法都做了较为详细的说明,并将一招一式进行动作分解说明及图解,文内照片演示者即叶涤生先生,但很少提到峨眉十二庄的口诀。可以看出,这些内容大部分是作者自己多年学练的心得体会,具有重要的参考价值。

叶涤生先生,生前为上海市中医门诊部内科副主任医师,也是周潜川先生到北京、山西工作之前在上海的早期弟子之一,所以在周先生早期作品如《丹医语录·阴阳大论品第一》(内部资料)、《气功药饵疗法与救治偏差手术》中可以看到叶涤生先生的名字。此外,叶先生在《峨眉十二庄》一书的自序中较为详细地介绍了他与周先生的渊源,摘录部分内容如下:

……周潜川先生在三十年代时,曾患重病昏厥,经永年法师(编者按:即永严法师,永严、永年在四川话发音接近)救治而愈,后周先生即拜永年法师为师,在峨眉山居住十余年,悉心研究丹医学和峨眉十二庄及其他功法。周先生是峨眉学派十二代传人。五十年代初,周先生在四川成都行医时就享有很高的声誉。

我少年在学医时曾练过二十四节气练功法，当时我慕周先生之名，专程拜访。以后经常聚首，探讨丹医与儒医的异同及练动静功的优点，情深谊厚，遂成知交。后在上海行医时，周先生主持中医内科初诊，我看复诊，并负责针灸、伤科、推拿、导引等工作。在朝夕相处中，周先生精湛的医理，深邃的功法使我敬佩。于是我尊周先生为师，专心学习丹医理论及其临床经验，并刻苦练动静功，探讨治病养生的要点。周老师也毫无保留地将丹药制炼方法及锻炼静功的要旨传授于我。

当时上海气功疗养所所长陈涛以及上海太极拳名家王守先和其他同学等来我处学峨眉十二庄等功法，其时周老师因诊务忙碌，无暇及此，嘱我代教。因此我一面代教，一面研究，使我在教学实践中有了不断提高。

为了对人民的健康事业作出贡献，周先生于一九五八年在山西省中医研究所工作时，将从未外传的峨眉十二庄公之于世。他编写的《气功疗法峨眉十二庄释密》一书，由山西人民出版社出版发行全国，受到练功爱好者的珍视。但由于原文资料辞意深奥，周先生释密精深，以致初学者不易领会掌握，因此，为了使这一独特的功法不致失传，我将自己多年练功的粗浅体会，按各庄的操作程序和锻炼方法，用通俗语言文字编写成这本《峨眉十二庄》，并附操作图例，以便学者按图索骥，自行操练，以期对人民的保健事业作出点滴贡献……

叶涤生
1986 年 3 月

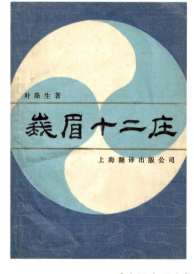
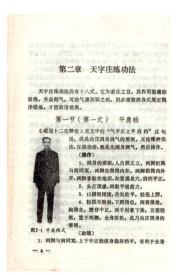

《峨眉十二庄》封面与内文

5. 傅伟中编著《峨嵋临济气功——峨嵋十二庄述真》（1988.9）

傅伟中先生编著的《峨嵋临济气功——峨嵋十二庄述真》一书，由北京体育学院出版社于1988年9月出版。傅伟中先生师从巨赞法师，巨赞法师则是得自于周潜川先生的传授。据徐老讲述，他与巨赞法师在北京时曾见过数面，还曾一起参加周潜川先生组织的"经络探测器对气功效应的测试"。周先生受聘到山西工作后，巨赞法师也曾多次来晋学习，其食宿等也大多是由徐老安排。巨赞法师也曾在周先生的指导下为徐老进行点穴、推拿、导引，实习峨眉天罡指穴法。另请参阅本书"就医日志""名医名人录"。

《峨嵋临济气功——峨嵋十二庄述真》全书约13万字，配有功法动作的分解插图。该书与周潜川先生《气功疗法峨眉十二庄释密》一书类似，以释章解句、口诀注释的传统方式，以峨眉十二庄口诀顺序为主线，进行了较为详尽的论述。

20世纪90年代初，徐老和我曾一起研读过傅伟中先生编著的这部《峨嵋临济气功——峨嵋十二庄述真》。发现此书公开了之前峨眉派很多的不传之秘，很多内容或摘录于峨眉秘传的——《莲花宝笈》，或为当年周先生秘传给巨赞法师的内容及笔记，尤其是关于佛学、道学方面的内容。当时社会上大多对佛、道认识有限，周先生在自己的公开著作里也较少讲述，而巨赞法师是佛教高僧，所以集合了很多峨眉派佛、道两家之学的内容。我们认为，《峨嵋临济气功——峨嵋十二庄述真》一书，是研究和学练峨眉十二庄的重要参考书之一。

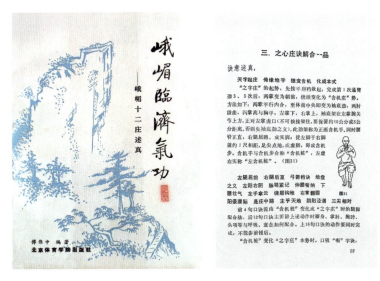

《峨嵋临济气功——峨嵋十二庄述真》封面与内文

（四）峨眉十二庄·天字庄动作名称

天字庄，是峨眉派最著名的"峨眉十二庄"之第一庄，与第二庄"地字庄"一正一反、一阴一阳、相辅相成。这两庄是十二庄的基础，其他各庄都是从这两庄的基础上演绎变化而来，象征着"天地化生万物"之意。天字庄主要有矫正身形、通经活络、升阳益气的作用，对于气虚、阳虚之症具有良好的疗效。

峨眉十二庄的传统传承方式，一是靠口诀，二是靠师传，并不是像近些年把功法动作拆解成固定的一招一式，而是循着口诀的顺序、以连绵不断的方式进行教与学。学习起来并不容易，尤其是动作的分解与口诀的对应、断句等缺乏清晰和规范，加上老师因材施教的方式，甚至同一老师的学生演练也不尽相同，非常不利于大众的普及与推广。由鉴于此，笔者在多年习练及国内外教学的过程中，根据多位老师所传，尤其在徐老的指导下，逐步将天字庄及峨眉十二庄所有庄法的动作招式重新进行了整理和规范，并请徐老以及杨凯、李国章等多位老师审定，除了作为内部教学之外，也计划将来在专著中进行详细讲解。现仅介绍峨眉十二庄中天字庄的动作名称，以供参考。

峨眉十二庄 · 天字庄

(动作名称)

预备式

第一式　平肩裆势

第二式　两掌前起

第三式　左腿分八法

1. 丁字步
2. 搜挡腿
3. 翘剪势
4. 海底针
5. 凤点头
6. 内转太极
7. 外转太极
8. 内扣脚

第四式　右腿分八法

1. 丁字步
2. 搜挡腿
3. 翘剪势
4. 海底针
5. 凤点头
6. 内转太极
7. 外转太极
8. 内扣脚

第五式　臂掌挥圆

第六式　含肩缩项

第七式　弹指伸臂

第八式　一字桩式

第九式　左右通臂

第十式　连环三昧掌

1. 须弥掌
2. 鹰爪掌
3. 虎爪掌

第十一式　左右通臂

第十二式　指描太极

1. 五指正描太极
2. 冲天杵劲
3. 五指反描太极

第十三式　左右通臂

第十四式　降骑马裆（又名：下势）

第十五式　马步三掌

1. 捧沙掌（又名：童子拜佛桩）
2. 拨云掌
3. 推云掌

第十六式　平肩裆势

收式

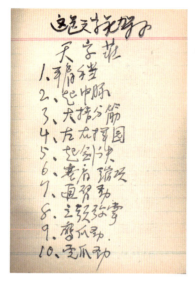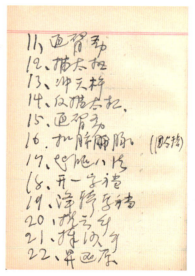

徐老学习天字庄笔记

　　徐老向周先生学习天字庄时所做的笔记，可以看出面授学习时是以分解动作的方式进行教学，而不是写书释章解句的形式。也可以看出当年二老对天字庄动作分解及名称的整理，尚属初步，供读者结合我们后来整理的动作名称以做参考。

二、峨眉天罡指穴法——中医导引按跷术的"活化石"

　　在徐老的"就医日志"中，周潜川先生曾多次运用峨眉天罡指穴法的大、小导引术为其治疗，但因徐老当时主要以治疗疾病为主，再加上当时他对指穴法还不太熟悉，所以日志中记述简单，并有不少遗漏、错误之处。这也是笔者撰写本节的缘起和目的。

　　导引按跷，简而言之，是指导引练功与推拿按摩，因二者都是以肢体的屈、伸、松、紧为入手的基础，所以常并称为导引按跷。早在《黄帝内经》中，导引按跷已经和针刺、灸炳、砭石、毒药等方法并列为中医的五大疗法之一，其文如下：

……故东方之域，天地之所始生也，鱼盐之地，海滨傍水。其民食鱼而嗜咸，皆安其处，美其食。鱼者使人热中，盐者胜血，故其民皆黑色疏理，其病皆为痈疡，其治宜砭石。故砭石者，亦从东方来。

西方者，金玉之域，沙石之处，天地之所收引也。其民陵居而多风，水土刚强，其民不衣而褐荐，其民华食而脂肥，故邪不能伤其形体，其病生于内，其治宜毒药。故毒药者，亦从西方来。

北方者，天地所闭藏之域也，其地高陵居，风寒冰冽。其民乐野处而乳食，藏寒生满病，其治宜灸炳。故灸炳者，亦从北方来。

南方者，天地所长养，阳之所盛处也，其地下，水土弱，雾露之所聚也。其民嗜酸而食腐，故其民皆致理而赤色，其病挛痹，其治宜微针。故九针者，亦从南方来。

中央者，其地平以湿，天地所以生万物也众。其民食杂而不劳，故其病多痿厥寒热，其治宜导引按跷。故导引按跷者，亦从中央出也……

其后，历代医家及文献中对于导引按跷偶有提及，但随着历史的发展和时间的推移，这种无任何毒副作用的自我疗愈方法却渐渐不受人们的重视，甚至到了不绝如缕、濒于失传的境地。峨眉丹道医药养生学派传承中的峨眉天罡指穴法，从某种意义上，可以说是古代中医导引按跷疗法的"活化石"。

（一）峨眉天罡指穴法释名

峨眉天罡指穴法，是峨眉丹道医药养生学派独创的内功导引按跷术，简单来讲，是一套内功点穴的方法，这种方法既可以用于推拿、治病救人，又可以用于武术、防身制敌。但这种点穴法，无论是用于武术，还是用于医疗，必须要在练习峨眉十二庄有一定基础之后，才能学习和掌握。一方面，这些手法全部源自峨眉十二庄的功法动作，只有熟悉峨眉十二庄之后，才能更好地掌握；另一方面，这套点穴方法，要有一定的内功基础，要尽量运用内力、内劲、内气，而不是拙力、蛮力，这一点在长期习练峨眉十二庄的过程中会自然获得，故称之为内功点穴、内功导引、内功按跷。

内功导引，又分为内景导引、外景导引。内景导引是指自我的练功与按摩，外景导引是指帮助别人练功与按摩。内功导引也分为小导引与大导引。小导引是针对局部脏腑、经穴、部位进行导引或按摩，大导引则是对全身脏腑、经穴、部位进行导引或按摩。而按跷，则既有导引按摩手、足的意思，也有用手、足进行导引按摩的意思。所以峨眉天罡指穴法，古代又称为峨眉内功导引按跷术，其中又分为 28 种小导引、8 种大导引，共计 36 种手法，合天罡星三十六之数，故名峨眉天罡指穴法。

（二）峨眉天罡指穴法 36 种手法的名称

关于峨眉天罡指穴法的具体口诀、用法等，请参阅周潜川著、周巢父、周怀姜整理的《峨嵋天罡指穴法》，以及巨赞编著、傅伟中整理的《峨嵋临济气功——峨眉天罡指穴法》等相关专著。笔者也计划将峨眉天罡指穴法重新整理出版，所以这里仅列出 36 种手法名称如下：

鹤嘴劲第一　　　　　　　量天尺劲第十九

凤钗劲第二　　　　　　　剑诀劲第二十

鹰嘴劲第三　　　　　　　离经劲第二十一

蛇头劲第四　　　　　　　落雁劲第二十二

鸭嘴劲第五　　　　　　　捧沙劲第二十三

日月扣劲第六　　　　　　太极摩云劲第二十四

冲天杵劲第七　　　　　　少阳祖气劲第二十五

一指禅劲第八　　　　　　豹扑劲第二十六

金钩劲第九　　　　　　　袖底劲第二十七

五丁开山劲第十　　　　　托天截地劲第二十八

虎爪劲第十一　　　　　　拔山劲第二十九

龙探爪劲第十二　　　　　揩锁劲第三十

钉头劲第十三　　　　　　排山掌劲第三十一

鹰爪劲第十四　　　　　　力士举鼎劲第三十二

龙衔珠劲第十五　　　　　伏虎劲第三十三

平指劲第十六　　　　　　天龙行雨劲第三十四

覆雨翻云劲第十七　　　　三尸除虫劲第三十五

通天劲第十八　　　　　　顺风耳劲第三十六

（三）峨眉天罡指穴法参考书目

峨眉天罡指穴法，属于峨眉丹道医药养生学派的"密部法门"，历来注重师徒相承、口传心授，加之需要有峨眉十二庄等内功基础，以及相当的武术、医学基础，所以历代只有很少数人能够真正掌握这门技术。周潜川先生在20世纪50年代末60年代初出版的《气功药饵疗法与救治偏差手术》《气功疗法峨眉十二庄释密》两书中首次介绍了这种内功导引按蹻术，尤其是在《气功药饵疗法与救治偏差手术》一书中，专门介绍了具体如何运用这种手法对治练功偏差所出现的多种症状，并且配有手式的插图，方便读者按图索骥、对症使用。不过，在这两部书中仅以实用的方式对这些手法进行了介绍，对于真正峨眉天罡指穴法的内容、口诀等并未公开。

关于峨眉天罡指穴法，笔者着重推荐以下几部书籍，以做参考研习。

1. 周潜川讲授，李国章、杨凯整理《养生学讲习班讲义》（1961.1）

第一部系统介绍峨眉天罡指穴法的书籍，是1961年1月由周潜川大夫讲授，其学生李国章、杨凯整理，学生唐培元、廖厚泽校字的《养生学讲习班讲义》。这本书虽然是"内部参考资料"，但是经"山西省医学科学院中医研究所审订"之后所做的铅印版，当时也作为给"西学中班"讲授的教材使用。

该书除了讲述养生学简史、养生学理论浅释、静功口诀、动功口诀之外，其中第五章专门介绍了"导引按蹻术"。不仅有使用这种手法治病、纠偏的技术与方法，还首次公开了峨眉天罡指穴法20种手势的口诀，并配有相应插图28张。据徐老及李国章、杨凯三位老师的讲述，《养生学讲习班讲义》这部图书主要是由李国章、杨凯两位老师整理，他们也是周潜川先生仅有的两名研究生及入室弟子，详请参阅本书"名医名人录"。笔者收藏的这本《养生学讲习班讲义》是由李国章老师所赠送的。

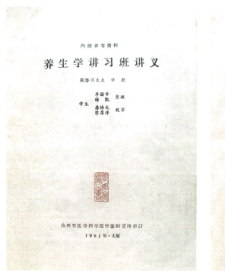
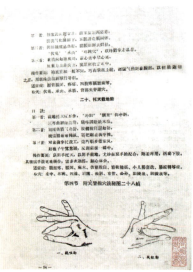

《养生学讲习班讲义》封面及内页

2. 周潜川著,周巢父、周怀姜整理《峨嵋天罡指穴法》（1985.7）

署名周潜川著,周巢父、周怀姜整理的《峨嵋天罡指穴法》一书,由山西人民出版社于1985年7月正式出版。根据周潜川先生在该书的自序来看,该书书稿最早完成于1962年7月,应该是在《养生学讲习班讲义》第五章"导引按跷术"的基础上,做了大量的增补和注释而成,只是后来由于周"冤案"的原因,以致该书在周先生生前未能出版,直到周先生去世10多年之后、该案平反才得以正式出版。

《峨嵋天罡指穴法》一书共分为三篇：第一篇总论,导引按跷术的概述、分类及适应证、禁忌证、要求、功用以及常用的经穴等。

第二篇各论,峨眉天罡指穴法中28种小导引的口诀、手法、应用等的详细介绍,每一章各讲述一种手法,内容通俗易懂、简洁明了,非常适用于学习。

第三篇为内功导引按跷术的辨证论治,重点讲解根据身体部位划分的运用及临床常见病的治疗,具体分为头面部、肩臂部、背腰部、颈部、胸部、腹部、腿足部等。

这本书是目前为止学习峨眉天罡指穴法最重要的教材。

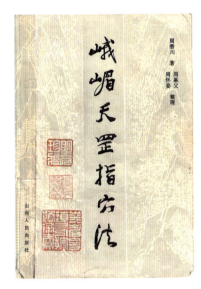 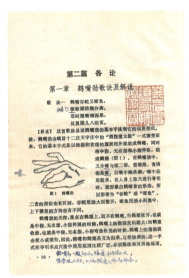

《峨嵋天罡指穴法》封面和内页

这本书后来没有再版,所以现在已经很难买到,这是笔者自用的一本书,所以内页有很多学习笔记,书也已经被我用的"破旧不堪"。该书最初还是由一位朋友从清华大学图书馆购来送我,还曾请周怀姜老师在扉页上亲笔签名。

3. 巨赞编著,傅伟中整理《峨嵋临济气功——峨嵋天罡指穴法》(1989.8)

署名巨赞编著,傅伟中整理的《峨嵋临济气功——峨嵋天罡指穴法》一书,于1989年8月由北京体育学院(现北京体育大学)出版社出版发行。

根据徐老以及李国章、杨凯三位老师和笔者共同学习与研究,认为该书应该是以当年周潜川先生内部课徒讲学的资料为基础,并基本保存了"原貌",所以内容上稍有点凌乱和重复,不如1985年7月山西人民出版社出版的《峨嵋天罡指穴法》条理清晰和方便阅读、学习,尤其是关于天罡指穴法具体的手法和运用。该书除了较为详尽地介绍了峨眉天罡指穴法28种小导引术的口诀、技法与应用之外,还首次公开了峨嵋天罡指穴法的8种大导引术的口诀和应用方法,也是该书最重要和最有价值之处。因此,我们认为这部图书也是学习峨眉天罡指穴法最重要的参考书。

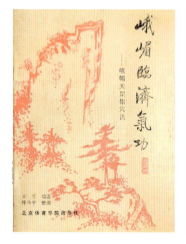
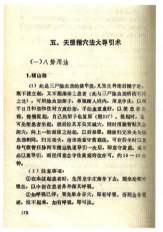
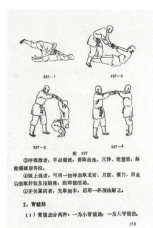

《峨嵋临济气功——峨嵋天罡指穴法》封面和内页

三、峨眉脏腑小炼形——脏腑的"唱诵"疗法

在徐老"就医日志"中，曾多次提到坐功、静功疗法，但记录极其简略。这类功法主要是指峨眉脏腑小炼形及周天搬运法、归一清静法等。关于周天搬运法、归一清净法等请参见周潜川《气功药饵疗法与救治偏差手术》一书，这里仅对峨眉脏腑小炼形给读者做介绍。

（一）峨眉脏腑小炼形释名

峨眉丹道医药养生学派，除了大导引炼形术——峨眉十二庄之外，还有一系列小导引炼形术——峨眉脏腑小炼形，用于养生保健、防治疾病。从武术及修真的角度，有六大专修功，笔者将另拟专书介绍，故此处从略。

峨眉丹道医药养生学派的学术体系认为，峨眉十二庄是从导引炼形开始，通过强健四肢百骸、"筋骨皮"的外部导引练习，逐步进入到强壮脏腑及"精气神"的内部练习。脏腑小炼形则正好相反，是通过音符唱诵、呼吸吐纳为主的练习方式，直接调炼人体内部的五脏六腑及"精气神"，进而由内达外，强健外部四肢百骸及"筋骨皮"。峨眉十二庄与峨眉脏腑小炼形的修炼方法，充分体现了人体是一个有机的整体，内部精气神、五脏六腑与外部的筋骨皮、四肢百骸是一个不可分割且息息相关的整体，这样内外兼修、形神并练的方式才是一个完整的、系统的炼养医学模式和体系。

峨眉脏腑小炼形分为正功与功后导引两部分，功后导引是针对相应脏腑的导引按跷术，一般每个脏腑小炼形的功后导引有2～3个导引按跷术。正功部分主要以坐式练习为主，针对每个脏腑都有两个专门的特殊"音符"（肾脏除外），通过大声诵读音符，逐渐过渡到按照特殊旋律唱诵音符，乃至最终达到"观音""默诵"音符的境界，这种练习方法将呼吸吐纳、发声吐音、存想观音以及调身、调息、调神等高度融为一体，是独具特色的传统导引术，且功效显著。也可以说峨眉脏腑小炼形才是真正的、专业的五脏、五音疗法。

这种脏腑音符的唱诵方法，实际上是脏腑小炼形的高阶练法，并不适合初学者，所以在所有关于脏腑小炼形的著作中，都只是介绍和讲述了音符配合呼吸念诵的方法，对于唱诵的方法几乎是只字未提。脏腑小炼形音符唱诵的方法，据笔者所知，只有杨凯老师真正地掌握了这种方法。当年周潜川先生在给学生们讲授和唱诵音符时，杨凯老师便用传统"工尺谱"的方式将其完整地记录下来，后来杨老师也曾教我"工尺谱"，可惜至今未能学会，只是跟着老师学会了音符的唱诵方法而已。当年并没有录音、录像，如果杨老师不懂乐谱记录，这些音符的唱诵方法可能就真的成"绝响"了。后来经过多年练功和教学的实践及研究，并在音乐专业人士的帮助下，并经过徐老及李国章、杨凯等多位老师审定之后，才在2011年笔者的首部专著——《五脏的音符——中医五脏导引术》一书中首次公开。

（二）峨眉脏腑小炼形参考书目

1. 周潜川撰《气功药饵疗法与救治偏差手术》（1959.8）

峨眉脏腑小炼形，首度公开于周潜川先生《气功药饵疗法与救治偏差手术》一书，有关该书的介绍详见前述。书中第四章第三节"静功"部分，除了讲述周天搬运法、归一清静法两种保健功法外，还介绍了：

心脏病的练功方法（即心脏小炼形）；肝脏病的练功方法（即肝脏小炼形）；脾脏病的练功方法（即脾脏小炼形）；肺脏病的练功方法（即肺脏小炼形）；肾脏病的练功方法（即肾脏小炼形）；胃病的练功方法（即胃腑小炼形）；睡功练法与适应证（即睡功小炼形）。

2. 周潜川讲授，李国章、杨凯整理《养生学讲习班讲义》（1961.1）

在周潜川讲授，李国章、杨凯整理的《养生学讲习班讲义》一书中（该书介绍详见前述），在第三课"第五节 小炼形法"中对峨眉脏腑小炼形进行了讲解，与《气功药饵疗法与救治偏差手术》一书中的相关论述相比，更侧重于临床实践与运用，所以每个小炼形都对适应证、禁忌证、盘腿法、握手法、吐纳法、意守法、按跷导引法、服饵法、动功配合法等分类进行讲述，并且在《气功药饵疗法与救治偏差手术》一书所介绍的小炼形功法之外，增加了三种小炼形功法：月经不调、五色带下练功方法（即女丹斩赤龙小炼形的一部分）；遗精症练功法（即男子斩白虎小炼形的一部分）；小肠病练功方法（即小肠腑小炼形）。

3. 傅伟中著《峨嵋临济气功——动静相兼小炼形与峨嵋十八法》（1991.4）

傅伟中著《峨嵋临济气功——动静相兼小炼形与峨嵋十八法》一书，于1991年4月由北京体育学院出版社出版发行。该书也较为详细地介绍了部分峨眉脏腑小炼形功法，但基本上没有超出《气功药饵疗法与救治偏差手术》和《养生学讲习班讲义》二书讲述的内容。虽然增加了"十二指肠溃疡病小炼形"一项内容，却将小肠病小炼形与十二指肠溃疡病小炼形的口诀颠倒误用，需要注意。

4. 张明亮著《五脏的音符——中医五脏导引术》（2011.1）

张明亮著《五脏的音符——中医五脏导引术》一书于2011年1月由学苑出版社出版发行，全书10万字，配有功法演示照片，以及由张明亮唱诵、吴辰越作曲的专属"五脏养生乐"。

《五脏的音符——中医五脏导引术》一书为"中医导引术系列读本"的第一部著作，其中关于峨眉脏腑小炼形的内容计划分为两部专书，即《五脏的音符——中医五脏导引术》（已出版）、《脏腑的律动——中医脏腑导引术》（讲述其他脏腑小炼形，待出版），该系列共拟出版9部专著，现已出版3部。

《五脏的音符——中医五脏导引术》是目前为止对"峨眉五脏小炼形"最为详尽和

系统的专著，书中论述了声音与养生、五音入五脏、导引的姿势、手势以及五脏每一脏的音符、养生乐、手印、导引法、功后导引、其他导引术的配合、保养要穴、食物推荐等。截至目前，该书已重印多次，而五脏养生乐则流传更为广泛（其中的五脏养生乐可以在互联网下载）。

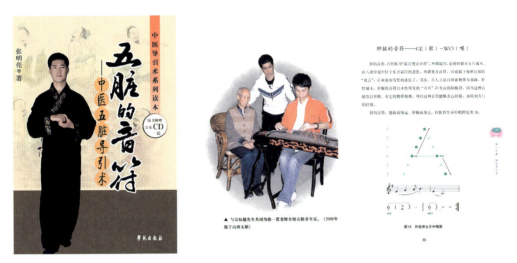

《五脏的音符——中医五脏导引术》封面、彩页及内文，中间彩页为张明亮和吴辰越于2008年向徐老做现场五脏养生乐的唱诵与演奏时的情形

（三）峨眉脏腑小炼形系列功法

根据峨眉丹道医药养生学派的学术体系，峨眉脏腑小炼形是一套完整且独具特色的系列导引功法，但由于种种原因，有部分小炼形功法至今尚未公开过，其脏腑音符的唱诵方法就更无人知晓了。在各位老师的指导下，我们对此做了一次系统的整理和分类，拟另作专著进行介绍，初步整理的峨眉脏腑小炼形系列功法包括：五脏小炼形（肝、心、脾、肺、肾）；六腑小炼形（胆、胃、肠、膀胱、胰、脑）；对症小炼形（月经病、遗精症、风湿症、高血压症、低血压症、失眠症等）；辨证守窍法（气虚阳虚、血虚阴虚、三阳为病、三阴为病、五脏为病、六腑为病、肝脾并病、脾肾两虚等）；吐纳字诀法（嘶字诀、嘿字诀、嘘字诀、噻字诀、吽字诀、哈字诀、呸字诀、吹字诀、唏字诀、嗳字诀）。

四、分经候脉法——检查全身20部气脉的"遍诊法"

徐老日志中记录，3月27日到周潜川医师处首诊时，周医师为他进行了全身气脉检查。

古代中医脉诊传承中，有"三部九候"的"遍诊法"，需要在患者全身多处进行诊候，而不仅仅是在患者手腕部的寸、关、尺进行诊脉。这种诊脉的方法，早在《黄帝内经》中就已明确记载，并十分强调天、地、人三部合参。张仲景在《伤寒论》中也曾批评过"按寸不及尺，握手不及足"的不合理现象。但是，"全身脉诊"的方法，不仅复杂、费时，对医者的水平要求甚高，必须有师承的系统传承，加上自身多年的临床实证，才能够在实践中运用自如，故现在已很难得见而不绝如缕了。

周潜川先生所传承的峨眉丹道医学中，至今依然保存着一套完整的"全身二十部脉"的诊候方法，比《黄帝内经》《伤寒论》中所载更加精细，不仅"握手""及足"，而且按照十二正经、奇经八脉进行"分经候脉"。不过，这种脉诊的方法，除了必需具备的医学知识之外，还需要医者有"静功"的修养，便于"凝神""评脉"；还要有"动功"的基础，便于运用特定的手法"持脉""测脉"；还要有"经穴"，尤其是特定的"经外奇穴"的传承与认知，便于"分经""定穴"……峨眉丹道医学中"全身二十部脉"分经候脉法包括：

太渊脉第一　　　　　神阙脉第九
离经脉第二　　　　　育婴脉第十
守灵脉第三　　　　　竿珠脉第十一
趺阳脉第四　　　　　庚金脉第十二
人迎气口脉第五　　　吏仓脉第十三
青龙脉第六　　　　　水槽脉第十四
太冲脉第七　　　　　督脉第十五
龙曜脉第八　　　　　冲脉第十六

带脉第十七　　　　　阴阳维脉第十九

任脉第十八　　　　　阴阳跷脉第二十

相关详细内容，笔者将另拟专著介绍。

徐老日志中提到的周医师首诊时给他进行的"检查全身气脉"，就是指上述的脉诊方法。这一点在1958年4月9日周潜川先生给徐一贯亲笔所书的医案中，可以得到证实，详见前述徐一贯1958年4月10日的日志及"周潜川亲笔医案赏析"。

关于分经候脉法，因为属于专业的医学内容，过去又属于门内秘传，需要术者对峨眉十二庄及峨眉天罡指穴法特别熟悉（因为不同的部位和经脉需要用专门的手法进行候脉），还需要对全身经络、穴位，尤其是峨眉秘传的"奇穴"了如指掌，因此需要老师口传身授并经临床实践验证，才有可能真正掌握。

五、其他各派秘传导引术名录

根据徐老及李、杨等师的讲述，周潜川先生在20世纪30年代末到50年代初，由于种种殊胜的因缘，除了跟随永严法师、黄子箴大师学习佛、道、丹医、导引之外，曾遍访四川各地，得到当时许多名家、大师的指点和传授，再加上后来几位老师，尤其是徐一贯先生，勤于记录、笔耕不辍，因而留下了大量的珍贵资料，仅仅在导引术方面，就传承了许多濒于失传的各派导引术，经粗略整理有如下内容，其中部分内容我们已经整理出版，但大部分尚在整理过程中：少林达摩易筋经十二式；武当太极功九圈十三式；青城二十四节气导引术；华山十二睡功导引术；茅山六字诀；太阳宗火龙功；黄庭丹医导引；藏密瑜伽金刚亥母拳法；丹道秘传小导引。

第七章

丹医奇穴录

"就医日志"中相关奇穴介绍

传承国粹　满腔热忱　扶危济困　竭尽所能

丹医导引录

徐一贯就医周潜川日志录

在峨眉丹医学中，经络腧穴学是最基础、最重要的内容，如西医的解剖学、生理学一般，是学好中医理法、练好导引气功、掌握针灸推拿等的必要基础。同时本派先贤经过毕生研修、历代传承，对于经络腧穴秘传有系统而独具特色的认识，并以经穴歌诀的形式流传，后被周潜川先生辑为《丹医语录·针灸大法品》在门内学习。

峨眉丹医派秘传《丹医语录·针灸大法品》的法本，笔者得自于已故著名针灸大家、中医新九针疗法创始人、原山西中医研究所副所长、山西针灸研究所首任所长师怀堂主任医师，之后又请徐一贯、杨凯、李国章诸位老师对法本进行了核校与讲解，有关情况请参阅拙作《九针从师录——师怀堂针灸临床带教纪实》。笔者在此基础上，对十二正经、奇经八脉以及所有经穴，尤其是峨眉派秘传的108奇穴重新进行了整理、校勘和补释，辑为《丹医经穴秘录》，作为弟子、门人、学生学习之蓝本。

徐老"就医日志"中，尤其是在记录按跷、小导引以及导引功法时，对经穴多有涉及，有关经穴可参考相关书籍，此处仅摘录"就医日志"相关的部分经外奇穴及本门特定穴，以供参研。

一、頞中穴

鼻子是面部最突出、最中心、最高的器官，犹如平原之上的山岳，所以古人将鼻子称为"山"或"山岳"，而位于鼻子根部的穴位被称为"山根"，古导引术中则传有灌溉山岳、俯按山源等功法。此外，在《小儿按摩经》中还可用于望诊，诀曰："山根若见脉横青，此病明知两度惊，赤黑因疲时吐泻，色红啼夜不曾停。"

祖窍者，全身关窍之祖也。此穴为众多经脉出入交会之所，同时又为人体元神出入之处，是修炼中的一处重要关窍，佛家禅修所说的"慧中"、道家修炼的"安神祖窍"，都以此处为修炼密钥。但需有系统的传承及师授方可修习，绝不可望文生义、自行瞎练！

頞中穴为峨眉内功导引按跷术中常用的经外奇穴，取该穴常用峨眉天罡指穴法中的凤钗劲、蛇头劲等。頞中穴，也是峨眉丹医派"分经候脉法"中候诊督脉的重要部位，候诊常用的手法为离经劲、通天劲。

颃中穴，主治癫痫、角弓反张、羊鸣大风、面风如虫行面上、卒然中风、多睡、健忘、心中愦愦、口噤、猝倒不知人、阳黄疸等。

二、所闻穴

所闻穴，为经外奇穴，又名听宫、窗笼、耳孔等，穴出《丹医经穴秘录·经外奇穴一百零八·所闻穴第五》，诀曰：

    所闻奇穴耳心中，芦管灸之三壮通；
    统治蝉鸣聋病者，灵磁配合铁钉工。

所闻，也就是"闻之所"的意思，是指主管"听"即"闻"的重要所在，这个穴位位于耳心深处，主管听力，故称之为"所闻"。

听宫，宫，既有宫殿、场所的意思，又有"五音"之首"宫音"的含义，本穴是主管"听力"、分别"五音"的重要所在，故名"听宫"。

《黄帝内经》的相关章句，可以帮助理解上述穴名：

《素问·气穴论》：耳中多所闻二穴。

《素问·气府论》：手太阳脉气所发者三十六穴……耳中各一……

《灵枢·根结》：少阳根于窍阴，结于窗笼。窗笼者，耳中也。

《灵枢·刺节真邪》：岐伯曰：刺此者，必于日中，刺其听宫，中其眸子，声闻于耳，此其腧也。

所闻穴，位于耳孔之内、耳心之中。主治耳无所闻、目无所见（《灵枢》）、耳鸣、耳聋、失眠、多梦等症，以及练功引起的气不归元，龙雷之火妄升等。例如：在坐功中如果出现前后摇摆（任督不调的水火病），左右摇摆（肝肺不和的龙虎病），昏沉（阳不足），气机盘旋在脑不下，九窍漏气等。

所闻穴，为丹道九大奇穴之一，是心经与小肠经、肾经、肺经、脾经、肝经，阴阳气机流注交会之处，也是三阴三阳经真气由浮支入里支的总关窍，乃大、小导引术调伏龙雷之火必取的要穴。古导引术中的鸣天鼓、拔耳等均与之有关。

因所闻穴位于耳心深处的"海底"，与一般"穴位"有所不同，更类似"空窍"的微妙作用，非普通的针、灸疗法所能及，故而丹道医家有专门的导引术，运用"通天劲"等内功按跷手法专取所闻穴，非精通内景功夫的气功者不能知此也，亦系丹道家秘传而不可轻率得闻之绝技也。此外，丹道医家尚有采用芦管灸，或施灵磁、铁钉疗法，盖异曲同工之妙也。

运用峨眉天罡指穴法中的通天劲导引所闻穴的具体方法介绍如下。

患者正坐。术者立于其背后，两脚分开站立；两膝微屈呈高马步，两臂抬起，两手用"通天劲"，将中指伸入患者两耳孔内，手心向下；两掌慢慢外翻成掌心向前，然后再慢慢内翻成掌心向内，同时两中指顺势"深入"患者耳心深处，以取所闻穴；然后，术者两手之中指运用"蛹动劲"并发动内功，动作要细微、轻巧，使患者听到耳内"叮咚"作响为度；最后，术者将两手中指蓦然向外拔出，使患者耳内"轰"然一响，犹如雷鸣。并有相关口诀曰：

琴师旷瞽指通天，蛹动悠悠拂管弦。
八品清音先合奏，黄钟后响所闻间。
路阻河车运不通，通天劲取所闻中。
昏沉八触浑如醉，城郭修完趁顺风。

在取所闻穴时，当中指插入耳心后，有的病人耳心有一种潜在的吸力，将中指向内吸拉，这种现象多见于肾虚、肾有湿热、阴虚火旺这三类患者。遇到这一现象时，即把中指拔出，再配合平指劲拔耳法，将耳壳天城穴（耳尖）与地郭穴（耳垂尖）上下拿捏在一块，一松一拿，反复数次。此时拇指与食指要顶住耳门，用的是脆劲，拿捏以耳内有风雷之声为度。再改用剑快，以中指顶住耳窍，拇指、食指拿住耳壳，前后摆动数次，使耳内"叮咚"作响为度。

以上手法，非不得已时，不能单独使用，因中指属心包，术者心阳容易耗散，且心包属火脏，体阴而性阳，感触灵敏，操作当中，用劲愈轻灵小巧，则感触愈大，过重则会伤人。

三、太阳邃

太阳邃，为经外奇穴，又名三阳邃，穴出《丹医经穴秘录·经外奇穴一百零八·太

阳邃第七》，诀曰：

太阳邃在两肩头，八寸长针绕阁楼；

左手黄钟寻律动，三阳气郁不需愁。

该穴位于两肩上，由肩峰至颈根部内二分之一处，皮下有三根大筋，最上是太阳，中为阳明，下为少阳，故称为三阳邃，因最先触到的是最上面的太阳筋，所以也称为太阳邃。邃，是深远的意思，这个穴位在导引时需要运用"平指劲"或"龙衔珠劲"将手指插入肩部深处，然后将三条筋拿提滚转，故名。诀曰：

三阳邃处口衔筋，滚转拿提慎重轻。

平指交偕刚劲变，三阴脉络取须清。

太阳邃，主治外感风寒湿邪、肩臂痛痹、手不能举、落枕、三阳气郁、颈椎病、感冒、头痛、头皮酸麻、眩晕、口眼歪斜等。

四、琵琶穴

琵琶穴，为经外奇穴，又名四尺弓，穴出《丹医经穴秘录·经外奇穴·遗珍部·琵琶穴》，诀曰："琵琶奇穴四尺弓，锁骨头上隔五分。"该穴，在颈前两侧，近锁骨内侧端缺盆上（胸锁乳突肌内缘），由下而上排列，每五分远一个穴，即四、尺、工三穴，左右共六穴，总名为琵琶穴。按之酸麻胀感觉直达手肘内上沿、虎口、手食指、乳旁、腋下。

琵琶穴，主治胸胀满疼、咳逆、气短、肩背疼、便秘等症。

取穴时，先取"四"穴，令患者向对侧转头露出大筋，再行取穴，以一指禅插入锁骨上窝，摸到有根细筋，轻轻拨动数下，胸侧腋前及肩臂部有酸麻胀的反应，直达指尖。再向上顺次用食指点取"尺"穴、"工"穴，也有相同的反应，但以尺穴较明显。诀曰：

阴阳出入缺盆中，指拨琵琶四尺弓；

项胀胸疼兼噎气，膏肓配合立时松。

五、膏肓俞

膏肓俞，为经外奇穴，穴出《丹医经穴秘录·经外奇穴一百零八·膏肓俞第五十七》。诀曰：

> 膏肓奇穴九之一，四椎之下三寸依；
>
> 羸瘦虚损及百病，无所不治效堪奇；
>
> 时师误收膀胱经，应归奇穴遵丹医。

膏肓俞穴，世传医经皆将其归入膀胱经，按照峨眉丹医派的传承，膏肓双穴乃人身九大奇穴之一，不应归入膀胱经，当从《九灵针经》之传而去之，应归入经外奇穴。

膏肓俞穴，位于背部第四椎胸下两旁相去各3寸，平第四胸椎棘突下，督脉旁开3寸，于肩胛骨脊柱缘，两手抱肘，俯伏取穴。主治肺痨、咳嗽、气喘、吐血、盗汗、健忘、遗精、完谷不化、肩胛背痛等。

历代医学文献中，关于膏肓俞穴的记载非常多，尤其是关于其主治病症的内容，种类非常多，例如：

《备急千金要方》：灸之无疾不愈。无所不治。主羸瘦虚损，梦中失精，上气咳逆，狂惑妄误。

《千金翼方》：无所不治，主羸瘦虚损，梦中失精，上气咳逆，狂惑妄误。

《外台秘要》：主无所不疗，诸羸弱瘦损，虚劳，梦中失精，上气咳逆，狂惑妄误。

《针灸聚英》：传尸骨蒸，发狂健忘，痰病。

《古今医统大全》：五劳七伤，诸病咳逆，痰火健忘。

《针方六集》：痈疽发背。

《循经考穴编》：骨蒸盗汗，吐血咳血，举重失力，四肢倦怠，目眩头晕，脾胃虚弱，噎膈翻胃。

《类经图翼》：胎前产后，背脊痛风劳，虚羸瘦损诸病。

《太乙神针附方》：诸虚百损，肺痿咯血，寒热往来。

《医宗金鉴》：健忘怔忡。

《采艾编翼》：劳伤积病。

《针灸逢源》：痰火噎膈，梦遗痼冷。

《古法新解会元针灸学》：诸奇症。

《新针灸学》：各种慢性病，支气管炎，胸膜炎。

《新编针灸学》：肋间神经痛。

《中国针灸学》：肺结核（痨瘵）。

膏肓，是传统中医学概念，"膏"是指心尖部位的脂肪；"肓"是指心脏和膈膜之间。古人认为"膏肓"这个特殊的部位是药力所不能及，这个部位如果有病是很难用药物治疗的。后来常用以形容病情严重到无法治疗的程度，也比喻事态严重，无法挽救，故有"病入膏肓"一词。

中医理论认为，"有诸内必形之于外"，"藏"在体内的五脏六腑，在体表的背部，尤其是足太阳膀胱经上都有与之相应的"反应点"，如膀胱经上的心俞穴、肝俞穴、脾俞穴、肺俞穴、肾俞穴等，其实就是心、肝、脾、肺、肾五脏在体表背部的反应点。既可以通过这些体表的反应点了解和诊断深藏在体内相应脏腑的功能状态，也可以通过针刺、艾灸、点穴、药物、刮痧、贴敷等方法刺激这些部位来达到治疗脏腑疾病的目的。

膏肓俞穴，就是膏肓的气血输注到背部的反应点，膏肓虽然深藏体内、药力不达、针灸难及，但是通过对其在背部的反应点——膏肓俞穴的刺激，可以起到诊断、治疗"膏肓"的作用。所以，切勿将膏肓与膏肓俞穴混为一谈。

对于膏肓俞穴医家大多采用艾灸、针刺的方法，其相关论述及文献已相当丰富。而丹道医家则在长期自我导引、禅修静坐的实践之中，逐渐摸索出针对膏肓俞穴的专门练功方法。比如峨眉派代表性功法峨眉十二庄中的"蛇行蛹动通臂劲"，峨眉五脏小炼形之肺脏导引术，少林派代表性内功功法少林达摩易筋经中的"倒拽九牛尾""九鬼拔马刀""出爪亮翅势"，八段锦中的"两手托天理三焦""左右开弓似射雕""五劳七伤往后瞧"，十二段锦中的"摇转辘轳"，峨眉伸展功的"肩肘式"等，这些功法动作的练习或多或少都与锻炼"膏肓"有关，部分甚至就是专门针对"膏肓俞"的锻炼功法。通过长期习练这些功法，可以有效刺激、运动膏肓俞穴，起到润肺宽胸、流通气血、伸筋止痛、消除疾病、强健身体等作用，并且对治疗和缓解心脏病、神经衰弱、背臂痛、肌肉萎缩，五劳七伤等相关病症具有较好的疗效。

六、尾闾关

尾闾关，又名阳跷关、太玄关，为练功重要关窍、周天"三关"的第一关。该穴出自《丹医经穴秘录·经外奇穴一百零八·尾闾关第六十六》，诀曰：

河车第一阳跷关，窍在尾闾二节间；

脊柱酸疼关阻路，金针导引运周天。

尾，为下端之意；闾，为聚集之意；此关位于脊柱下端、水气聚集之处，故名尾闾。关，为关窍、关隘，故称为关者，并非一点、一处、一穴，而是一片区域，所以尾闾关与尾闾穴、夹脊关与夹脊穴、玉枕关与玉枕穴并不完全相同。

尾闾关，位于尾闾骨倒数第二节间隙内。尾骶骨最下端为长强穴，骶部后正中线适对骶管裂孔处为腰俞穴，这两个穴位之间并包括两侧的会阳穴（尾骨端旁开0.5寸）之间的空间就是尾闾关。古人认为此处骨骼形如金鼎，乃阴阳之都会、修道之窍要也。在医学上，对于脊柱酸疼、背脊怕冷等，导引、针灸此处有很好的疗效。

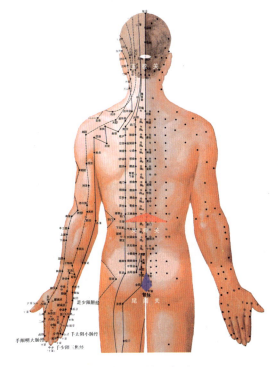

周天搬运三关示意图

七、夹脊关

夹脊关,又名辘轳关,为练功重要关窍、周天"三关"的第二关。该穴出自《丹医经穴秘录·经外奇穴一百零八·夹脊关第六十六》,诀曰:

肾俞双穴难复难,辘轳夹脊隘双关;

误教里支真气破,不死癫狂也久缠。

因位于脊柱两边、夹脊柱两旁,故名夹脊关。

辘轳,为古代的汲水装置。膀胱,主管人身后天之水;肾,主司人身先天之水;二者为表里关系,膀胱经与肾经交会于夹脊关之处,为先天、后天水交融、分离之处,所以将此处称为辘轳关,系练功、导引、养生之重要部位。

根据师传及笔者的实践体会与考证,认为夹脊关,位于腰部,是由命门穴、肾俞穴(双)、志室穴(双)与悬枢穴这6个穴位构成的三角形区域。

命门穴:位于第二腰椎棘突下,为督脉经穴。

肾俞穴:位于命门穴旁开1.5寸,属于足太阳膀胱经,左右各1个。

志室穴:位于肾俞穴旁开1.5寸,属于足太阳膀胱经,左右各1个。

悬枢穴:位于第一腰椎棘突下,属于督脉经穴。

八、玉枕关

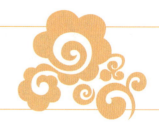

玉枕关,为练功重要关窍、周天"三关"的第三关。该穴出自《丹医经穴秘录·经外奇穴一百零八·玉枕关第十七》,诀曰:

玉枕旋下二三分,此是天梯末一程;

脑后风疼和气阻,两般病厄显神针。

玉，为贵重、坚硬之器物；枕，为仰卧着枕之处，真气运行至此处时难以通过，关如玉石或铁壁之坚硬，故名玉枕关。

玉枕关，是位于脑户穴与两侧玉枕穴之间的区域。由于每个人枕骨隆凸的形状不同，玉枕穴的具体位置各异，所以玉枕关的区域及形状也有不同。根据古人的说法，玉枕关大致可分为"品"字形、"一"字形、仰月形、偃月形4种类型。其具体位置位于脑后枕骨隆凸两侧，约督脉的脑户穴（脑户穴位于后发际正中线直上2.5寸，枕骨隆凸下缘凹陷处，属于督脉经穴）旁开1.3寸处的玉枕穴（属于膀胱经穴，左右各1个），但因每个人枕骨隆凸的形状不同而位置稍异。

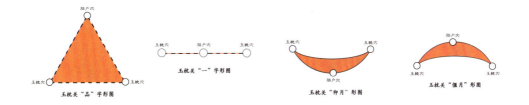

峨眉丹医派秘传"玉枕关"示意图

九、跗阳穴

跗阳穴，又名冲阳穴、会原穴。为足阳明胃经经穴。在跗上5寸骨间动脉应手处（在足跗上，解溪穴下，两股间动脉应手外陷中是穴），去陷谷3寸，仰足取之。此穴为胃脉之所过，为原穴。主治胃痛腹胀、不嗜食、口眼歪斜、面肿齿痛、足痿无力、脚背红肿、善惊、狂疾等。

在峨眉丹医派秘传的"分经候脉法"中，此穴为诊候胃气虚实的重要部位，在徐老"就医日志"中有多次记录。

第八章

名医名人录

"就医日志"中相关人物介绍

传承国粹　满腔热忱　扶危济困　竭尽所能

丹医导引录
徐一贯就医周潜川日志录

徐老在其"就医日志"中，曾涉及并记录了一些名医、名人，笔者选择了一些与徐老治病过程关系密切的人物做简要介绍，以便更好地了解本书所介绍的内容。

一、李翰卿（山西省中医研究所第一任所长、山西四大名医之一、伤寒大家）

李翰卿先生，是早期在山西给徐老治病的主要医师之一，尤其是徐老在1958年3月27日去北京就医于周潜川医师之前，时任山西省中医研究所所长。

李翰卿（1892—1972），名希缙，号华轩，以字行。山西省灵丘县上沙坡村人。舅父张玉玺乃当地有名的儒医。李氏自幼从其舅父学医习文，尽得其传。15岁时即能治疗一般的疾病，以后虽在当地小学任教，但每有闲暇即为人疗疾，以治病救人为乐，医名日增，求治者盈门。27岁时，由本县推荐到山西省立医学传习所（川至医专前身）应试，以第一名的成绩被录取。经过3年的寒窗苦读，他不但系统钻研了中医经典，对历代各家各派学说亦多有涉猎。1922年毕业，先后应邀在太原复成堂、体乾堂等处行医。35岁始独立开业，悬壶并州。李氏治病尤遵仲景，精于《伤寒论》《金匮要略》，喜用经方、小剂，每能救危难、起沉疴而得心应手。他不仅精于中医内科、妇科，而且对儿科、外科及老年病学方面亦研究颇深。为了启迪后学，李氏集平生治学《伤寒论》之心悟及临证经验，于1960年著成《伤寒论113方临床使用经验》一书，并计划撰写一部以中医各科疾病及症名为纲，病、证、方、药为目的临床医师必备工具书，笔记资料积累甚多，然终因诊务、政务繁忙，未能完稿。

李翰卿于1956年加入中国共产党，历任山西省总工会职工医院、太原市工人疗养院第二医院医务主任、副院长，山西省中医研究所所长。曾兼任山西省医药科学研究委员会副主任委员，太原中医研究会会长，中华医学会山西分会副理事长，山西省第一、第二、第三届人民代表大会代表和山西省政协第二、第三届常委、委员等职（摘录自人民卫生出版社2010年1月第1版《李翰卿伤寒讲义集要》)。

笔者敬慕和关注李翰卿先生及其学术成就,主要原因有以下几点:

(1) 在1958年之前,李翰卿先生是给徐老看病的主要医师,徐老的日志中也常提到先生之名。

(2) 杨凯、李国章两位老师(详见后述),均出生于中医世家,1957年于山西医学院毕业后,经过层层遴选,被选为研究生(当时选拔极为严格,一届只有5名),派往山西省中医研究所跟随名老中医学习。杨凯老师作为5人小组组长,主要跟随李翰卿先生、周潜川先生两位名医,李国章老师主要跟随周潜川先生学习。杨凯、李国章是笔者重要的两位老师,很早就从二位老师那里听到李翰卿先生之名了。

(3) 师怀堂老师是笔者的针灸老师,除了传授笔者针灸医学及九针技术之外,曾将其珍藏的李翰卿先生早年编写的《伤寒讲义集要》(内部油印本)传授予我,详见拙著《九针从师录——师怀堂针灸临床带教纪实》。

(4) 在2003—2005年,笔者曾多次应邀为北京中医药大学的学生举办培训班,先后讲授新九针疗法、峨眉天罡指穴法、少林达摩易筋经、峨眉五脏小炼形、六字诀等。那段期间,多次听到著名《伤寒论》大家、北京中医药大学刘渡舟教授早年曾数次带领学生到太原向李翰卿先生学习的事迹。

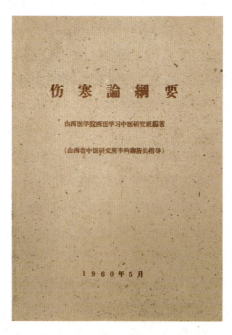

杨凯老师参与整理的《伤寒论纲要》(内部铅印本)

二、李渠（山西省中医研究所原副所长、针灸名家）

李渠先生，是早期在山西给徐老治病的主要医师之一，尤其是徐老在1958年3月27日去北京就医于周潜川医师之前，时任山西省中医研究所副所长。

李渠（1918—1978），男，汉族，出生于河南省沁阳县王村一中医世家。其父李隐园为清朝末年太医院太医，其伯父为河南新乡焦作地区的一代名医。李渠自幼受家庭医业的熏陶，早在1937—1942年间随父在天津学医时，就对中医药基础理论及针灸技术打下较深厚的基础。1945年，由二哥李盘（早年参加革命，时为河南省沁阳县第一任县长）介绍参加革命，在太行山革命根据地从事医疗救护工作。他在党的培养教育下，通过自己的努力，中医药学理论与技术有了进一步提高。尤其在跟针灸学权威朱琏的一段切磋交流之后，对针灸学理论有了新的领悟，针灸技术也得到进一步提高。与此同时还兼学了现代医药方面的知识和有关技术操作，为中西医结合进行医疗打下了基础。由于他工作努力，技术上不断进步，受到老乡、战士和首长们的好评，也得到组织的信任。1948年太行区党委调李渠到河南涉县太行区党委作医疗工作，同年10月又调他到华北人民政府哈里逊医院（河北平山县）任中医针灸大夫。1949年，被分配到山西省防疫大队，任副大队长，继为太原工人中医医院（系该机构曾用山西职工医院之名）中医部主任。1952年1月他调山西省级机关干部医疗院（又名山西省级机关公费医疗院）任大夫。1956年10月李渠同志受山西省委、山西省人民政府委托，负责筹建和成立山西省中医研究所及附属山西省中医院，并任命为山西省中医研究所副所长兼附属中医院长（摘录自中国中医药出版社2007年10月第1版《医苑英华——山西省中医药研究院、山西省中医院名医名家学术经验集成》）。

李渠先生当年代表山西省中医研究所亲自到车站迎接周潜川先生到所里工作，并曾多方面照顾周先生的工作和生活；而笔者的针灸老师师怀堂先生曾与李渠先生分别在山西省级机关公费医疗院及山西省中医研究所针灸科两个单位做同事多年。另外，明末清初一代大医、山西傅青主先生的《青囊秘诀》守拙堂秘本就是出自李渠先生家传。因为这些原因，所以笔者也比较早就开始关注李渠先生及其学术成果，通过多年的努力，搜集到李渠先生在 1962—1963 年之间内部发表的数篇学术论文，受益良多。兹将先生文章目录列出如下，以供参考。

《关于李渠大夫的验方》（共 102 首验方）；

《孔穴命名的浅说》；

《内经气穴的考查》；

《关于十六络中"胃之大络"的简述》；

《"深刺太阳穴法"治疗偏头痛》；

《人身方位》；

《人身名位》；

《"印堂"透"鱼腰"治疗眉棱骨疼》。

三、师怀堂（山西省直机关医院针灸科主任、针灸大家、新九针疗法创始人）

师怀堂先生，是早期在山西给徐老治病的医师之一，尤其是徐老在 1958 年 3 月 27 日去北京就医于周潜川医师之前，时任山西省直机关医院针灸科主任。

师怀堂（1922—2012），山西长子县人。主任医师、教授，山西省针灸研究所创办人、首任所长。中医新九针疗法创立人、中医新九针针具发明人，当代著名中医及针灸专家，首批享受国务院特殊津贴专家。曾任卫生部医学科学委员会针灸针麻专题委员会委员、中国针灸学会理事、山西省针灸学会理事长、山西省中医学会副理事长、山西省中医药管理局顾问、山西省政协委员等。

师怀堂，早年随家兄学医，1946 年出任长子县第一联合诊所所长。1953 年毕业于卫生部针灸实验所后，返回山西任山西省省级机关公费医疗院针灸科主任。1973 年起，先后在芮城、昔阳等地插队行医，并曾担任昔阳县医院副院长。1978年调山西省中医研究所，历任针灸科主任、副所长等。1984年创办山西省针灸研究所，任所长、主任医师。1991年正式离休。1997年再次创办山西怀堂九针研究所，任法人、所长。2009年被山西省针灸协会授予"针灸泰斗"荣誉称号。

师怀堂教授从事中医针灸临床治疗与研究工作60余年，他在以《黄帝内经》为代表的古九针的基础上，结合临床及现代科技，创立了中医新九针疗法，发明了中医新九针针具。这一研究成果于1983年通过科学鉴定，并被国内外广泛运用于临床，疗效可靠，救人无数。著有《中医临床新九针疗法》《实用针灸学》等，发表"九针的继承发展与临床应用"等100多篇论文。

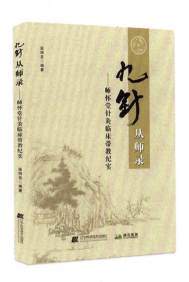

《九针从师录——师怀堂针灸临床带教纪实》封面

关于师怀堂教授的生平简历、学术思想与九针技术，以及笔者从师学习针灸的缘起、经历等，另请参阅拙作《九针从师录——师怀堂针灸临床带教纪实》（辽宁科学技术出版社2022年6月第1版）。

该书是笔者在2022年6月作为师怀堂老师诞辰100周年暨逝世10周年的一份献礼而专门写的一本专著。

关于徐老与师老两位先生，虽然早年即已相识，但由于经历过"文革"的特殊时期，加上受"周潜川案件"的牵连与影响，两人一度中断联系数十年。2004年，笔者无意间知道二老竟然是"老相识"，便搀扶着师老去徐老家看望，师老还特意将自己主编的《中医临床新九针疗法》一书签名送予徐老，二老相见，可谓是感慨万千。

四、施今墨（近代中医临床家、教育家、北京四大名医之一）

提起施今墨先生，在中医界可谓大名鼎鼎、无人不知。

根据徐老的讲述及"就医日志"的记录，他在1958年初刚到北京诊治疾病期间，曾因牙齿的问题到北京医院口腔科诊治数次，并在朋友的帮助下，挂了在北京医院出诊的著名中医师施今墨先生的门诊号，但因当时已在周潜川医师处就诊一段时间，并已略有疗效，就没有再服用施今墨医师的中药，以免混乱。但正如徐老在赠予我的施今墨先生《精气不散、脏腑不损，抗老强身药方的说明》（1959年4月，内部蓝印稿）末尾亲笔所书"一九五八年春，我在北京医院请四大名医之一施今墨先生诊治痼疾，遇杜任之同志介绍我到周潜川医师处治病见效。初次认识施今墨老中医后，关心他的学术进展"。所以当年施今墨先生的诊治意见及处方，徐老都比较详细地记录下来了。现根据徐老讲述及其他笔记本的相关记录，将施今墨先生的诊治意见及处方整理如下，以便参考学习。

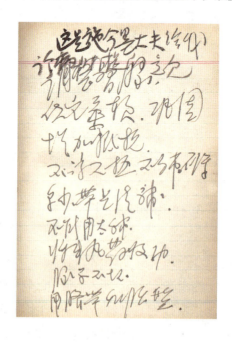

第八章　名医名人录——"就医日志"中相关人物介绍

这是施今墨大夫给我诊病时提的意见：

调整督脉，使它柔软；

巩固、增加抵抗力；

不凉、不热，不补、不泻；

多少带点清补，不能用太补；

将来丸药收功；

脑子不坏，用脐带和胎盘。

施今墨先生处方如下：

白蒺藜 3钱	沙蒺藜 3钱	川续断 炒, 3钱	川杜仲 炒, 3钱
鹿角胶 另烊，分2次兑服, 3钱	金毛脊 酒炒, 5钱	山萸肉 炒	破故纸 2钱
菟丝子 4钱	瓦楞子 6钱	乌贼骨 5钱	酒当归 3钱
何首乌 4钱	炙甘草 1钱		

8剂，分2次服。

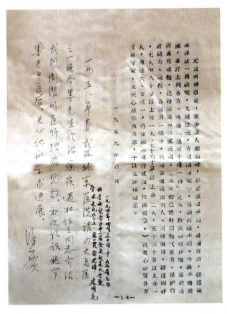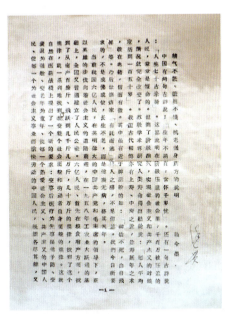

徐老赠予作者的施今墨先生早期作品内部蓝印稿，篇首有徐老亲笔签名，篇末有徐老亲笔所书及笔者受赠时写的记录

五、巨赞法师（中国佛教协会副会长、一代高僧）

巨赞法师，当代爱国高僧和佛教领袖。

根据徐老讲述及相关资料记载，巨赞法师在 20 世纪 50 年代末，经友人介绍得识周潜川先生，并对周先生所传承的峨眉临济宗、丹道医药养生学以及周先生的学识十分敬仰，随后利用业余时间跟随周先生学习。周先生受聘到山西工作后，巨赞法师也曾数次来山西学习。期间，也曾给徐老作导引、按跷、点穴、用药治病等（参见本书就医日志录·关于强直性脊柱炎·1961 年 3 月 9 日病情小结），徐老也多次为巨赞法师安排在山西的食宿以及交流心得等等。

20 世纪 80 年代，巨赞法师及其学生傅伟中先生对峨眉内功导引在社会上的普及推广做出了巨大贡献，并有系列著作出版。详请参阅本书"内功导引录"。

六、杨凯（周潜川两名研究生之一、入室弟子、名老中医）

杨凯，是周潜川先生仅有的两名研究生之一、入室弟子。徐老当年在周潜川医师处就医治病时，尤其是周先生受聘到山西工作之后，杨凯老师常侍诊于周先生左右，既是周先生的得力助手，又常帮徐老点穴、按跷、导引等。杨凯老师也是笔者中医临床最重要的老师，关于笔者师从杨凯老师的经历及传授，已在整理之中，计划出版相关专著，在此仅将杨老师生平简历介绍如下。

杨凯（1926—2008），山西沁源人。山西建设机械厂医院原院长、主任医师，名老中医，临床中医药家，杨氏家传中医第五代传人，峨眉丹医养生学派第十三代传人。

杨凯出生于中医世家，自幼即随祖父及父亲学医，19岁即开始独立行医。1954年又考入山西医学院卫生系系统学习了西医。1959年毕业后，被医学院推荐为首批"西医学习中医"的研究生，并被选派至山西省中医研究所，拜伤寒名家、山西中医研究所李翰卿所长及峨眉丹医大师周潜川两位名老中医为师，学习和继承他们的学术经验。1965年由于国防建设的需要，被调到山西建设机械厂工作，直至离休。

在山西省中医研究所工作期间，他不仅向李翰卿老先生学习《伤寒论》及其临床运用，同时还跟随周潜川先生系统学习了丹道中医、玄门大小丹药、峨眉十二庄大小炼形、盘龙针法、天罡指穴法内功导引推拿等达5年之久。曾随周先生一起上峨眉、访名师、寻草药、炼丹药以及讲学、治病、整理书籍医案等，协助周潜川先生整理《气功药饵疗法与救治偏差手术》《峨眉天罡指穴法》等，并与李国章等共同协助整理了《养生学讲习班讲义》等。

杨老师家学渊源、学贯中西，治学严谨、不尚虚玄、注重实践，一生救人无数，有着极其丰富的临床经验。曾整理《周潜川学术经验临床运用》《斩鬼丹等药治愈肝硬变一例报告》以及《峨眉草药简辑》《老中医经验选编》等（此文摘录自拙作《九针从师录——师怀堂针灸临床带教纪实》）。

关于徐老与杨凯老师两位先生，虽然早年即已相识，但由于经历过"文革"特殊时期，加上受"周潜川案件"的牵连与影响，两人之间的联系一度中断。直到2005年2月14日，恰值正月初六，笔者陪同徐老夫妇二人一道驱车去杨老师家中贺节，徐老夫妇二人与杨老师夫妇二人从1964年离别之后，时隔40年而再度重逢！

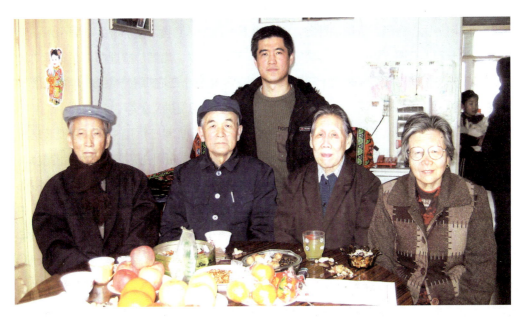

2005年春节过后，笔者（后排中）陪同徐老夫妇（前排左一、三）去看望杨凯老师夫妇（前排左二、四）

七、李国章（周潜川两名研究生之一、入室弟子、名老中医）

李国章，是周潜川先生仅有的两名研究生之一、入室弟子。徐老当年在周潜川医师处就医治病时，尤其是周先生受聘到山西工作之后，李国章老师常侍诊于周先生左右，既是周先生的得力助手，又常帮徐老点穴、按跷、导引等。李国章老师也是笔者中医临床最重要的老师，关于笔者师从李国章老师的经历及李老师的传授，也已经在整理之中，计划出版相关专著，在此仅将李老师生平简介如下：

李国章（1934—2016），河北易县人。山西省中医研究所原副所长、主任医师、教授。血液病专家、名老中医、峨眉丹医养生学派第十三代传人。

李国章出生中医世家，幼年即随父学医，父亲系当地名医。1954年考入山西医学院，1959年毕业后被推荐为首批"西医学习中医"的研究生，与杨凯老师等一起被选派至山西省中医研究所，继承名老中医的学术思想与经验。李即拜丹医大师周潜川先生为师，学习丹医、丹药、气功、针灸，以及峨眉十二庄、武当太极功等大小导引术。曾随周先生一起上峨眉、访名师、寻草药、炼丹药以及讲学、治病、整理书籍医案等，协助周潜川先生整理出版了《峨眉十二庄释秘》（见《峨眉十二庄释密》1960年第1版）、《养生学问答》，还与杨凯等一同协助整理了《养生学讲习班讲义》等。

李老师家学渊源、学贯中西，具有丰富的临床经验，尤其在运用中医治疗血液病方面造诣尤深，直至去世前几天，仍工作在临床第一线，故深得医院及广大患者的爱戴。获全国500名名老中医药专家、山西省名老中医、优秀医药卫生工作者等称号，曾先后担任山西省中医研究所副所长、海南三晋医院院长、山西省中医管理局高级顾问、中国中西医结合学会血液病专业委员会委员、山西省气功科学研究会副理事长、世界医学气功学会理事、山西省抗癌协会血液肿瘤专业委员会委员等。著有《实用血液病手册》《气功治疗二十九种慢性病》以及《中西医结合治疗再生障碍性贫血16例观察》《中医治疗白血病浅见》《谈谈气功疗法》《峨眉气功——临济宗功法探讨》《气功治疗慢性病的理论基础》等（此文摘录自拙著《九针从师录——师怀堂针灸临床带教纪实》）。

第九章

儒医集验录

传承国粹　满腔热忱　扶危济困　竭尽所能

丹医导引录
徐一贯就医周潜川日志录

徐一贯先生，阅读广泛、博览群书，同时还有摘抄古籍文献原文、剪贴报纸、收藏书刊等的良好习惯，一生笔耕不辍，给后人留下了极其丰富的文化遗产与宝贵资料。多年来，我从这些资料宝库中，逐步搜集、整理出有关中医、气功、养生、健康方面的一大批资料，本章仅摘录有关"儒医集验"的一部分资料，故名"儒医集验录"。

这部分内容，大多摘录自古代名人、大儒的相关著述之中，而这些名人、大儒大多并不是以医出名或以医为业，这些著述也大多不是医学、养生的专著、名著，因而真正学习中医、养生的专业人士反而很少知道这些人或著述，所以我们专门摘录了这部分内容，供大家学习参考之用。

本章内容，徐老大多摘抄自古籍文献，所以断句、标点符号等难免有错漏之处，我们仅对明显错漏之处作了修改之外，其余部分尽量保持徐老笔记的"原貌"。为了读者阅读方便，我们对相关作者、著述做了简要的介绍，并给原文加注了小标题，摘录文章内的专业内容，尚待临床验证，所以读者需要在专业医生或人士的指导下再行试用，切记自己胡乱使用，特此说明！

一、摘抄宋代周密《齐东野语》经验方

摘抄宋代周密《齐东物语》经验方

周密（1232—1298或1308），字公谨，号草窗，又号霄斋、蘋洲、萧斋，晚年号弁阳老人、四水潜夫、华不注山人。祖籍山东济南，吴兴（今浙江湖州）人。宋末元初词人、文学家、书画鉴赏家。《齐东野语》为周密所著的一部笔记类著作。

徐老所摘录的经验方三则原于《齐东野语》卷四。小标题为笔者所加。

1. 喉闭

喉闭之疾，极速而烈。前辈传帐带散，惟白矾一味，然或时不尽验。辛丑岁，余侍亲自福建还，沿途多此证，至有阖家十余口，一夕并命者。道路萧然，行旅惴惴。及抵南浦，有老医教以用鸭嘴、胆矾研细，以酽醋调灌，归途恃以无恐，然亦未知其果神也。及先子守临汀日，铃下一老兵素愿谨，忽垂泣请告曰："老妻苦喉闭，绝水粒者三日，命垂殆矣。"偶药笈有少许，即授之，俾如法用。次日，喜拜庭下云："药甫下咽，即大吐，去胶痰凡数升，即瘥。"其后凡治数人，莫不立验。然胆矾难有真者，养生之家，不可不预储以备用也。

2. 熊胆

熊胆善辟尘。试之之法，以净水一器，尘幂其上，投胆粟许，则凝尘豁然而开。以之治目障翳，极验。每以少许净水略调开，尽去筋膜尘土，入冰脑一二片，或泪痒，则加生姜粉些少，时以银筋点之，绝奇。赤眼亦可用，余家二老婢，俱以此奏效。

3. 足疡

辛酉夏，余足疡发于外臁，初甚微，其后浸淫。涉秋徂冬，不良于行。凡敷糁膏濯之剂，尝试略遍，痛痒杂作，大妨应酬。一日，友人俞和父见过，怪其蹒跚，举以告之。和父笑曰："吾能三日已此疾。法当先以淡虀水涤疮口，挹干；次用《局方》驻车丸研极细，加乳香少许，干糁之，无不立效。"遂如其说用之，数日良愈。盖驻车丸本治血痢滞下，而此疮亦由气血凝注所成。医者，意也。古人处方治疾，其出人意表如此丸。其后莫子山传治痢社僧丸，亦只是一味药，用有奇验，亦此意也。

二、摘抄元代陶宗仪《辍耕录·论脉》

摘抄元代陶宗仪《辍耕录·论脉》

陶宗仪（1329—约1412），字九成，号南村，台州黄岩人。元末明初文学家、史学家。自幼刻苦攻读，广览群书，学识渊博，工诗文，善书画。

《南村辍耕录》简称《辍耕录》，是元代文学家陶宗仪创作的一部有关元朝史事的笔记，共30卷，585条，20余万字。

《南村辍耕录》为历史琐闻笔记，以元代为主，宋代为次，有的是陶宗仪所见所闻，有的是摘抄前人史料，作考证辨伪，所以《辍耕录》保存了丰富的史料。特别是宋元两朝的典章制度、史事杂录、文物科技、民俗掌故等等，还有小说、书画、戏剧和有关诗词本事等方面的记载。此书的史料价值和学术价值都很高，是研究元史的重要资料。书中有关医药方面的内容也很丰富，有医学理论、医药珍闻以及元代的医事制度等。

徐老所摘录《辍耕录·论脉》一文摘自《辍耕录》第十九卷。

人禀天地五行之气，以生手三阳、三阴，足三阳、三阴，合为十二经，以环络一身，往来流通，无少间断，其脉应于两手三部焉。

夫脉者，血也。脉不自动，气实使之，故有九候之法。

《内经》云：脉者血之府。

《说文》云：血理分衺行体者，从𠂆从血，亦作衇。

《通释》云：五脏六腑之气血，分流四体也。

《释名》云：脉，幕也。幕络一体，字从肉从𠂆，从𠂆音普拜切，水之邪流也。脉字从𠂆，取脉行之象。

无求子云：脉之字，从肉从𠂆，又作衇。盖脉以肉为阳，衇以血为阴。

华佗云：脉者，血气之先也。盖血盛则脉盛，血衰则脉衰。血热则脉数，血寒则脉迟，血微则脉弱，血气平则脉缓。

晋王叔和分为七表八里，可谓详且至矣。然文理繁多，学者卒难究白。

宋淳熙中，南康崔子虚隐君嘉彦，以《难经》于六难专言浮沉，九难专言迟数，故用为宗，以统七表八里而总万病。其说以为：

浮者为表为阳，外得之病也。有力主风，无力主气。浮而无力为芤，有力为洪。

又沉为实，沉者为里为阴，内受之病也。有力主积，无力主气。沉而极小为微，至骨为伏，无力为弱。

迟者为阴，主寒，内受之病也。有力主痛，无力主冷。迟而少驶为缓，短细为濇，无力为濡。

数者为热，主阳，外得之病也。有力主热，无力主疮。数而极弦为紧，有力为弦，流利为滑。

他若九道六极之殊，三焦五脏之辨，与夫持脉之道，疗病之方，其间玄妙，俱在《四脉元文》及《西原脉诀》等书，世以为密授，始由隐君传之刘复真先生，先生传之朱宗阳炼师，炼师传之张元白高士。今往往有得其法者，学者其求诸。

徐按：

崔嘉彦著有《紫虚脉诀》。

刘复真，即刘开，字立之（号复真先生），著有《刘氏脉诀》《脉诀理玄秘要》。

《西原脉诀》是刘复真的弟子玄白子张道中所著，亦名《西原正派脉诀》。《四脉元文》，又名《紫虚真人四原论》（四原指原脉、原病、原证、原治）。

三、摘抄明代《永乐大典》载《寿亲养老新书》丹方五则

摘抄明代《永乐大典》载《寿亲养老新书》

《永乐大典》是明永乐年间（1403—1424）由明成祖朱棣先后命解缙、姚广孝等主持编纂的一部集中国古代典籍于大成的类书。初名《文献大成》，后明成祖亲自撰写序言并赐名《永乐大典》。全书22877卷（目录60卷，共计22937卷），11095册，约3.7亿字，汇集了古今图书七八千种。

《寿亲养老新书》，是由元代邹铉在宋代陈直所撰《养老奉亲书》一书的基础上增补而成的一部养生学专著，该书刊行于1307年。全书分4卷，卷一为《养老奉亲书》原文，卷二至卷四为新增部分。全书详述修身养性、药物与食治调理、按摩腧穴等保健内容，并附各类方剂120余首，同时论述了日常起居、闲情逸致、吐纳导引、将息养性以及古今善行、行孝劝善和传闻逸事等。因该书所收资料广泛又切于实用，故为后世养生学家所重视，部分内容并被收录于明朝《永乐大典》。

在此次整理徐老摘录笔记时，作者同时参考了1986年12月由中国书店出版的《寿亲养老新书》。

1. 草还丹
延年益寿，耐寒暑，能双修德行，可登地仙。

| 补骨脂 | 熟地黄 | 远志 | 地骨皮 |
| 牛膝 | 石菖蒲 | | |

右等分末，酒糊为丸，如梧桐子大。每服三五十丸，空心日午温酒下。盐汤热水亦可。大治虚劳白浊，乃翊圣真君降授予张真人方。服之百日，百病除；二百日，精髓满，视听倍常，神聪气爽，瘟疫不侵；服三百日，步骤轻健，发须如漆，返老还童。

2. 小丹
益寿延年，安宁神志魂魄，流滋气血脉络，开益智慧，释散风湿，耳目聪明，筋力强壮，肌肤悦泽，气宇泰定。

熟地黄 6两	肉苁蓉 酒浸, 6两	五味子 5两	菟丝子 酒浸, 5两
柏子仁 别研, 3两	石斛 3两	巴戟 去心, 3两	天门冬 去心, 3两
蛇床子 炒, 3两	覆盆子 3两	续断 2两	泽泻 2两
人参 2两	山药 2两	远志 去心, 炒焦, 2两	山茱萸 2两
菖蒲 2两	桂心 2两	白茯苓 2两	杜仲 挫炒丝断, 2两
天雄 炮去皮脐, 1两	炼成钟乳粉 扶衰3两, 续老2两, 常服1两, 气完则拆去		

右为末，蜜为丸，如梧桐子大。食前酒服三十丸至五十丸。

忌五辛，生葱，芫荽，饧，鲤。

虚人多起，去钟乳，倍地黄；多忘，倍远志、茯苓；少气神虚，倍覆盆子；欲光泽，倍柏子仁；风虚，倍天雄；虚寒，倍桂心；小便赤浊，倍茯苓，倍泽泻；吐逆，倍人参。

此方补劳益血，祛风冷百病，诸虚不足，老人精枯神耗，女子绝伤断续，并皆治之。

3. 还少丹
西川罗赤脚方，大补心肾，治一切败，心神耗散，筋力顿衰，腰脚沉重，肢体倦怠，血气羸乏，小便浑浊。服药五日，颇觉有力，十日精神爽健，半月气稍壮，二十日耳目聪明，一月夜思饮食。久服令人身体轻健，筋骨壮盛，怡悦颜色。妇人服之，姿容泽悦，大煖子宫，去一切等疾。

山药 2两	牛膝 酒浸一宿，焙干，2两	远志 1两	山茱萸 1两
白茯苓 1两	五味子 1两	肉苁蓉 酒浸一宿，切，焙干，1两	石菖蒲 1两
巴戟 去心，1两	楮实子 1两	杜仲 去粗皮，姜汁并酒涂，1两	茴香 1两
枸杞子 半两	干熟地黄 半两		

右为细末，炼蜜入枣肉为丸，如梧桐子大。每服三十丸，温酒、盐汤下，日进三服，空心食前。

看症候加减用药：身热，加山栀子1两；心气不宁，加麦门冬子1两；精液少，加五味子1两；阳气弱，加续断1两。

4. 经进地仙丸

凡丈夫妇人，五劳七伤，肾气衰败，精神耗散，行步艰辛，饮食无味，耳焦眼昏，皮肤枯燥，妇人脏冷无子，下部秽恶，肠风痔漏，吐血泻血，诸风诸气。并皆治之。

川牛膝 酒浸一宿，切，焙，4两	肉苁蓉 酒浸一宿，切，焙，4两	川椒 去目，4两	附子 炮，4两
木鳖子 去壳，3两	地龙 去土，3两	覆盆子 2两	白附子 2两
菟丝子 酒浸，研，2两	赤小豆 2两	天南星 2两	防风 去芦，2两
骨碎补 去毛，2两	何首乌 2两	萆薢 2两	川羌活 2两
金毛狗脊 去毛，2两	乌药 2两	绵黄芪 1两	人参 1两
川乌 炮，1两	白茯苓 1两	白术 1两	甘草 1两

右为细末，酒煮面糊为丸，如梧桐子大。每服三四十圆，空心温酒送下。

陶隐居以此方编入《道藏》：时有人母，幼年得风气疾，久治不愈五十余年。隐居处此方修合，日进二服。半年，母病顿愈，发白返黑，齿落再生。至八十岁，颜色如少年人，血气筋力倍壮，耳目聪明。其家老仆七十余岁，窃服此药，遇严冬御绤葛，履霜雪无寒色。有别业（注：别墅）去家七十里，每使老仆，往返不移时，又能负重，非昔时比，几成地仙。

5. 三仙丹（又名长寿圆）

一乌二术三茴香，久服令人寿命长，

善治耳聋并眼暗，尤能补肾与膀胱，

顺气搜风轻腰膝，驻颜活血鬓难苍，

空心温酒盐汤下，谁知凡世有仙方。

川乌头，1两，去皮尖，剁作骰子块，用盐半两炒焦烈；茴香，3两，炒香；苍术，2两，米泔浸一宿，用竹刀刮去陈皮，切片，用葱白一握，共炒黄。

右为细末，酒糊为丸，如梧子大。每服五十丸，空心食前温盐酒或盐汤下。一日两服，切忌诸血。

陈书林云：先公晚年常服此，饮啖倍进，后见钱都仓年八十，须鬓皆黑，询其所以，云自三十岁以后，日进一服。

四、摘抄明代李诩《戒庵老人漫笔·卷五·论医》

摘抄明代李诩《论医》

《戒庵老人漫笔》，又名《戒庵漫笔》，共八卷。明代李诩(1505—1593)撰，诩字厚德，自号戒庵老人，江阴(今属江苏)人。一生坎坷不遇，"七试场屋"均落第。性耽文史，好评骘古今，性格耿介，不与权势通。后淡于仕进，居家读书自适。随笔缀录闻见杂说及读书心得，晚年成是编。凡五百六十二条，约二十万字。书载古今人事轶闻，史料价值较高。其有关明代典章制度及人物行实的记录，多可补史传典制之失载或与之参证。

该书由诩孙李如一初刊于万历二十五年(1597)，收入其丛编《藏说小萃》中。清顺治五年(1648)重刻时有所补充。美国国会图书馆现藏明万历间刊刻《藏说小萃》零本，收录本书九册，善本。通行本为光绪二十二年(1896)刻本，收入《常州光哲遗书》第一集。1982年，中华书局出版魏连科点校本。

徐老所摘抄"论医"一文原自《戒庵老人漫笔》卷五。

大抵医者不尽人之性，不能知病；不尽物之性，不能知药；不尽己之性，则亦莫知人、物之性之所由来也。

今之医者，每分血、气、痰之证，而药鲜奏功。不知人身只有一气，痰亦血也。犹之涕、泪、液、汗皆血之随遇而成者，皆气之所为也，气滞则血滞痰聚，病斯作矣。故粱贵之内伤，微贱之外感，气受伤也。诚使气和而顺，精神自增，何病之有？医家分邪气正气，鄙见以为有顺逆，无邪正分；水火，其实有升降，无水火。

用药之法，补则俱补，泻则俱泻，无并行之理。天下之物，与我同体，故五色、五声、五味、五香、七情，莫非一气之所为，故皆可以为药，眼、耳、鼻、舌、身、意，皆可以受药也。使万物非吾一体，何能益于吾身？且如革声健脾，金声通肺，黑色养目，红白伤明，论梅生津，思秽作呕，哀而泪，愧而汗，怒而热，畏而寒，病与医之故，皆可识也。

《本草》载药，必曰性、气、味，未有用气者，何也？不知气之灵，无所不为也。昔吴中一人，为顽友所负，郁而成疾，百药不愈，垂死，顽友心动，慨然归其逋，自咎其罪，病者吐一虫似蛇，即愈。

又一士人，取科第不以正，然与一正人相往来，外貌虽轩昂，而中心实馁，竟不一载而死。

又一鄙夫，自附于衣冠之列，偶有其所疾者与其友将讼，鄙夫力赞之，衣冠之列皆叱。其友讼，竟不直，鄙夫怀愧，不两月而病死。

故病必起于气逆，气之顺逆，存乎神；神之壮馁，存乎行。行慊于心则神壮而气充，不求顺而自顺矣。否则，神馁气索，药将奈何？孟子养气之旨，可以圣，可以仙，可以医。故论医必当以顺气为药,顺情为机,顺时为剂。

人之气即天地之气,元无彼此,腠理一闭而病,呼吸一闭而死。凡有血气之物,与吾身无不合一,故脏脏自相损益。如穿山甲引经之药,腹行腹,背行背,手足头项左右无不分明,其余可知也。腹中之虫,朔后头向上,望后头向下,气也。人身之气,朔后升,非无降也,升多而降少也;望后降,非无升也,降极而有升也。一日之子午,一岁之春夏,一生之老少,皆然。

五、摘抄清代刘继庄《广阳杂记》医方

摘抄清代刘继庄《广阳杂记》医方

刘继庄(1648—1695),名献庭,其父是明代名医,刘继庄博学多才,并通《易》及佛学。他长期在外游历、访古,所记各地风土人情、习俗、古迹等,甚为详尽。书中还记载明清间遗闻杂事、天文术数、边关要塞、文字音韵等。

《广阳杂记》全书五卷。本文摘自该书卷三、卷四，标题及括号内的注解均为徐老所加。

1. 张道人谈论清净导引治病引发的问题

图麟言，有张道人来长沙，以玄门清净导引治病有效。图老问之曰：予每见人因坐功而致病者多矣，未见有坐功治病有效者也，今先生用之而效，何也？道人曰：世人执一死法而治诸病，如医以一方而疗众疾，非独不效，必致杀人。今我因病以用法，如医者诊病以厨房，所以起沉疴如操胜券也。

予曰：此与"禅波罗蜜"合"摩诃止观"中有观病境一科，即其事也。图老曰：彼人于法门经典暨诸家语录皆通晓，而坠此窠臼，何也？予曰：道家有南北二宗，南宗不言性，北宗则曰性命双修。南宗有五祖，北宗有七真也。真皆祖王重阳，各有语录，而丘长春《盘山语录》为最。其学先了心性，谓之性宗。后以坐功得丹得药，谓之命宗。故曰性命双修。其言曰："修命不修性，恰似鉴容无宝镜。若还修性不修仙，万劫阴灵难入圣。"其通晓释典语录者，特借此以了性也。图老曰：彼又言有"添油接命"之法，何谓也？予曰：此清净而兼阴阳者也。彼以人之色身或有变坏，或值迟暮，色力已衰，不能修清净以了性命，则置鼎器，取坎离，以补完先天，然后清净可修，谓之"泥水金丹"。其言曰："竹破还将竹补宜，抱鸡须用卵为之。"更有始终皆用阴阳，全不讲清净者，两家互相是非，哄争未有已也。图老曰：予复往，值与人谈炉火烧炼事，曰"神丹一就，服食而拔宅飞升"图老问之曰：飞升者，飞向何处？道人曰：升天耳。君独不见旌阳许真君之事乎？予曰："此等事皆为《列仙传》所欺耳。"予因出壬申正月十八日《游南岳日记》，共读一过，至金庭王振公为董冲阳所惑，及岣嵝禹碑下云："古今人非自欺则欺人，与为人所欺耳。"之三语之相印证。图老大笑曰：先生可谓先得我心者矣。

2. 治虚嗽与督脉的病

子腾向有嗽疾，端午后吐血一二日，服山羊血及山漆而血止。然病日深，胸胁痛不可转侧，嗽亦甚。夜卧精神恍惚，此非参芪不能回阳。余先用八味地黄汤二三剂，已有起色。又感冒风寒，用发散药一二剂，汗出甚多，虚弱已极。亟用六君子汤加附子一剂，已愈其半矣。然每为寒邪所伤辄病。余问之，曰：背寒，少冷即从背寒至四肢矣。余悟曰：此督脉为病也，须用鹿角胶或鹿茸即愈。从紫廷处觅得两许，始服一剂，而精神迥异平日。此事难知，余滋惧焉。

3. 鹿含草性同肉桂

岳涛持鹿含草一握来，此草性同肉桂，有引血明经之功，佳品也。星沙在处有之。

徐按：鹿含草，四川草药。

4. 妇科异方二则

星维言：有妇人患小腹中痛，气冲上不得卧，百药不效，已骨立矣（骨瘦如柴）。有吴人诊之曰：此经时不谨所致，用白芍二两，香菌一两，猪外肾一对，煎汤，滑石白矾各五分，共为末，以豆腐衣包之，煎汤送下，下黑血甚多，一剂而愈。亦异方也。

龚首骧夫人病头风已数年矣，每发时痛欲死，骨节间格格有声，已坏一目而痛不止，今发愈甚。延余入内诊之。予曰：是不难，一剂可愈也。出，定一方，用酥炙龟板二钱，麻黄一钱，藁本一钱，甘草五分。后更为定一方：用何首乌、薏仁、牛膝，令服二剂而愈。

5. 喜极而狂之治法

子儒言：明末，高邮有袁体庵者，神医也。有举子（举人）举于乡（中了举）喜极发狂，笑不止。求体庵诊之。惊曰：疾不可为矣（不能治了），不以旬数矣（死期不过几天了），子宜疾归（赶快动身回家），迟恐不及也。若道过镇江，必更求何氏诊之，遂以一书寄何。其人至镇江，而疾已愈。以书（把信交何）。何以书示其人曰："某公喜极而狂，喜则心窍开张而不可复合（脑神经兴奋过度不能抑制），非药石所能治也。故动以危苦之心，惧之于死，令其忧愁抑郁，则心窍闭，至镇江当已愈矣。"其人见之，北面再拜而去。吁：亦神矣。

六、摘抄清代纪晓岚《阅微草堂笔记》"雪莲花与阴阳之性能"

摘抄清代纪晓岚《阅微草堂笔记》"雪莲花与阴阳之性能"

《阅微草堂笔记》原名《阅微笔记》,是清朝翰林院庶吉士出身的纪昀于乾隆五十四年(1789)至嘉庆三年(1798)间以笔记形式所编写成的文言短篇志怪小说。

本文摘自《阅微草堂笔记·卷三·滦阳消夏录》。

塞外有雪莲,生崇山积雪中,状如今之洋菊,名以莲耳。其生必双,雄者差大,雌者小。然不并生,亦不同根,相去必一两丈。见其一,再觅其一,无不得者。盖如菟丝、茯苓,一气所化、气相属也。凡望见此花,默往探之则获。如指以相告,则缩入雪中,杳无痕迹。即剚雪求之亦不获。草木有知,理不可解。土人曰:山神惜之,其或然欤?

此花生极寒之地，而性极热。盖二气有偏胜，无偏绝。积阴外凝，则纯阳内结。坎卦以一阳陷二阴之中，剥复二卦以一阳居五阴之上下，是其象也。然浸酒为补剂，多血热妄行。或用合媚药，其祸尤烈。盖天地之阴阳均调，万物乃生；人身之阴阳均调，百脉乃和。故《素问》曰：亢则害，承乃制。自丹溪立阳常有余、阴常不足之说，医家失其本旨，往往以苦寒伐其生气。张介宾辈矫枉过直，遂偏于补阳，而参蓍桂附，流弊亦至于杀人。是未知易道扶阳，而乾之上九，亦戒以"亢龙有悔"也。嗜欲日盛，羸弱者多，温补之剂易见小效，坚信者遂众。故余谓偏伐阳者，韩非刑名之学；偏补阳者，商鞅富强之术。初用皆有功，积重不返，其损伤根本，则一也。雪莲之功不补患，亦此理矣。

注： 此文徐老与笔者曾一起研读，当时我即根据我们研究的内容做了白话文及部分注释，这次整理时又略作了补充和润色，兹将白话文与注释一并附后，供读者学习参考之用。

【译文】

塞外有雪莲，生在高山积雪当中，样子像现今的洋菊，不过叫名为莲而已。它生长时必定成双，雄的略大，雌的小。但是不长在一起，也不同根，相离必有一两丈。见到其中的一株，再寻找另外一株，没有找不到的。大概像菟丝、茯苓，一气所化，气是相连的。凡是望见这种花，不声不响地前往探寻，就能得到。如果指着它互相告知，它就缩入雪中，消失而不见痕迹。即使掘雪寻求，也得不到。草木有知觉，这道理不可理解。土人说是山神爱惜它，或者是这样吧？

这花生长在极寒的地方，而性极热。大概二气中一方胜过另一方是有的，而一方灭绝另一方是没有的。积阴凝于外，则纯阳结于内。坎卦以一阳陷于二阴之中，剥复二卦，以一阳居于五阴的上或下，是它的象征。但是浸入酒中作为补药，多半引起血热妄行。或者用来合成"春药"，它的祸患尤为厉害。因为天地的阴阳均匀调和，万物才生长；人身的阴阳均匀调和，各种血脉才能和顺。所以《素问》说："亢则害，承乃制。"自从丹溪创立阳常有余、阴常不足的说法，医家便失去了他的本意，常常用苦寒戕伐生气，张介宾之辈矫枉过直，于是偏于补阳，而参蓍桂附，它的流弊也能够到杀人的地步。这是不知易道虽扶阳，而乾之上九，也戒以"亢龙有悔"。嗜好欲望日盛一日，身体虚弱的多，温补的方药容易见到小的效验，所以相信的人就多。所以我说偏于伐阳的，是韩非的刑名之学；偏于补阳的，是商鞅的富强之术。初用时都有功效，积重不返，它损伤根本的作用，则是一样的。雪莲的功不能补患，也是这个道理了。

【注释】

1.《阅微草堂笔记》主要搜集各种狐鬼神仙、因果报应、劝善惩恶等当时代前后的流传的乡野怪谈，或亲身所听闻的奇情轶事；在空间地域上，其涵盖的范围则遍及全中国，远至乌鲁木齐、伊宁、滇黔等地。同时《阅微草堂笔记》有意模仿宋代笔记小说质朴简淡的文风，曾在历史上一时享有同《红楼梦》《聊斋志异》并行海内的盛誉。

2. 劚，音竹，斫也。

3. 坎下坎上为坎卦，如图☵。《易》注："其象为水，阳陷阴中，外虚而中实也。"

4. 剥卦，坤下艮上，如图☶；复卦，震下坤上，如图☷。

5.《素问》：医书名，唐王冰注。凡二十四卷，记黄帝与岐伯相问答之语，为中国医书之最古者。《素问》："亢则害，承乃制。制则生化，外感盛衰。害则败乱，生化大病。"注云："此论六气承制而生化，盖五行中有生有化，有制有克。如无承制而亢，极则为害，有制克则生化矣。"

6. 亢则害承乃制，简称"亢害承制"。中医学基础理论之一。指人体机能过于亢奋而为病害者，须抵御而令其节制。五行学说认为，事物有生化的一面，也有克制的一面，用以解释人体生理平衡的调节。若有生而无克，势必亢盛为害，应有抵御，令其节制，才能维持阴阳气血的正常生发与协调。明代马莳注《素问·六微旨大论》："亢则害，承乃制。"马莳注："亢，过极也。"张志聪注："如火亢而无水以承之，则火炎铄金，而水之源绝矣；无水以制火，则火愈亢矣。"该理论对中医学的治则治法具有重要指导意义。

7. 韩非：战国末期韩国人，师从荀子，是古代著名的哲学家、思想家、政论家和散文家，法家思想的集大成者。

8. 商鞅：战国时期政治家、改革家、思想家，法家代表人物。

七、摘抄清代陆以湉《冷庐杂识》医方

摘抄清代陆以湉《冷庐杂识》医方

清代医家陆以湉（1802—1865），字敬安，号定圃，浙江桐乡人。著有《冷庐杂识》《冷庐医话》《再续名医类案》《冷庐诗话》《苏庐偶笔》《吴下汇谈》等。《冷庐医话》载医范、医鉴、慎疾、保生等内容，全书多以病名为纲，叙述杂症之治疗及亲身所见所闻，且多有医史文献资料，颇有历史价值。另又有丰富个人经验，叙述其切身体验，诊断强调望、闻、切、问，并要求四诊互参，治病主张全面分析病症，机变活用，反对一己之偏，滥用或喜用某种药物，其议论亦多中肯，切中时弊。

徐老从《冷庐杂识》一书中，摘录医方、医事若干条，笔者又从中选择数条附录如下，供读者阅读参考。在整理徐老笔记的同时，我们参考了中华书局1984年1月出版的《冷庐杂识》一书进行了校对。除了按照原书顺序进行了部分条目顺序的调整之外，文字内容尽量保存了徐老笔记内容的"原貌"，特此说明。

1. 鸦胆子

本文载于《冷庐杂识》卷一。

鸦胆子治休息痢，歙县程杏轩，名文囿，《医案》甚称其功效。用三十粒，去壳取仁，外包龙眼肉，撚丸。每晨米汤送下，一二服或三四服即愈。此药味太苦而寒力能至大肠曲折之处，搜逐湿热。《本草》不载，见于《幼幼集成》，称为至圣丹，即苦参子也。药肆多有之。吾里（地在浙江）名医张云寰先生李瀛亦以此方传人。吾母周太孺人喜施方药，以治休息痢，无不应验，兼治肠风、便血。凡热痢色赤久不愈者，亦可治，惟虚寒下痢忌之。

2. 苍耳子虫

本文载于《冷庐杂识》卷一。

苍耳子草，夏秋之交，阴雨后梗中霉烂生虫，取就薰炉上烘干，藏小竹筒内，随身携带（或藏锡瓶，勿令出气）。患疮毒者，以虫研细末，置疮膏药上，贴之一宿，疮即拔出而愈。（贴时须先以针微挑疮头出水）。

余在台州，仆周锦种之盈畦，取虫救人，屡著神效。比在杭郡，学舍旁苍耳草虫甚多，以疗疮毒，无不获效。同邑友人郑拙言学传凤锵携至开化，亦救治数人。彼地无苍耳草，书来索种以传。又青蒿治小儿惊风最灵，余孙荣霖曾赖此得生。此二方皆见《本草纲目》，而世罕知其效。特志之（青蒿虫亦在梗中，焙干研末和灯芯灰汤调送下）。

注：徐老手稿中所有"疮"字，在校对参考书中均为"疔"字，应该是徐老和参考书各自的底本不同原因之故，今照徐老手稿为准，特此记之。

3. 汤火伤方

本文载于《冷庐杂识》卷四。

《镜花缘》说部征引浩博，所载单方，以之治病辄效。表弟周莲史太史士炳为余言之，因录其方以备用。余母周太孺人喜施方药，在台郡时求之甚众。道光癸卯夏，有患汤火伤，遍身溃烂，医治不效，来乞方药。检阅是书中方，用秋葵花浸麻油同涂。时秋葵花盛开，依方治之，立愈。乃采花贮油瓶中，以施人，无不应手获效。

4. 医学源流论

本文载于《冷庐杂识》卷五。

徐灵胎《医学源流论》云："有病固当服药，乃不能知医之高下，药之当否，不敢以身尝试，莫若择至易轻浅、有益无损之方以备酌用。如偶感风寒，则用葱白、苏叶汤取微汗；偶伤饮食，则用山楂、麦芽汤消食；偶感暑气，则用六一散、广藿汤清暑；偶伤风热，则用灯芯、竹叶汤清火；偶患腹泻，则用陈茶、佛手汤和肠胃。如此之类，不一而足。即使少误，必无大害。又有药似平常而竟有大误者，如腹痛呕逆之症，寒亦有之，热亦有之，暑气、触秽亦有之。或见此症而饮生姜汤，如属伤寒，不散寒而用生姜热性之药与寒气相斗，已非正治，然犹有得效之理，其余三症，饮之必危。曾见有人中暑而服浓姜汤一碗，覆杯即死。若服紫苏汤，寒即立散，暑热亦无害。盖紫苏性发散，不拘何症，皆能散也。"

注：此论惩药误而发，微病用之最为稳善，养生家不可不知。

5. 常食之物

本文载于《冷庐杂识》卷五。

医家谓枣百益一损，梨百损一益，韭与茶亦然。余谓人所常食之物，凡和平之品，如参、苓、莲子、龙眼等皆百益一损也。凡峻削之品，如槟榔、豆蔻仁、烟草、酒等，皆百损一益也；有益无损者惟五谷；至于鸦片烟之有损无益，人皆知之，而嗜之者曰众，亦可悯矣。

6. 续名医类案（一贯煎）

本文载于《冷庐杂识》卷五。

钱塘魏玉横之琇《续名医类案》六十卷，世无刊本，余从文渊阁借《四库》本录一部，凡六十六万八千余言，采取繁简，间有辨证，亦皆精当。玉横自述医案数十，其治病尤长于胁痛（肝燥）、胃脘痛（肝木上乘）、疝瘕等症。谓医家治此，每用香燥药，耗竭肝阴，往往初服小效，久则致死。乃自创一方，名一贯煎，统治胁痛、吞酸、吐酸、疝瘕及一切肝病，唯因痰饮者不宜。方用沙参、麦冬、地黄、归身、枸杞子、川楝子六味，出入加减投之，效如桴鼓。口苦燥者，加酒连尤捷。余仿其法，治疗此数症，获效甚神，特表其功用，以告世之误用香燥药者。

7. 学医宜慎

本文载于《冷庐杂识》卷七。

程杏轩《医案》，历叙生平治验，颇有心得。惟治张汝功之女暑风，用葛根、防风等药，遂致邪陷心包，神昏肢厥。旋用清络热、开里窍之剂，而势益剧，变成痉证而殁。因谓暑入心包，至危至急，不可救药。而不知暑风大忌辛温升散，其初方用葛根、防风，劫耗阴津，遂致热邪入里。观此可见学医之难。

忆道光癸巳仲秋，三弟以灏，年十五，患伏暑症，初见发热、恶寒、头痛，延同里某医治之，某医宿负盛名，诊视匆遽，误谓感寒，用桂枝、葛根、防风等药二剂，而神昏肢冷。余时方自郡城归，更延茅平斋治之，以为热邪入里，用生地、玄参、银花、连翘、竹叶等味，竟不能痊，人皆归咎于茅，而不知实误于某也。并记于此，以明学医之宜慎也。

8. 赤水元珠

本文载于《冷庐杂识》卷八。

孙文垣《赤水元珠》，阐发医理，有裨后学。惟载制红铅之法，为白圭之玷。又推重石钟乳，以《本草》有久服延年益寿之说，遂讥朱丹溪不可过服之言为非。不知《本草》称延年之药，如蒲黄、石龙刍、云母、空青、五石脂、菖蒲、泽泻、冬葵子等味，未必皆可久服。《本草》又称水银久服，神仙不死，而服之者，鲜不受其害，是岂可过泥其辞乎？善乎？缪氏仲淳之言曰：自唐迄今，因服石乳而发病者，不可胜纪，服之而获效者，当今十无二三。《经》曰：石药之性悍，真良言也。尊生之士，无惑方士有长年益寿之说，而擅服之，自取其咎也。大抵服食之品，宜取中和，方免偏胜之害。

第十章

博约文集录

传承国粹　满腔热忱　扶危济困　竭尽所能

丹医导引录
徐一贯就医周潜川日志录

博约,意思是指文章内容广博而言简意明。

古人对博约也有精辟论述。宋代苏轼《送张琥》:"呜呼,吾子其去此而务学也哉!博观而约取,厚积而薄发,吾告子止于此矣。"

宋代释惠洪《石门文字禅·题隆道人僧宝传》:"古之学者非有大过人者,惟能博观约取,知宗而用妙耳。"

在徐老众多的笔名之中,曾以"博约"为笔名而明其志,故将本章命名为"博约文集录"。本章主要是搜集、整理、摘录了一部分徐老在山西省委及省地方志办公室工作期间所写的有关史、志方面的文章,一方面可以增进读者对徐老进一步的了解,另一方面也可以作为读者学史志、作学问时的参考资料。

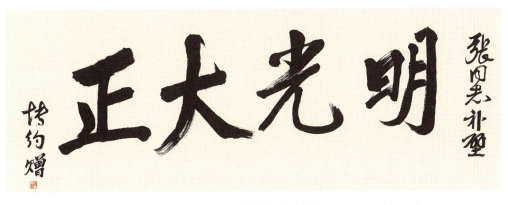

徐老以"博约"之名题

一、史中有志，志中有史——关于"志""史"关系的一点见解

"史中有志，志中有史"发表于 1980 年 11 月 30 日《山西地方志通讯》第 5 期

《山西通志·序列》头一句话，就提出"志非史也"的论断，意在恐与传统正史"僭而不伦"。《山西通志》创造了地方志一种"义法"，即"图""谱""考""略""记""录"六门，这是有成就的，但其"志非史也"的论点，是拘泥于封建传统的国史，反而对于地方志体例加上了一个不利于创造的束缚。从狭义方面来说，对地方志和旧日的正史，即所谓"国史"，加以比附，当然可以承认"志非史也"的说法；然而，从广义方面来看，尽管史和志的形式有所不同，可是不存在任何可以否定地方志就是地方性历史的理由。姑且不论《三国志》以志名史，《史记》有十表、八书，班固写《汉书》改书为志。清人全祖望在《读史通表序》中，并且认为《汉书》中的《百官公卿表》中，是"表中有志"的，自《汉书》起，沿袭下来，《宋书》有八志，《隋书》有十志。二十四史中，除了《三国志》《梁书》《陈书》《北齐书》《周书》

《南史》《北史》设有志的记载形式外,其他诸史都有志的内容和形式。据此论断,"志非史也"的提法是不能成立的。所以,章学诚在《文史通义·方志立三书议》中也说:"仿记传正史之体而作志",是把地方志看作地方史的。

连名异实同计算在内,计开二十四史中关于"志"的篇目,就有礼乐志(或礼志、乐志、礼仪志、音乐志)、律历志(或律志、历志、历象志)、天文志(或天象志)、郊祀志(或祭祀志)、沟洫志(或河渠志)、食货志、刑法志(或刑罚志、刑志)、五行志、地理志(或地形志)、艺文志、经籍志、郡国志(或州郡志、郡县志)、百官志(或职官志、官氏志)舆服志(或车服志)、符瑞志(或祥瑞志、灵微志)、释老志、仪卫志、兵志(或兵马志、警卫志)。此外《清史稿》还有交通志和邦交志。由此可见,不应认为所谓正史有志,而地方志中不可应用志的形式;既然地方志可以采用志的形式,为什么可以说"志"在所谓正史中是"史",而在地方志中即可得出"志非史也"的定论呢?所以,固定观念不破,思想僵化牢固,旧有史志受封建意识束缚更为严重。不可因为"志",非"史"也而降低"志"在历史著作中的作用。对于这点,清末曾在山西省做过巡抚的张之洞在《輶轩语》中也讲道:"作史以作志为最难,读史以读志为最重要",这是因为志的记载,"一代典章制度,尽在其中"。我们研究社会政治制度和思想文化的变革,应当史志并重,不可轻视志的用处,

所以,从实质上来说,"史"也好。"志"也好,都是历史的记事的形式。从形式上来分,"史"和"志"是有区别的;特别表现在地方志的方面。从通常的情形来看,"史"的体裁,以叙事为主,描绘的以发展动态为多;"志"的体例,以叙述为常,反映的以各种实况为重。读专史可以通观历史事件的纵断面;写专志可以表明一代社会面貌的横断面。这并不是新的认识,章学诚曾经说过:"史体纵看,志体横看,其为宗核,一也"(见章学诚《答甄秀才论修志第二书》)。我们既不能把《通典》《通志》《通考》排除于历史著作之外,而且对于"年经事纬"的通鉴编年,"因事命篇"的本末纪事,也可于其中看到传和志的断章例证。因而,在形式上史、志可以分家,从编纂体制上,史、志必须统一,既有专史又有专志,才可使地方志成为一种完整的系统结构。在这点上,不宜"率由旧章"或"墨守陈规",而拘泥于"志,非史也"的偏见。章学诚在《文史通义·方志立三书议》中还说:"盖纪传之史,本衍春秋家学;而通鉴即衍本纪之文,而合其志传为一也。"所以,地方志采取志、史结合的体裁,是符合方志学家所总结的经验的。我们这一代,编著通史,尚且要打破传统正史的框架结构,编纂地方志更不必顾忌对所谓正史有"僭而不伦"的"清规戒律"。这样,才好继承过去地方志的优良传统,便于充分体现地方志连续性和广泛性的特点,以历史唯物主义的观点,表

现具有规律性的历史面目。同时，在继承中必须有所创新。这是因为旧志受着历史条件和阶级意识的局限，有其所谓正统的政治立场和观察社会问题的成见，如他们斥责农民起义为流寇，看待国内少数民族统治阶级发动的争城夺地的战争为外侮，汉族封建统治者降服压制少数民族的征讨为"威震宇内，慑服四方"；更和抹杀和淹没劳动人民的创造，宣扬他们忠孝节义一类的充满封建色彩的伦理道德……这些等等，当然不能苛求于古人，但是在今天编修新志中必须彻底扬弃其糟粕。为了承先启后，顺应历史发展规律的客观要求，我们必须继承先人著史编志、尊重事实、坚持正义的合理因素；同时改造其阻碍历史前进的"定于一尊""崇古""托故"，不敢大胆标新立异的守旧模式。我们要实事求是，勇于探索，以达到推陈出新，继往开来的要求。

所以，我们不必拘泥于"志，非史也"之说，使新编地方志，既有专史，又有专志。史可详今略古，志则应有尽有，为四个现代化提供历史借鉴和广泛而丰富的一定的相应范围的百科全书。

二、既要充实，又要真实

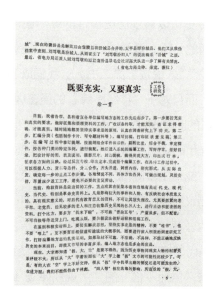

"既要充实，又要真实"发表于1980年12月31日《山西地方志通讯》第6期

目前，我省各市、县和省直各单位编写地方志的工作先后起步了。第一步要按充实和真实的要求，做好征集和整理资料的工作。广收以备约取，才能充实；查证求得准确，才能真实。随时随地都要坚持实事求是的原则，认真在调查研究上下功夫。第二步，汇编分类（包括制作卡片、写专题材料等），编写初稿，打印征求意见稿。第三步，在编写过程中修订提纲，按提纲组合零件和部件，斟酌比重，综合平衡，审定稿件，按各种门类的特定体例，进行装配。然后进入编纂工作，写好序言，排好目录，把图表、照片进行编辑，并设计封面，印出试行本，征求各方面的反映。经过反复考校，印出定本，完成整个编纂工作。在具体工作过程中，可以根据人力、资料等条件，分工合作，齐头并进，调整内容，研究形式，从实际出发，确定每一步的重点工作步骤。各地情况不同，具体方法各异，可做出规划，灵活安排，尽量减少返工工序，避免不必要的重复劳动。

当前，抢救资料是最迫切的工作。重点应放在征集本省和当地有关近代史、现代史、当代史、特别是革命史资料上。凡是影响较大的事件和人物，有反映社会本质意义的，具有现实意义的，对后代有教育意义的资料，不可让其散失湮没。尤其要抓紧向老干部、老党员、经见较多的老人和注意收集历史见闻的各界人士，进行采访和征求活的资料。打个比方，要多方"找米下锅"，不可靠"晋杂五号"，产量虽多，但不配套，不可消极等待送货上门，吃现成饭，要积极设法做好通联和组稿工作。

在鉴别和核实材料上，要切实解放思想，坚持实事求是的精神。不要"唯书"，也不要"唯上"，更不要盲目相信道听途说的大概事例，而要进行深入细致的调查研究工作，打好编纂地方志的扎实基础。如果取材不可靠，不准确，不具体，不能正确地反映历史的本来面目，即使文章写得丰富多彩，编入地方志也是多余的废品。

现在，大家都知道"假、大、空"是要不得的。因为历史事物同现实人物的利害关系计较不大，所以从"大"字着眼而在"大"字上做"假"文章的可能性比较少了。可是，有的人在"空"字上不好交代，便从"假"字中找寻出路的情况还是可能发生的。因此，编纂地方志的同志，必须实事求是，端正思想政治路线，消除"余悸"，冲破"禁区"，克服思想、政治和语言文字上的各种不正之风，在生产精神食粮上注意防疫灭病，改进社会风气，正确教育后代，这也可以说是一种政治上的爱国卫生工作。每个关心地方志工作的同志，都要关心保护和支持地方志编纂工作的健康发展。在写"现代革命人物志"等方面，不要搞"拉关系""走后门"的活动。在写当代史时，也要防止派性残余的干扰。

材料取舍要慎重，材料鉴别要准确，"唯书"容易出错。举例来说，有一本关于山西历史地名的书，书是好的，也印出来了，但由于缺乏实际考察或征询考核，而难免会有错处，我们在引用时就要注意纠正。如1942年至1945年上半年的晋沁县，是今晋城县和河南省沁阳县各一部分在战时区划的县份，那本书却把晋沁县说成是"以晋城县西北部和沁水县东南部地区组成晋沁县"。这里所说的地理位置，正是当时的晋北县。晋北县是以晋城西北部为主，加上阳城县东部一个区，沁水县东南部若干村划定的县份。而晋沁县的位置则在晋城的西南部，西邻阳城县东南，和沁水县不相连，不搭界，中间还隔了当时的阳南县和阳北县。

本来，沁县这个县名，在古书的记载里就有复杂情况。秦时的轵县，隋以后的济源县，也曾叫过沁水县。我们山西的沁水县，在1941年至1945年沁水县城解放之前，分为沁水，沁南、士敏三县。从沁河的流域来说，北自山西沁源，南至河南沁阳，因之历史上在太行山上和太行山下都有过沁水县的县名。顾炎武《天下郡国利病书》曾引过桑钦的话说，沁水流过谷远县东（谷远县在过去岳阳县和现在的沁源县两县的境内），又南过猗氏县。这里说的猗氏县是指安泽县境内的古冀氏县，1941年以后，太岳区也有冀氏县的建制，不是指的临晋，猗氏合并为临晋县以前的猗氏县。这说明了，如果单纯是"以书注书""以书考书"，甚至"唯书是信"，而不注重实际考察或征询，是容易出错的。

再如：看了光绪十八年编印的《山西通志》，发现它有一个缺点：只要错字不出原稿之外，见有错字照样不改，校对工作是不够细密的。其《山川考》中，把阳阿水（即今晋城西部的四十里长河）向西南流入沁水之前，经过辛壁，再经过建兴的流向，颠倒为先经过建兴、后经过辛壁。历史上有建兴郡，郡治在阳阿县，阳阿县即今晋城县的大阳镇。清朝有建兴乡，今天川底公社有建兴村；清朝有建兴乡下属的辛壁里（里的下属为甲），今天的辛壁村是东沟公社一个大自然村。《山川考》引证郦道元《水经注》，把建兴西北的辛壁，错成辛壁在建兴的东南。虽说问题不大，但总是一个错误。可见"唯书"是不行的，"以书考书"是不够的。

晋城县在前清一度改为凤台县。《凤台县志》记述晋城县的山川河流，看来是经过实际调查的。它把境内的丹河、白水等水系，以至潜流、涌泉的来龙去脉，写得一清二楚。水系流域，是受山系走向制约的。它对山系、水系写得有条不紊，至于大路、小道、要塞、关隘，顺着山势，了如指掌。编县志，这种注重实地考察的方法，是值得我们继承和发扬的。这样，既可以省去"以书考书"的烦琐，而且又便于反映山河面貌的新的实况。

再例如：屯留县写的史料中，有丁文法同志担任过中共晋城县委书记一说。这是不是有根据呢？有。我记得20世纪60年代初，《山西日报》登过一篇来稿，报道晋城县盲人宣传队到丁文法同志在"十二月政变"中壮烈牺牲的地点——土岭村进行宣传活动。这篇来稿说，丁文法同志是晋城县委书记。实际事实是，丁文法同志1939年任牺盟长治中心区晋城特派员。当年的县委书记，前为陆风翔同志，后为史向生同志。应该以上了报的稿件为据呢？还是以实际情况为据呢？当然应该以实际情况为依据。"唯上"不好的情况，也是这样，例子更多，不必举了。

历史材料的核实，当然有较大的困难，由于时过境迁，一般不易发现。如1942年编印过一本《大事记》，其中记载了山西"十二月政变"中的阳城《新生报》事件，说新生报社编辑王良被顽军活埋。当时这种传说相当普遍，听不到相反的说法。通讯社、报纸上为揭发反共反进步分子的暴行，做了报道和控诉。直到1941年才听到王良没有死的消息，人们还是半信半疑。到了1946年，见到王良又出来工作，以后又是南下干部，这才否定了王良被活埋的以讹传讹的记载。今天，让青年同志看到《大事记》，就不会引起怀疑。这种情况的发现，需要老同志多加关心，及时提出。

在订正失实的材料中，有关材料的互相比较，可以发现问题，进行分析，但是解决问题最好有第一手的或直接见证的材料。

古有所谓"文人不宜作志"的说法，原因是有的文人，不明历史学问的传统，缺乏史德、史识、史才、史学的修养锻炼，不求事实的准确，单讲文章的华妙。他的"落花水面皆文章"，可以自我欣赏，不足以做到"志之载事如镜之显影"，或以矛陷盾，或浮辞架空，闹的改不好改，删不便删。今天虽不会有这种文人，但也必须警惕高级"帮八股"的无形侵袭。

古人说："多闻阙疑，慎言其余"，我们也应该对可疑的材料宁缺毋滥，对用之不可靠、弃之也可惜的材料，可按司马光编著《资治通鉴考异》的办法，作出处理。有的地方志还有《阙访列传》的做法，必要时我们也可适当采用，并加以变通改进。我们引用材料，最好在稿后说明材料的来源和出处，以便审定。出书之后，另编一册注释材料来源和执笔者的姓名，入档保存，以示负责，并便考核。这种做法，古已有之。如章学诚所撰《和州志前志列传序例（上）》说的："他若聚众修书，立监置纪，尤当考定篇章，覆审文字。某纪某书，编之谁氏？某表某传，传之何人？乃使读者察其臧匽，定其是非。庶几泾渭虽淆，淄渑可辨。末流之弊，犹恃提防。"

总之，必须确实负责，保证真、实、信，力戒假、大、空，求实存真，一丝不苟。

三、史以述往，志以示来——兼谈史有史体志有志体

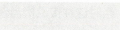

"史以述往，志以示来"发表于1981年2月25日《山西地方志通讯》第2期

"志与史，名异而实同""在国曰史，在省、州、县曰志。史领其纲，志条其目，故史之所略，往往为志之所详。"这本是从前修志作序的比较共同的看法。其实，史志之分，不仅仅是国史与方志的分别，历史上有《史记》《汉书》等正史，还有郑樵《通志》，是全国性的志书。章学诚曾对《通志》评价说："郑樵生千载而后，慨然有见于古人著述之源，而知作者之旨，不徒以词采为文，考据为学也。于是遂欲匡正史迁，益以博雅，贬损班固，讥其因袭，而独取三千年来，遗文故册，运以别识心裁，盖承通史家风，而自为经纬，成一家言者也。"（《文史通义·申郑》）过去，由于志字的含义较广，有"诗言志"之"志"，有"志序人物"之"志"，有"志为记事之书"的"志"，等等。地方志即史志之志，旧日的所谓正史中，除了《三国志》《梁书》《陈书》《北齐书》《周书》以及《南史》《北史》没有志的篇目之外，大都编入各种记事的志。《三国志》以志

名书，里边却没有志的体例。可见，唐朝以前，对于史志是不分的。郑樵开创了全国性《通志》的先例。所以章学诚等人，都曾给志下过定义，如"志者，志也；欲其经久而可记也"（《文史通义》卷六），或"志者识也"（《青浦县志序》）都有"本实""纪事"的意义。《汾阳县志》周易超做的序中说："邑之有志，取其记事云尔。"《阳曲县志》后序中说："志者何？记也。记其事以备作史者采也。故史宜略而志宜详。"《榆次县志》同治年间本"俞志"的跋语说："志仿于史而微异于史。"反映史和志的共同点来说，还可举出不少的例子。总之，作志的实质，是"述而不作""无征不信"。也就是古人所说的"我欲托之空言，不如见诸行事之深切著明"，强调纪实，不作空论，取材有据，据事直书。然而，也有一些史学名人，为了把地方史、地方志同所谓"正史""国事"加以区别，有的就把史和志看作两种根本不同的东西。如光绪年间修的《山西通志》在《序例》中的头一句话，就下了一个论断，提出"志非史也"的概念。接近这种提法的，有认为"志者，史之枝也"（见《协修定襄县补志叙》），志是歧出的旁枝，而史才是史书的主干。有认为"志以佐史也"（见《汾阳县续志赵日昌作的《序略》），志是辅助正史的作品，这就同写《汾阳县旧志序略》的朱之俊发生了不同的看法。朱之俊认为："今郡邑之志，古列国之史也……古之志，皆以史领之，而志又通谓之史。"朱之俊的说法，是符合史书发展的历史实际的。不过有纵述与分列之不同。立论比较全面的是明朝朱衣作的《汉阳府志》序中说的"志者，史之集也；史者，志之成也。史有史体，志有志体""志者，史之集也，史者，志之成也"。正如章学诚所说的"溯而上之，百国宝书之于《春秋》，世本国策之于《史记》"。前者为后者之史料，而后者为前者之成就。但不如朱衣说的明确而概要。

　　史、志难分，向来如此。举例来说，宋、元、明、清《四朝学案》，从前被认为是中国学术史的一种史学创作。从其记述师承学派来看，是志；从其分析学术渊源及其人物传记来看，又是史。不用说还有史、论结合之史，如《史记，货殖列传》；也有史、论分开之史，如康熙朝廷的《御批通鉴辑览》，这都是因撰史的宗旨不同，而各有所侧重。至于史、志分家之说，各有理由：《山西通志》恐对正史"僭而不伦"，因此下了一个"志非史也"的定义；龚导礼在乾隆年间修的《寿阳县志》的序言中说："且夫作志之法，上同于史。"但又说："唯是史则表、志外，纪传皆寓意褒贬；而志乘奖善讳恶，与史殊科。"由于"奖善讳恶"就出来个"史志殊科"的论点。和龚导礼相近的说法有，王序宾在《榆次县志》（俞志）的《跋语》中说的，"史以纪得失，别邪正，秉法戒"；"志则志得不志失，志正不志邪，虽有列传，不过与山川、风俗、田赋、户口等类借资考核而已"。所以，在旧志中很少见到对于反动统治阶级横征暴敛，敲诈勒索，漠视人民疾苦，造成天灾人祸的直接反映；也看不到对于贪官污吏、土豪恶霸残民以逞罪行的具体揭发，很难见到如同《史记》中写的《酷吏列传》《佞幸列传》那样的全面记述。因此，记"得"不记"失"，志"正"不志"邪"，奖"善"而讳"恶"，是不可作为史、志分家的论据的。

地方志的产生和发展，有其历史的渊源，它受着不同历史时期政治经济制度的制约，因而各具有不同的历史特点。如宋人的史学著作的数量超过前代，而明、清以来，地方志的修订，又大为盛行。于是，出现了"盛世修志"的说法。除了乱世由于环境不安定，对修志不利外，"衰世修志"也不少见。清朝唐、雍、乾、嘉以后修的志书，就不能谓之"盛世"。封建的盛世，正是文化统治加紧、文禁森严之时，史书多为官修，方志也多官书；而私家著史更加受到限制，转而私家撰写方志也同时增多，却因刊行流传之难，于今不可多见。在这种情况下，方志浩如瀚海，体例千奇百样，只可取长弃短，没有成例可循。我们应当发扬我国史学的传统精神，要尽可能做到："所以通古今之变，而成一家之言者，必有详人之所略，异人之所同，重人之所轻，而忽人之所谨，绳墨之所不可得而拘，类例之所不可得而泥。"运用新的观点、新的方法，新的材料，创造新的体例，这样才好摸索出创新的路子来。对于各种方志的"共性"和"特点"的对立统一，我们不妨采取"微观"的方法，进行分析；用"宏观"的方法，进行综合（所谓"宏观""微观"不过是借用自然科学中的概念，以之作为进行整体研究和具体观察、细微剖析的用语）。这样，我们才好解决"史有史体，志有志体"的问题。比如，从总的方面来看，都有记述自然现象的天象、气象、地理、地貌、生态、人口、土地、资源、物产……记载社会现象的经济生活、政治体制、民情风俗、文化教育、技艺制作、文学艺术……并且从纵的方面反映了历史的连续性，从横的方面表现着一定区域各个方面事物的广泛性，这可以说是各种方志共同特点，也就是其"共性"方面。我们说要继承历史上方志的优良传统，一般就是指的这些内容。同时也还表现了其不同历史时期的局限性，由于阶级偏见，诬蔑农民起义为流寇盗贼，谬记义和团反帝是"拳匪作乱"等等。由于民族偏见，还有"五胡乱华""四夷为患"等等。明明是封建礼教，吃人杀人，使大量妇女牺牲在《烈女传》的教化中，甚至对"望门寡"也要大书特书，用提倡表扬的方法，来歪曲人道和生性。类此等等，都是封建糟粕，都应尽量剔除。至于地方史的全史如何写，专史如何写，地方志中的史体怎样写，志体怎样写，整个地方志述史记事怎样安排，那就需要选择几部典型志书，进行具体的分析和研究。一般说，志中写史，是不是借鉴于《左传》《战国策》的今译可以作为志中之史体。志中写志，是不是借鉴于译成语体文的《考工记》《蚕桑粹编》《邠风广义》对于生产技术的记述，可以作为志中之志体的参考。志中写大事记，可参考《朱子通鉴纲目》和《纲鉴易知录》的"纲"来写。属于重大事件，还须参照《通鉴纪事本末》，有头有尾，交代清楚整个事件的起因、动向、趋势、结果的整个过程。就其大体来说，我国更富有写志的传统，如汉时的《西京杂记》、晋时的《世说新语》、唐时的《酉阳杂俎》、宋时的《梦溪笔谈》《武林旧事》，元时的《南村辍耕录》、明时的《焦氏笔乘》、清时的《广阳杂记》等等的某些记载，都可以选出各种不同类目的体裁。这里，只是为了说明"志有志体"的问题不难解决，并不是让大家烦琐地从比上面举例中不知要多到许多倍数的书目中去查考参考书。进而还要恰当处理各种不同的门类和志、表、图、录、考、注等的具体形式。这就需要采取"微观"方法的分析。《山西通志》的图、谱、考、略、录、记的每个篇目之前都有一段前言，说明编辑大意。当然，《山西通志》流传不多，不便参考。《文史通义》有通行的本子，各地图书馆都有。《文史通义》中在《和州志》的分篇中写有16个篇目序例，《永清县志》的分篇中写有15个篇目序例，还编入《亳州志》6个序例，可见章学诚是按当时当地的具体的特点而确定这些序例的。他在旧的观点下，还要在历史和阶级的局限之内，在一定的角度和程度上从具体的实际情况出发，具体地确定体例。我们在新观点下拟定体例和写法，更不能墨守陈规，先有什么现成的框架。但是，我们参考上述已有体例，结合本地区过去的县志体例，如1942年版的《榆次县志》中的各"考"各"录"的篇目之前都有例言，可供我们进行分析比较，从中得到启发，择优取长，突破老路，实现创新。

在探索新路之中，才能解决如何处理史料的问题。因为，运用什么观点处理史料，是新志同旧志的根本区别所在。新编地方志必须用新的观点、新的方法，新的材料，并从我国传统史学中借鉴好的经验。举例来说，《史记·货殖列传》就曾提出过一个明确的"因势利导"的观点。他认为："故善者因之，其次利导之，其次教诲之，其次整齐之，最下者与之争。"司马迁在当时的历史条件下，就提出经济方法，思想教育方法，制度干预办法，而不赞成离开客观规律，乱加干涉，利用权力，与民争利。这样，就可以达到下述目的："原大则饶（富饶），原小则鲜（缺乏），上则富国，下则富家。贫富之道，莫之予夺，而巧者有余，拙者不足。"生产发展了，物资流通了，财源扩大而不是缩小，生产技术出巧干，生产效率有提高，用力就少；否则，拙者落后，就感力不足用。比较之下，就会通过生产技术的改进，达到"上则富国，下则富家"封建主义社会生产的目的。于此可见，司马迁处理史料的方法，是有一定的观点的。不然的话，就可能把地方志搞成资料汇编，或写成笔记摘录。

再设想今天编写新志一个例子来说，我们山西是产煤之省，它与兄弟省、市的经济建设直接相关，是我国重要的能源基地，在国民经济中占有重要地位。在煤矿的发展史中，就不能孤立地处理这方面的史料。例如：清光绪二十三年中国《时务报》译载了当年八月二十八日美国《格致报》（可能是一种科技报）一条消息，标题是"美用中煤"。内容是："《美国日报》云：中国近来竟能出煤而远销于美国，是可惊异之事也。近有中国煤不少，运入开立福尼亚（美国沿太平洋地）其质甚佳，大可获利。据熟悉煤务之人云：不数年间，除产煤之区外，太平洋一带，所用之煤，将近仰给予中国。盖（因）中国工价贱，故成本甚轻，其所以不能畅销无滞者，特以转运不利之故。今铁路业已兴工赶筑，恐造成以后，英美二国煤务之利益，必将被中国所夺云。"这说明中国开采煤矿，兴建铁路，还存在同帝国主义的斗争问题。晋城多年流行一句老话"黑行一开，人手活便；黑行不开，生意难做"。这种话，一直流传到1930年以前。一个年成好不好，一个黑行开不开，成为各行各业做生意的人见面的口头话。是的，在帝国主义经济侵略的影响下，晋城的冶铁业（旧来叫作"行炉"，字号名叫做"××山"，都有占领山场之意）纷纷倒闭了，铁丝业凋敝（我曾见到不少村庄以搅条作为副业，镇上还有几家条店，销路直达我国西北和东北各省）。点蜡烛的铁丝灯笼被点煤油的马蹄灯代替之后，远到宁夏、包头的编灯笼的大量手工业者不能出外谋生了。一方面是帝国主义的侵略，另一方面是旧日的统治者不关心民生，造成农村破产，外流农民成为军阀混战招兵的对象。对于这些经济生活的史料，就必须全面地具体地联系起来，加以利用，而不能孤立地零碎地不予重视；或者发现线索，而不积极地去查找。

　　章学诚在研究方志中曾经提出一个"立法开先，善规防后"的问题，我们新编地方志，就须提出运用马克思主义的方法论的问题。什么方法呢？这就是毛泽东同志讲的"古今中外法"。下面，我把毛泽东同志1942年3月30日讲的"如何研究中共党史"（此文发表在《党史研究》1980年第一期上）中的一段话引证于下，便于我们领会"古今中外法"的实质和意义。

　　"如何研究党史呢？根本的方法马恩列斯已经讲过了，就是全面的历史的方法。我们研究中共党史，当然也要遵照这个方法。我今天提出的只是这个方法的一个方面，通俗地讲，我想把它叫作'古今中外法'，就是弄清楚所研究的问题发生的一定的时间和一定的空间，把问题当作一定历史条件下的历史过程去研究。所谓'古今'就是历史的发展，所谓'中外'就是中国和外国，就是己方和彼方。"

　　就一个县志来说，有的不一定联系中外，但是总离不开上下左右的环境。就说一个县的范围之内，在革命战争年代，有革命根据地、有游击区、有日伪占领区、有国民党政府的统治区、有地方实力派控制区，犬牙交错，就有古今内外的联系，就需要按照毛泽东同志指出的"古今中外法"进行科学的分析和综合，做到思想性、科学性和资料性三者的统一。

既然，应当采取历史的方法，应当运用"古今"的方法，就不可以认为志中无史，"志非史也"；或者在内容上把史、志截然分家。当然，史和志的关系，不论在内容上、形式上，是有明显的区别的。在内容上，志较史为详尽，它具有广泛性的特点，概括地说，它要"上考天文，下察地理，中辨人事"（见乾隆年间桂敬顺写的《浑源州志》序。这里所谓天文，不是天文学的"宇观"世界的天文，而是与地理、生物的日照、气温等有关的自然现象）。在形式上，着重于自然、社会、人事、生活的横剖面。打个比方，它是从树木横断面的"年轮"方面进行"微观"的分析的，不仅要看到向阳的"年轮"要宽些，背阴的"年轮"要窄些，而且要从树根枝叶的发展中，研究不同树种的不同生长情况，如物理化学方面的微量元素、光合作用、细胞结构、木质纤维等等因素的细节方面。要广泛地记载历史现象的横断面，这就比作史要详细扼要的多。从树木的成长过程来看，"年轮"好像是史的标记；从研究树木发展的不同条件来看，一道一道"年轮"好像就是志。这就是"史领其纲，志条其目。故史之所略，往往为志之所详"（见乾隆大同府知府嘉祥作的《浑源州志序》）的道理。

江苏青浦县（今属上海）的《青浦县志》序中有"史以继往、志以开来"之语，这种认识，散见于许多志书中，如"继往开来""信今传后"……大致相同的提法是不少的。如《榆次县志》戈荑棠的序说："继往开来，昭信史而重久远。"《重修阳曲县志》华典的序说："足以昭示来兹，信今而传后也。"《浑源州志》颜守贤的序说："风手家，风手国，极而风手天下后世者，率是也（都是一样的意思）。"我曾看到过不少碑记中的结语，说明他们作记的用意，多有"以示来者"之意。作志和作记，除了广泛和单独之不同，出发点是相同的。从大量的材料中加以归纳，可以提出"史以述往，志以示来"的表述。但是，正因为志书多，材料多，而我看到的极其有限，就很担心犯"两个口袋"的错误。究竟另有一个"口袋"装的什么，我还必须继续搜集资料，作出对比的分析。

现在就以此为题，写出这篇抛砖引玉，希图就正于大方的文章。

我在"史中有志，志中有史"的前论中，主要是从历史上所谓正史的回顾得出的认识；在"史以述往，志以示来"的再论中，主要是翻阅了几部地方志书中得出来的认识。史以述往，这容易为大家所承认。然而，马克思主义的史学，毕竟根本不同于历史上传统的史学。前者一般只能在现象上反映出各个时期治乱兴衰的经验教训，提供研究历史规律的资料；后者重在从历史实践的现象中，从社会制度的变革中，从生产力和生产关系的辩证发展中，从经济基础和上层建筑的交互关系中，通过历史事实表明社会历史发展的规律，其中还包括政治、思想、文化、艺术、科学、技术，以及人们对于自然物质结构、层次的认识，以及它对人类生活、社会生产的影响和作用。编著马克思主义的史书，不论国史也好，地方史也好，这在写法和体例上和过去的正史是大不相同的。因而也就必须提出史、志的关系问题来加以研究。已往的正史和地方志，史中有志，志中也有史。史中有志，这个例证好举；志中有史，这就在形式、体裁和分量的详略上大有不同。如地域沿革、大事记述，人物传略，不论作考也好，作记也好，都离不开"史以述往"的轨道。不论正史中之志，还是地方志中之志，都有提供研究和考查的资料，以备修国史者"征献""采风"的需要，所以都有昭示后来的作用。

所以，新中国编国史，将不会袭用已往正史的形式和写法；新编地方志也将不同于以往编修地方志的框架结构，客观要求有创新的必要。但是，将以往的正史和以往的地方志加以比较，从政治条件的限制来看，前者的封闭性较大，不仅本朝修本朝之史障碍很多，而且后一王朝修前代王朝之史也是忌讳特多，如有抵触封建时代天子的特权的情形，不仅有杀头之祸，而且无成书之幸。后者则开放性较大，所以创造的体例也多。记载的方面也多，给我们提供的"继往开来"的资料也多。在旧社会里的花园里，还算花多叶茂的；那么，在"百家争鸣、百花齐放"的方针和政策下，当可百花争妍，群芳耀眼，所以继承和革新的价值也比前者为大。由于编撰代表国家的正式的中国通史的任务，将提到四化建设的日程表上，在面对地方志的问题上，自然而然地就提出要解决史和志的关系问题。

现在，代表我们国家的中国通史，还没有正式编纂出未，中国国史将是怎样一种编法，是不会采取以往所谓正史的纪、传、志、表的体裁的。这已从史学界范、郭、吕、翦等的《中国通史简编》《中国史稿》《简明中国通史》《中国史纲》等历史著作中，可以看出新史的编法不同于旧史的编法。这样，也就不会再有所谓"方志不得拟于国史"的论争。章学诚《文史通义·方志立三书议》中所列举的"人见春秋列国之自擅，以谓诸侯各自为制度，略如后世割据之国史，不可推行于方志耳"，这种泥古的限制、异今的非议，也就不存在了。这对于写地方史、修地方志在体例的革新上都是思想解放的开端，可以彻底打破对旧日正史"僭而不伦"的顾忌。用上述几部通史的编写方法来写地方史，当然是对头的。但是，不可因为要写地方史，就不要写地方志；也不可因为要写地方志就写成地方史，甚而至于写成地方历史的历史教科书，给"秉笔直书"以限制，这也是不对的。从各地提出的情况来看，问题在于：地方志中，可不可以有史？我认为可以有，没有不行。

地方史，不论全面性的全史，各种门类的专史，如革命斗争史、经济发展史、戏曲史、艺术史等，当然是"史有史体"，决然不可放在地方志之内。然而"志有志体"，还有志中之史的"史有史体"，也必须在地方志中存在应有的地位，否则，写现代的地方志，而对于表述和记载各个革命根据地的创建和发展史，新旧政权的兴替史，生产关系变革的经济发展史，战时行政区划的变迁史，共产党及各民主党派的创建史，国民党和共产党的斗争史，统一战线发展史，自卫战争向解放战争转化，在山西还有牺盟会和新军决死队的奋斗史，却被排除出地方志之外。地方志是记载地方事件的，把这些历史上的大事，划出地方志的范围之外，使地方志成为平板一块的照片，而不能够成为连续性的镜头，这是不能向当代人民和后代子孙交账的。我曾给人做过一个形象的比喻：地方史如同作的历史报告会；地方志如同地方的历史博物馆，它是顺着历史的顺序，展出有关地方史各方面的展品，它是用直感的史实，介绍地方历史的发展情况的。所以，问题不在于志中可不可以有史，"志中有史"的提法可不可以成立；问题在于地方志中的"史有史体，志有志体"，在体例和编写方法上的具体化。这就需要进行探讨和研究的工作。当前对此就看作思想准备。

在没有经验，尚在摸索之前，是不是能够作出思想准备，并开始实践呢？我认为是可以的。思想准备的客观材料如何取得，有两条路：一条是研究旧志的长短优劣，从中引出取舍的方案；同时剖析五六十年代新编的县志，其中有成功的经验，有不成功的缺陷和问题，即使好的经验不够多，也可从错误中吸取教训，把教训转化为经验。另一条路，就是先演几次《三岔口》摸摸试试，探索经验，这总比通过武装侦察摸索敌情容易得多。待这些步骤走过之后，我想"史有史体，志有志体"的问题是好解决的。

本文既然是"抛砖"，现在只能抛到这个地步。所幸"抛砖"可以"引玉"，纠偏可以得正，研究正确的解决办法，走出新的路子，总是大有希望的。

[附注]

"志者，史之集也；史者，志之成也。史有史体，志有志体。"这是武汉市朱文尧同志检阅《汉阳府志》从朱衣作的"序"中见到的这个具有创见的论断。

朱衣的身世，据朱文尧同志最近来信，他从《湖北通志·人物传》中录得一个简介："朱宜，字子宜，汉阳人，明朝正德辛巳进士，授江西道监察御史。清军江北，值大饥，人相食。衣便宜开仓赈济，全活甚众。时大礼议起，世宗召群臣议阙下，衣直言忤璁，罢职。"

本文作者按：明世宗朱厚熜是明宪宗朱见深之孙，兴献王朱祐杬之子。明武宗正德皇帝死后无子，迎朱厚熜入朝即位，坐了朝廷。有个进士，名叫张璁，向朱厚熜建议，说"继统不继嗣",光"接班"坐朝廷不行,还得尊崇兴献王之庙于京师。藩王入太庙,举行这种大礼,引起争议。朱厚熜便召集群臣,集议张璁的本章。杨廷和等"疏力争",皆不听。于是不断兴起冤狱。在这场争论中,朱衣直言抵制张璁,因而得罪罢官。

四、民主化的印象——纪念《山西日报》社成立四十周年

"民主化的印象"发表于1982年2月《山西日报·新闻史料》第2期

1950年年初,《山西农民报》社同《山西日报》社工作在一起,生活在一起,各方面都是协调的。史纪言同志是山西日报社社长,又是中共山西省委宣传部副部长,他协助省委领导两报,和他在一起,具体地研究省委指示和办报方针,发言不受拘束,不说套话,不扯远话,轻松活泼地提出问题,解决问题。在省委宣传部部长陶鲁笳同志出国访苏期间,纪言同志由报社搬到省委办公,同时还负责文教委员会的工作。毛联珏同志和我每周参加省委宣传部的办公会议。我还参加文教委员会组织的理论学习,看到纪言

同志同党外著名人士的融洽团结风度，争论问题，打消顾虑，互相插话，谈笑风生。他的民主作风，令人钦佩和学习，我尽量把这种作风融化在报纸工作中。一直到他担任省委秘书长，并为省委分管党报期间，他总是常到报社与同志们谈心，只要时间许可，他总要这里看看，那里问问。报社同志到省委开会，总想到他的住处坐坐谈谈，同他会面，都能畅所欲言，都觉心情舒展。省委秘书长的工作最为繁忙，他对各方面的工作，热情对待，又紧张，又镇静，不骄不躁，处理得不慌不忙，有条不紊。山西日报社的工作由毛联珏同志和鲁兮同志独立负责。毛联珏同志思想敏锐，奋发有为，作风泼辣。鲁兮同志经验多，见识广，看得远，做得细，谦虚谨慎，工作勤劳，具体领导各项基本建设和繁重的"后勤"工作，做出了出色的成就，为报社的经营管理打好了健全发展的基础。《山西农民》报社工作在这样的环境中得益之多，是说不尽的。我在《山西农民》报创刊35周年之时，写的"建国初期的（山西农民）报"，列举了一些主要的具体事实，这里就不再重复。

现在我想叙叙山西日报社（山西农民报社相同）职工生活民主化的印象。

山西日报社认真贯彻党中央关于在报上开展批评与自我批评的决定，深入宣传省委关于民主化和合作化两项工作任务。做好这种报道工作，理论联系实际是重要的环节，要求大家有明确的群众观点，编辑记者就得自己树立明确的群众观点；要对人家进行批评，编辑记者本身就得养成自我批评精神；对报社外部进行批评和自我批评，报社内部，特别是编辑部内就得开展批评和自我批评。报社同志都在努力学在先，用在先，言行一致，严以律己。毛泽东同志指示的，"务必使同志们继续地保持谦虚、谨慎、不骄、不躁的作风，务必使同志们继续地保持艰苦奋斗的作风"，当时在编辑、记者、经理部工作同志的实践中都体现出来了。

报社定期举行民主大会，发扬批评和自我批评的传统，小会大会，先开展自下而上的批评，对领导同志进行批评，对工作提出建议，以便端正领导作风，健全工作制度。开会没有"冷场"，发言都不含糊。有的发言虽带点"火气"，但这"火气"使人感到温暖而不觉烫人。有的发笑，"刺"到点子上，引起笑声满堂。思想的机器开动了，自然也要运转到提意见本人的思想深处，由此及彼，推己及人，对事不对人，与人为善，增进团结，无形之中，又收到自上而下批评的效果。民主空气不单单表现在场面和形式，而且贯彻在日常的工作和生活中。上下左右，相亲相近，和气生活力，团结有力量。机关民主大会形成制度。互助互勉，民主监督，也形成一种风气。

回想民主化能够开展，民主化能够有丰富的实际的内容，并且有助于在报面上开展批评与自我批评，加强党的思想政治工作，这是因为编辑记者先有批评和自我批评的锻炼，并且有总编室及各组负责同志做到自上而下地领导带头，依靠先进工作者和积极分子自下而上地互相促进。经过大会总结，统一认识，整齐步调，集中战斗精力，齐心办好党报。这种情况，反映在内部刊物——《新闻生活》上；还表现在生动活泼的"评报栏"中。"评报栏"就是一种民主检查报道工作的好形式，也是开展批评和自我批评的一种好工具。民主评报的经常化，发挥批评和自我批评的能量，换纳新鲜活泼的空气。回顾以往，展望未来，我觉得山西日报社有好的民主团结的传统，发扬起来，在深化改革、开放的宣传报道上，在推进建设具有中国特色社会主义上，将会出现一节高过一节的成效。

山西日报社认真实行中共山西省委关于民主化的指示，继承和发扬了解放区党报的优良传统，这是和老报人、老领导史纪言同志的言传身教分不开的。纪言同志严以律己，宽以待人，身在群众之中，心在群众之中，不论新老同志，不论干部工友，不论是工作方面的问题，还是生活方面的问题，他都给以答复、解释和帮助解决。他总是使人乐意而来，高兴而去。凡是在报社工作过的成百上千的同志对此都有亲切的感受，我的感受尤深。举例来说，山西农民报秦春风同志因病编外，调出报社，1957年编外干部的工资按规定没有全发，按秦春风的工作历史和实际情况，有提请考虑的问题，当老秦同志向我提出之后，我向纪言同志谈了。纪言同志即经省委组织部研究，给老秦按工资全发补发了少发的工资，解决了老秦疗养痼疾的困难，接着又为老秦分配力所胜任的工作。像这样关心同志、爱护干部的事，纪言同志的事例是不少的，他认为这是一个党的领导所应尽的责任。再就我亲身经历的事来看，在他能够发表自己意见的场合，他就讲公道话，关心和爱护受屈难伸的干部。1964年我受到"周潜川案件"的株连，纪言同志在关键时刻出面挽回斗争没有休止的局面，使我免去一场可能陷入刑狱之苦，而能生存到党的十一届三中全会拨乱反正之时，平反了冤案，撤销了1965年给予我的党内最重的纪律处分，这实在是一件幸事。1965年根据专案组的审查结论报告，对我作出组织处理之后，纪言同志多次到我住处进行安慰，还希望总有一天我再回到党内，还像以往一样，推心置腹，流露团结的热情。以后，欧阳景荣等同志也向省委提过对我处理不当的意见，但在上报及通报全党之后，"文化大革命"又很快到来，意见也只能是提提而已。

纪言同志身体力行，反对特殊化，抵制专断作风，常以轻松婉转的方式，变一言堂为众言堂。他在解放初就考虑过在政治运动中有"运动群众"的现象，在他审阅稿件和报刊大样中，尽量把"开展运动"的字样改为"开展工作"。但到以后"大搞群众运动"的声浪成为"时行"的提法之后，他也只能笑笑而已；因为，那时谁也没有纠正什么也搞运动之力。不论民主制度和民主空气怎么样,而纪言同志坚持民主作风是贯彻始终的。山西日报社的民主化传统值得回忆,史纪言同志的民主作风令人难忘。这是我在纪念山西日报社成立四十周年想说的话。

五、古代人才学——刘劭《人物志》评介

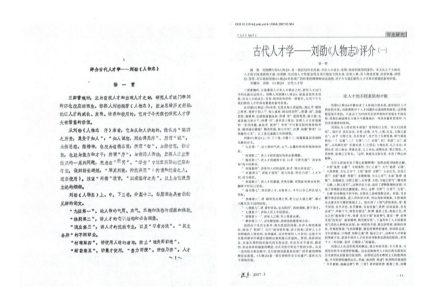

"古代人才学——刘劭《人物志》评介"油印稿及发表稿

这里我们采用了发表稿,该文分两次连载于《沧桑》杂志2007年第3期、第6期,兹将全文刊发于此。

三国曹魏时,正是重视人才和人才辈出之时,研究人才这门学问也就应运而生。邯郸人刘劭撰《人物志》,就是总结历史经验,论证人才的成长、发现、培养和使用的一部著作。它对于今天我们研究人才学具有重要的参考价值。

从刘劭《人物志·序》来看,它是从知人讲起的。他认为"聪明之所贵,莫贵于

知人""知人诚智,则众得其序"。所谓"诚",是指思想,指精神,也就是道德品质;所谓"智",是指智慧,指才能,也就是能力和才干;所谓"序",是讲用人得法,发挥人才正常效能的一系列问题,就是在"拔贤""举贵"中注重实际的观察和考查,做到扬长避短,"顺其所能,拘亢并用",注重"尚德"教育,"以戒偏材之失"。以上是它通篇立论的纲领。

刘劭《人物志》上、中、下三卷,分篇十二,每篇都是具有独特见解的论文。

"九征第一",论人物的气质、志气、志趣和性格的观察和体验。

"体别第二",讲人才的智慧结构和必要调整。

"流业第三",讲人才的流派专业,以及"习者为流""其业各异"的不同职业。

"材理第四",讲使用人材的道理,防止"理失而事违"。

"材能第五",讲量才使用,"量力而授,所任乃济",人才不同,适当使用。

"利害第六",讲人才的遭遇,有所贡献,对国家和事业有利,搞得不好自己受害。

"接识第七",讲识别人才,全面看人,不可以自己所长量人所短。

"英雄第八",讲"聪明秀出谓之英,胆力过人谓之雄",雄才大略有其不同的结构。

"八观第九",讲"群材异品,志各异归",具体观察,善于用才。

"七缪第十",讲知人、用人中的谬误。

"效雄第十一",讲知人之难,用人得效也难。

"释争第十二",详论解疙瘩、讲团结的重要和方法。

虽然由于受历史条件、陈旧思想的局限,在讲人物的素质时,掺杂了"阴阳""五行"的传统哲理,帝王将相、官师人士不同职能的人物类别,治国施政、法术智谋的人才异同,这是今天在批判继承中须进行推陈出新和施以改造的。然而,其具体论证,多是从那时的和前代的实际出发,作出许多丰富的、精彩的、有由具体到抽象的概括,有从共性中析出个性的分析。从其一系列的分析论断中,可以看到刘劭是具有深广的朴素的唯物辩证法思想。《人物志》是一部宝贵的历史文化遗产,富有古为今用的价值。

论人才的不同素质和才能

刘劭《人物志》开篇论述了人体的自然本质,进而研讨人才的自然本质。刘劭重视对于人才问题作出基础性的研究,这种着眼是很可贵的。只是由于当时的历史条件和科学发展水平的局限,使他在基础理论方面不可能像他在一些具体篇章里那样,写得非常细密和深刻。

刘劭认为人的自然本质是:"禀阴阳以立性,体五行而著形。""其在体也,木骨、金筋、火气、土肌、水血,五物之象也"。由于"五物之实,各有所济",而产生了五种性格，即气质的特征：一、"弘毅"；二、"文理"；三、"贞固"；四、"勇敢"；五、"通微"。从而推论到："弘毅也者，仁之质也；文理也者，礼之本也；贞固也者，信之基也；勇敢也者，义之决也；通微也者，智之原也。五质恒性，故谓之五常矣。"这样，他就从实际出发，夹杂了唯心的解释。

为什么说他夹杂了唯心的解释呢？按照凉国刘昞的注解，"木骨"象征"弘毅"，"木则垂阴，为仁之质"；"火气"象征"文理"，"火则照察，为礼之本"；"土肌"象征"贞固"，"土必吐生，为信之基"；"金筋"象征"勇敢"，"金能断割，为义之决"；"水血"象征"通微"，"水流疏达，为智之原"。从所谓"五物、天地之常气"，推论到"五德、人物之常行"。这种论证方法，违反了逻辑推理的法则，写成了牵强附会的生搬硬套。所以，这种"五物""五质""五常""五德"的论断是不科学的，在理论上是牵强附会的。但是，当其撇开理念的抽象，进入具体的分析，再由具体到抽象，又使他的论点落实在可靠的基础之上。他论到了人物气质的表征，是"著乎形容，见乎声色，发乎情味，各如其象"；讲到"仪动成容，各有态度""声畅于气，则色存貌实"，所谓"温柔之色、矜奋之色、明达之色"就表现于外。再由"色见于貌"征验神气，提出一种"征神见貌"的看法，"能知精神，则穷理尽性"。于是列举了人才的素质或气质的九种特征表现，如：神质的平陂，精实的明暗，筋势的勇怯，骨殖的强弱，气决的躁静，情色的憔悴和愉快，容动的态度，言行的缓急，以判别"纯粹之德"和"偏杂之才"。这种对人才形象的观察方法，是谈不到对人才历史的考察和实践的检验的。单凭个人一时印象，易出"以貌取人"的偏差。

刘劭以上论述所使用的概念，是古时的用语，今天看来，当然没有科学术语那样精确。这也反映他对人才的自然本质和社会本质的认识是相当肤浅的，必须经过历史唯物主义的批判改造，才可得到明确的认识。但是，他讲的"两遂"（即刘昞注语说的"耳目兼察，通幽达微"）和"三美"（即刘劭讲的"能兼二美，知微知章"）是实际有效的。"知微"就是注意新问题的萌芽，"知章"就是看到人事的显著变化。要做到积极进取和深谋远虑相结合，审慎静观和反应敏捷相结合，识别本质，注意萌芽，预知其显著变化的趋势。这对于我们物色人才是有借鉴意义的。

下面，我引述刘劭《人物志·体别》篇中对人才的辩证看法：

"是以抗者过之，而拘者不逮。夫拘抗违中，故善有所章，而理有所失。是故厉直刚毅，材在矫正，失在激讦柔顺安怒，每在宽容，失在失决；雄悍杰健，任在胆略，失在多忌；精良畏慎，善在恭谨，失在多疑；强楷坚劲，用在桢干，失在专固；论辩理绎，能在释结，失在流宕；普博周给，弘在覆裕，失在溷浊；清介廉洁，节在俭固，失在拘局；休动磊落，业在攀跻，失在疏越；沉静机密，精在玄微，失在迟缓；朴露径尽，质在中诚，失在不微；多智韬情，权在谲略，失在依违……"

以上引述可知，刘劭把人才的优点中有短处，缺点中有长处，如何扬长避短，根据客观需要，用其所长，防其所短，使其专能，制其拘抗，这是符合辩证法的观点的。"而指人之所短，以益其失，犹晋楚带剑递相诡反也"，这是不可取的。

刘劭认为，要看人才的特点，适当使用。他说，"强毅之人，狠刚不和""可以立法，难与入微"；"柔顺之人，缓行宽断""可与循常，难与权疑"；"雄悍之人，气奋勇决""可与涉难，难与居约"；"惧慎之人，畏患多忌""可与保全，难与立节"；"凌楷之人，秉意劲特""可以持正，难与附众"；"辨博之人，论理瞻给""可与讯序，难与立约"；"弘普之人，意爱周洽""可以抚众，难与厉俗"；"狷介之人，砭清激浊""可与守节，难与变通"；"休动之人，志慕超越""可以进趋，难与持后"；"沉静之人，道思回复""可与深虑，难与捷速"；"朴露之人，中疑实蹈""可与立信，难与消息"；"韬谲之人，原度取容""可与赞善，难与矫违"。不仅对人才要用其所长，避其所短，而且要着重教育改造，讲究学以成材，纠正偏材之失。

刘劭对人才的要求，"质于理合，合而有明，明足见理，理足成家"。

以下，我们再看《人物志·材理》篇中对人才性格"九偏"的对待方法：

"刚略之人不能理微，故其论大体则弘博而高远，历纤理则宕往而疏越。抗厉之人不能回挠，论法直则括处而公正，说变通则否戾而不入；坚劲之人好攻其事实，指机理则颖灼而彻尽，涉大道则径露而单持；辩给之人辞烦而意锐，推人事则精识而穷理，即大义则恢愕而不周；浮沉之人不能沉思，序疏数则豁达而傲博，立事要则燀炎而不定；浅解之人不能深难，听辩说则拟锷而愉悦，审粗理则掉转而无根；宽恕之人不能速捷，论仁义则弘详而长雅，趋时务则迟缓而不及；温柔之人力不休强，味道理则顺适而和畅，拟疑难则濡软而不尽；好奇之人横逸而求异，造权谲则倜傥而环壮，案情道则诡常而恢迂。此所谓性有九偏……"

他对"九偏"的辩证的分析，引出说有三失，难有六构，通有八能。"难"是说辩难，也就是辩论；"通"是说能，说通道理，也就能以理说服人。

"夫九偏之材，有同、有反、有杂。同则相解，反则相非，杂则相恢。故善接论者度所长而论之，历之不动则不说也；傍无听达则不难也（'难'字应读去声，辩论的意思）。不善接论者，说之以杂、反；说之以杂、反则不入矣。善喻者以一言明数事，不善喻者百言不明一意，则不听也。是说三失也。善难者务释事本，不善难者舍本而理末。舍本而理末则辞构矣。善攻强者下其盛锐，扶其本指，以渐攻之；不善攻强者引起误辞以挫其锐意，挫其锐意则气构矣（意思是说，这样会动其声色，引起意气用事）。善蹑失者因屈而抵其性则怨构矣。或常所思，求久乃得之，仓卒谕人，人不速知，则以为难谕。以为难谕，则愤构矣。夫盛难之时，其误难迫，故善难所征之使还（启发其反省，等待其觉悟）；不善难者凌而激之（用压力加温刺激其认错）。虽欲顾指，其势无由。其势无由，则妄构矣。凡人心有所思，则耳且不能听；是故并思俱说，竞相制止，欲人之听己，人亦以其方思之故，不了（不明了）己意，则以为不解。人情莫不讳不解（'讳不解'是说人们忌讳别人不解其意），讳不解则怒构矣。凡此六构，变之所由兴也……必也聪能听序，思能造端，明能见机，然后能通于天下之理；通于天下之理，则能通人矣。不能兼有八美，适有一能，则所达者偏，而所有异目矣。是故聪能听序，谓之名物之材；思能造端，谓之构架之材；明能见机，谓之达识之材；辞能辩意，谓之赡给之材；捷能摄失，谓之权捷之材；守能待攻，谓之持论之材；攻能夺守，谓之推彻之材；夺能易予，谓之贸说之材。通材之人既兼此八材，行之以道，与通人言，则同解而心喻；与众人言，则察色而顺性。虽明包众理，不以尚人；聪睿资给，不以先人。善言出己，理足则止。鄙误在人，过而不迫。写人之所怀，扶人之所能；不能事类犯人之所姻（这句话的意思是，不要当着盲人面，骂那做事瞎了眼），不以言例及己之所长（不要使人误会为夸自己的长处，刺着对方的短处）。说直说变，无所畏恶。采虫声之善音，赞愚人之偶得（对这两句，刘昞的注解是：不以声丑，弃其善曲；不以人愚，废其嘉言）。夺与有宜，去就不留，方其盛气，折谢不吝；方其胜难，胜而不矜。心平志谕，无适无莫（刘昞的注解是：不贪胜以求名）。期于得道而已矣，是可与论经世而理物也。

　　刘劭研究了识别人才的特征和观察人才的方法，重在知人善任，取长补短；并且涉及待人接物的经验，重在机警应变，讲求实效。他具体分析了人物的共性和个性，例如，"故能治大郡，则亦能治小郡矣。推此论之，人材各有所宜，非独大小之谓也"。这是从人物的共性看问题。"夫人材不同，能各有异：有自任之能。有立法使人从之之能，有消息辩护之能，有德教师人之能，有行事使人谴让之能，有司察纠摘之能，有权奇之能，有盛猛之能。夫能出于材，材不同量。材能既殊，任政亦异"。这又是从人物才能的个性方法看问题，讲的是"量才用人"。然后又论述到，"凡偏才之人，皆一味之美。故长于办一官，而短于为一国"。用人必须适应具体情况，使之各得其所。他分别讲了"统大"和"治小"，"治烦"和"治易"，"治难"和"治平"，"治侈"和"治弊"，"治新"和"治旧"，"纠奸"和"治边"，"讨乱"和"治善"，"治富"和"治贫"。按不同情况的需要，选拔适当的人才，做到能任众能的"用人之能"。并且在《人物志·利害》一篇中，扼要分析了各种才能从发现到使用及效果的全过程中的利害关系和不同遭遇。而在《人物志·接识》篇中，提出了一个重要问题：认识才能，也是一个过程，历史地了解人才，才可真正达到全面了解，否则便是"有亲爱之情，称举之誉，此偏材之常失"。这样会使用那种善于阿谀奉承的人，以致妨碍接识群材。

论英雄

刘劭《人物志》第八是论说英雄人物。他举例说明历史人物所具有的明智和威武、见识和胆略的内在因素。他将英雄的素质一分为二，把英明和胆力的人物结构成分，有强于英明，有偏于胆力，形成人物的不同特点。

他定义为："聪明秀出谓之英，胆力过人谓之雄。"

现将其论述优异特点的段章引出于下：

"夫聪明者，英之分也，不得雄之胆则说不行；胆力者，雄之分也，不得英之智则事不立。是故英以其聪谋始，以其明见机，得雄之胆行之。雄以其力服众，以其勇排难，待英之智成之。然后乃能各济其所长也。若聪能谋始，而明不见机，乃可以坐论，而不可以处事；聪能谋始，明能见机，而勇不能行，可以循常，而不可以虑变。若力能过人，而勇不能行，可以为力人，未可以为先登；力能过人，勇能行之，而智不能断事，可以为先登，未足以为将帅。必聪能谋始，明能见机，胆能决之，然后可以为英，张良是也。气力过人，勇能行之，智足断事，乃可以为雄，韩信是也……故英可以为相，雄可以为将……

从历史唯物主义的观点看，英雄脱离不开产生英雄的社会历史条件。要使"英雄造时势"，首先必须"时势造英雄"。英雄不可脱离群众，才能造就大小的英雄事业。作为发展为领袖人物的英雄，必须反映和代表社会历史前进的要求，反映和体现人民群众推进社会发展、创造历史的愿望。英雄如果背离人民群众的要求，不受历史条件的制约，阻挠历史发展的方向，将成为历史的罪人，最后落得一个身败名裂的下场。这是刘劭《人物志》不能全面而深刻地阐明的。因此，他所论的英雄，其自觉的能动性，出不了"自胜之数"的范围。

何谓"自胜之数"，且看下引"英雄"篇的原文：

"然则英雄多少，能自胜之数也。徒英而不雄，则雄材不服也；徒雄而不英，则智者不归往也。故雄能得雄，不能得英；英能得英，不能得雄。故一人之身，兼有英雄，乃能役英与雄，能役英雄，故能成大业也。"

这里，他的论断就表现了一定的片面性，涂上了历史唯心主义的色彩。

论识别人才的复杂性及其可能发生的失误

刘劭《人物志》第九、第十讲述"八观""七缪",即识别人才、驾驭人才的方法,多属于察言观色的经验,缺少注重实践检验的方法。但它善于做具体分析,有辩证看法。如"若然而不然"的"恶情夺正""慈而不仁""仁而不恤""厉而不刚","是故不仁之质胜,则技力为害器;贪悖之性胜,则强猛为祸梯;以及"若然而不然"的"善情救恶,不至为害",如"助善著明,虽疾无害也;救济过厚,虽取人不贪也",意思是助善不怕疾恶太甚,济贫不嫌捐借太多。又如,他提出一个论题:"先识未然,圣也;追思玄事,睿也……"意思是说要有预见性,要有高见卓识,要智不外露,以引众长……所以,它特别强调"自见其美不足也;不伐其能有余也"。意思是说,不要自夸其能,以致孤立自己。

"八观"中的观由辨似,在今天也有其参考价值。同中见异,何以别之?他说:"直而能温者,德也;直而好讦者,偏也;讦而不直者,依也。道而能节者,通也;通而时过者,偏也;宕而不节者,依也。偏之与依,志同质违,所谓似是而非也。"要人们区分同本质一致或不一致的表现的现象。

"八观"中"观其爱敬、以知通塞"中说:"……然爱不可少于敬,少于敬,则廉节者归之,而众人不与;爱多于敬,则虽廉节者不悦,而爱接者死之,何则?敬之为道也,情亲意厚,深而感物。是故观其爱敬之诚,而通塞之理,可得而知也。"这就是要人们注意严肃和友爱相结合。

"八观"中讲的六个"情机",是说照顾人情的特点,就好调动人的积极性,而又不迁就人的低级趣味。他说:"夫人之情有六机,抒其所欲则喜,不抒其所能则怨,以自伐历之则恶,以谦损下之则悦,犯其所乏则媢,以恶犯则妒(抬高自己,打击别人,就会引起妒害),此人性之六机也。""凡此六机,其归皆欲处上",归结起来,人心向上,需要适当照顾人的自尊心。谦谨可以避害,不可强行"欲人之顺己"。懂得人情事机,就好掌握具体对待的方法,即《人物志》此处说的,"是故观其情机,而贤鄙之志可得而知也"。

"八观"中所谓"观其所短,以知所长",讲得是看待人事的一分为二的方法。"夫偏材之人,皆有所短。故直之失也讦,刚之失也厉,和之失也软,介之失也拘"。并且特别说明:"然有短者,未必能长也;有长者,必以短为征。是故观其征之所短,而其材之所长可知也。""是故钧材而好学,明者为师;比力而争,智者为雄;等德而齐,圣之为称,明智之极也。是以观其聪明,而所达之材可知也。"全面比较,就可取人之长。

"八观"从正面讲,"七缪"又从反面看,还是讲对人情的鉴察的。

"七缪：一曰察誉有偏颇之缪；二曰接物有爱恶之惑；三曰度心在大小之误；四曰品质有早晚之疑；五曰变类有同体之嫌；六曰论材有申压之诡；七曰观奇有二尤之失。夫采访之要，不在多少。"这就是说，要防止偏听偏言。不要从个人恩怨出发，同情自己的就忘其不好，违背己意的就错看了好人。要分别小聪明和识大体。才力相差不远就会互相竞争，才干相同而所处的势位悬殊，就宜互相尊敬。申压按刘昞注解，是说那种"借富贵则惠施而名申，处贫贱则乞求而名压"，因而有的有名声，有的被埋没。"二尤"是指不露锋芒的"尤妙"，虚浮外饰的"尤虚"，这都是不易一下看准的。"七缪"篇中总结的经验是："故知人者，以目正耳；不知人者，以耳败目。"如只听信间接的反映，不免如"七缪"篇中所说的"故皆合而是，亦有违比；皆合而非，或在其中。若有奇异之材，则非众所见，而耳所听采，以多为信，是缪于察誉者也。"刘昞注中更加指明"或众附阿党，或独立不群"；"或违正阿党，故合而是之"；"或特立不群，故合而非之"。"阿党"即"朋党"，类如十年内乱中的帮派和派性，信从他们对人才的看法，就会发生考察人才的错误。

"七缪"篇中认为应当辩证地分析人物的特点："夫善非者虽非，犹有所是。以其所是，顺己所长，则不自觉情通意亲，忽忘其恶。善人虽善，犹有所乏。以其所乏，不明己长；以其所长，轻己所短，则不自知志乖气违，忽忘其善。是惑于爱恶者也。""……由此论之：心小志大者，圣贤之伦也；心大志大者，豪杰之隽也；心大志小者，傲荡之类也；心小志小者，拘软之人也。众人之察，或陋其心小，或壮其志大，是误于小大者也。""夫人材不同，成有早晚。有早智而速成者，有晚智而晚成者，有少无智而终无所成者，有少有令材遂为隽器者。四者之理，不可不察。"以上都是讲求具体地、全面地考察人物的方法。

了解人物还有其客观方面的复杂性。"七缪"篇中指出："是以偏材之人，交游进趋之类，皆亲爱同体而誉之，憎恶对反（'对反'与现代汉语的'反对'一词同义）而毁之，序异杂而不尚也。推而论之，无他故焉。夫誉同体、毁对反，所以征彼非、而著己是也。至于异杂之人，于彼无益，于己无害，则序而不尚。是故同体之人，常患于过誉，及其名敌，则鲜能上下……务名者乐人之进趋过人，而不能出凌己之后，是故性同而相倾，则相援而相赖也；性同而势均，则相竟而相害也。此又同体之变也。故或助直而毁直，或与明而毁明，而众人之察，不辨其律理，是嫌于体同也。""夫人所处异势，势有申压。富贵遂达，势之申也；贫贱穷匮，势之压也。上材之人能行人所不能行……中材之人则随世损益。"他接着揭露富贵者送礼说情、受惠者夸大小美，贫贱者无财可施，无势可攀，"怨望者并至，归非者日多，虽无罪尤，犹无故而非也"。这都是由于社会上的坏风气造成的。这就是所谓"世有侈俭,名由进退"的社会境遇。特别说明:"失缪之由,恒在二尤。二尤之生,与物异列。故尤妙之人含精于内,外无饰姿;尤虚之人硕言瑰姿,内实乖反……故遗贤而贤有济,则恨不在早拔;拔奇而奇有败,则患在不素别,任意而独缪,则悔在不广问;广问而误己,则怨己不自信。""是故众人之所贵,各贵其出己之尤,而不贵尤之所尤。"尤之所尤的人才,不是一般人所能识别,这就是世有千里马、常患无伯乐的意思。所以,刘劭认为:"由是论之,人物之理妙,不可得而穷已。"

论知人难,用人得效更难

"八观"和"七缪"两篇讲了观察人物的经验和可能发生谬误的原因之后,接着又在"效难"一篇专门论说了对人才做到知人善任是有困难的。"效难"篇是就"盖知人之效有二难:有难知之难,有知之而无由得效之难"发议的。他认为"众人之察,不能尽备",都可能有一定的片面性。他举了八种"游杂"的情况,也就是观察人物的复杂性。如:有的以自己所能的角度观察众才;有的单看外表,以貌取人;有的以进趋取人,着重看其活动能力;有的要"揆其始终",苛求完人;有的以迎合旨意取人;有的以感情关系取人;有的"恐其过误";有的偏重其言谈;有的要先看其行事的功效。因此,"八者游杂,故其得者少,所失者多"。这样,就难免发生以下几种情形:有时"随行信名",未曾听言观行;有时见其"浅美扬露",误以为其有特长;有时对"深明沉漠"的人才,反以为人家空虚,没有实学;有时对长于"分别妙理"的人物,却以为是"离娄之明"。更不消说有的"口传甲乙,则以为义理;好说是非,则以为臧否;讲目成名,则以为人物;平道政事,则以为国体"了——那些"强指物类,状似有理","妄说是非,似名善否","强议贤愚,似明人物","妄论时事,似识国体",都是"其名非实,用之不效"的(以上四"似"文句,引自刘昞注语)。这样,就会闹出见了穿着鲁国儒服的人就都被看成儒者的笑话。

刘劭认为实际上存在有"名由口进,而实从事退",有"名由众退,而实从事彰",强调要求名副其实,反对名不副实。怎么达到这个要求?刘劭提出"故必待居止然后识之"。这就是:安于职守,看其为人民服务的思想;举止刚直,看其严肃正派的作风;与人来往,看其按制度办事的原则性;穷困之时不放松学习,看其是否有上进精神;贫穷之时只取一份合理报酬,可知其廉洁奉公。这是初试所不能了解的,也是"始相"所未曾表现出来的。而且还得注意"或志趣变易、随物而化"的情况,有的在不同的环境中会发生不同的变化,如"或穷约而力行,或得志而从欲"等等。"由是论之,能两得其要,是难知之难"。

以下论及人才得效之难:"何谓无由得效之难,上材已莫知;或所识者在幼贱之中,未达而丧;或所识者未拔而先没,或曲高和寡,唱不见赞;或身卑力微,言不见亮;或器非时好,不见信贵;或不在其位,无由得拔;或在其位,以有所屈迫。是以良材识真,万不一遇也。"它得出的结论是:"实知者患于不得达效,不知者亦自以为未识,所谓无由得效之难也。"这是在旧社会的情况,新社会当然会改变这种情况的。

论消争端,讲团结

真正物色到人才,适当使用了人才,要使人才很好发挥其作用,还有一个释争端、讲团结的问题。于是《人物志》第十二篇论文写有"释争"一文,说明人才本身应该如何善于处事,消除可能发生的争端,长进必须有的才力。

"释争"开头,即提出:"盖善以不伐为大、贤以自矜为损"的要求。"不伐"就是不骄傲自负,自命不凡。自大必为众人所小看。"自矜"就是夸耀自己的才能,招致自满的损害。他举了正面的事例,又举了反面的人物:"郤至上人,而抑下滋甚;王叔好争,而终于出奔。"古时这两个大夫因为矜功恃物,前者宗移族灭,后者逃祸出奔,所以最后下场不好。人才自己应当"内勤己以自济,外谦让以敬惧"。否则,"矜功伐能,好以凌人,是以在前者人害之,有功者人毁之,毁败者人幸之"。意气用事,互相报复的人,好比两人"并驱争先而不能相夺"。并驱争先,闹成互相拆台,"两顿具折,而为后者所趋"、闹得鹬蚌相争,渔翁得利。要学蔺相如为廉颇逊让,两得其利;不要学灌夫和田蚡相持不下,两受其害。互相仇视,则是非难明;是非不清,就自毁其成。比如两虎相斗,小者死,大者伤。不能两全其美,引起无原则的争端,将遭到恨怨自己的人借事歪曲和毁谤。虽然不切事实,但也会使听者半信。对方如此,己方又如此报复,听者半信于此,又半信于彼,此来彼往,越闹越凶,结果还是自己败坏自己的信誉。"释争"说得好:"然则交气疾争者,为易口而自毁也。"这方攻击他方的缺陷,他方讥刺这方的恶劣,都在打击对方,实际上变换了一下位置,都是自己打击自己。"易口而自毁",这种认识是多么深刻!甚而发展成为假别人手来打自己,何苦如此!检讨其根由,岂是因为对己严、对人宽所引起吗?不是,"皆由内怨不足,外望不己(对自己过于宽恕,对别人希望过高),或怨彼轻我,或疾彼胜己"所引起的。是非曲直,是客观事实,不在于互相争长竟短。"且两贤未别,则能让者为隽矣;争隽未别,则用力者为惫矣,是故蔺相如以回车决胜于廉颇,寇恂以不斗取贤于贾复。物势之反,乃君子所谓道也""是故君子知屈之可以为伸,故含辱而不辞;如卑让之可以胜敌,故下之而不疑"。

前者如韩信屈于胯下之辱,后者如展喜犒劳齐师的做法。所以能够"及其终极,乃转祸而为福,屈仇而为友",最后得到美好的结果。

同事之间,要互相谅解,要不念旧恶,这才能致力于事业的成就。"能受纤微之小嫌,故无变斗之大讼"。若任其发展下去,"变在萌而争之,则祸成而不救矣"。关键在于戒骄戒躁。"释争"所谓"彼君子知自损之为益,故功一而美二;小人不知自益之为损,故一伐而并失",这是人才发展进步必须注意的问题。但是刘劭的思想,是封建时代的思想,我们不应苛求他能够发挥同志之间团结互助、集体英雄主义精神的论题。他在下面讲的"由此论之:则不伐者,伐之也;不争者,争之也;让敌者,胜这也;下众者,上之也……""就是从个人主义出发的,我们如不善于批判地继承,就可能变成讲究人情世故的低级趣味的东西。

以上是我读《人物志》后顺便写出的感情,难免有误解和错失,有待高明指正。

六、应创立新方志学的专业学科

创造在前,专业在后。先有方志,后有方志学。地方志是历史的产物,方志学也应适合历史发展的需要。我国地方志的起源,已有几千年的历史。地方志是应社会的需要而产生的,又是随着社会历史的发展而丰富的。"志者,记也;所以佐史也"。"志以佐史也,史必擅三长而后成,则修志者亦非此不能善其化""从来志乘与国史相表里"。"夫志者史之遗也,而体例不同""夫志犹史也。史统天下古今之全局,而志则为府、厅、州、县之分编"(以上见于山西省一些旧县志的序言)。"夫志犹史也。自昔为史者,皆杂出于众手,而取裁于一人"(见明万历张无汴《绍兴府志序》)。"窃尝谓:道地图以诏地事,道方志以诏观事,古人所甚重也……事事观之,事事有益,所谓不出户而知天下者也"(宋朝罗濬《宝庆四明郡志序》)。"郡邑之有志,犹家之有谱,国之有史,不可一日缺焉者也……志缺,则一郡一邑之典型无以考,而文献不足征矣"(见明代谢铎《赤城新志序》)。"因革损益,文物典章,人民物产,凡有益于地方者,无不书。此志书之体例也"(见李炫《宁波府志序》)。"夫志,记也,记一方之事而备载之书,是以谓之通也"(见嘉庆刊雍正本《山西通志序》)。"志者,记也。《禹贡》志之始……(志)

与史相表里,而体例则珠。举典必可征诸事,征事则必可措诸用。直书不断,而法戒自昭,此志记之体例也"(见雍正本《山西通志凡例》)。上述这些论断,大体上代表旧日编纂方志的定义和观点。就《山西通志凡例》的上述所谓"法戒"来论,其所谓"法",有属于自然历史现象的法则表现,有属于社会历史领域的法规掌故;而其所谓"戒",则包含有其劝勉和教训的用意。许多旧志对于自然历史地理状况的记载,或多或少地提供了反映当时当地科学文化发展水平的科技史料,不应嫌其是在封建社会中所发现、所记载,而否定其一定的科学价值。旧志对于社会历史的政治、经济、文化、文物等方面的记载,多属于封建社会的上层建筑和意识形态,有供我们研究历史作为史料的价值,又是我们进行历史批判草故破旧的材料。所以,对旧志采取彻底否定和一概排斥的观点和态度是不对的,而应采取古为今用、推陈出新的方法。因此,整理旧志,也应当做一种工作任务。借塞于旧的方志学,创造新的方志学,即建立为社会主义四个现代化建设服务的方志学,也应是今天的一个新课题。

"应创立新方志学的专业学科"一文为作者搜集到的铅印稿,
具体写作时间不详,似未曾发表过

过去不少编志之人,认为"志者,史之支也,志者,史之佐也";也有人认为"志者,史之源也",写史要取材于志。"通志者,国史之本;而郡县志者,又通志之本也"(光绪七年赵垂续作的重修《孟县志跋》)。正史中有志,还有独立于正史之外的志。"古之志,皆以史领之,而志又通谓之史"(朱之俊《汾阳县旧志序略》)。元、明、清三朝修《一统志》还依靠地方志供给资料。这可以说是一种"自叶流根,循源汇川"上下结合的办法。至于史和志的关系,从来就是相辅而行,共同发展的。本来,史学和方志学，也应该是这样。有传统的史学，就有传统的方志学。除了刘知几史学论文辑著《史通》之外，史学和史著是结合在一起而难分的。志学则多见于省、府、州、县志书的序言和凡例，也是志学论证和志书编纂分不开的。"顾炎武以一代鸿儒，遍读各省志书，而有《郡国利病书》之辑。章实斋究心史学，于纂修方志尤兢兢著。《文史通义》一书，而方志遂为专门之学"（俞家骥《榆次县志序》）。章学诚《文中通义》，论说史学，也研讨方志学，他对方志这种专门学问所作的独立研究，也是同他自己参加编志的实践所作的序言、序例、例议、书后等在一起论证的。

当然，某些志书通过序言以论证方志观点多有其片性面。如阎汪《阳曲县志后序》所谓"志者何？记也。记其事以备作史者采也。故史宜略而志宜详"。嘉祥《浑源州志序》则谓"在国曰史，在省、州、县曰志。史记一代之礼乐典章，志记一方之山川风土。史领其纲，志条其目。故史所略往往为志之所详"。《平遥县志例言》则认为"志与史，名异而实同，史为一代垂典章，志为一邑征文献"。霍有韬《寿阳县志序》却说是"邑之有志，所以载民俗，纪政治也"。王绶《平遥县志序》则强调"夫志所以载山泽物产，前言往行，教养之方"。较为全面一些的是茹金作的《壶关县志序》中说的："盖邑之有志，犹国之有史。志疆域而形胜昭，志沿革而废兴见，志官师所以验政治得失，志科目可以识人才之盛衰，志风俗之醇浇而人知观化，志户口之登记而赋役有丰歉，以及忠孝节义，变异灾祥，先哲之嘉言懿行，文士之吟咏赠答。"然而，不说其他，关系国计民生至大的社会生产、经济关系、自然资源……

种种重要篇目，却被忽略。可见，除了未刊稿本刘著《徐沟县志》十志百目（言其细目之多，并非确是整整一百之数）之外，很多方志各称其旨，各有偏重。有的是为"征文考献""纪述典要"，有的是为"寓惩劝善，以励风化"，有的是为"验政得失，以供辀轩采风"，有的是为"资政牧民，承继治术"，有的是为"纪历代沿革制作"，有的是为"表叙乡贤，传颂功德"，有的是为"采撷艺文，显耀风华"……如做分类统计，可以择出许许多多的不同的出发点。令人发笑的，康熙四十九年殷梦高在为《保德州志》作的《今修州志后序》中公然宣扬腾空驾雾的唯心主义的说教："余惟志者志也，欲人志之于心，以开其志也（中略）。倘阅者，诚能本我之志，以观志之所志，又能即志之所志，以立我之志（下略）。"所以，旧方志学，不论其未成为专门学问之前，或已成为专门学问之后，都存在着一种众说纷纭、莫衷一是的情况。章学诚研究方志学问虽然有得有功，但就旧方志学来说，也有其局限性。加以在旧社会，后来全是官修志书，守令、绅士高谈"意旨"，闲话"当年"者多，深思熟虑，勤访细问者少；抑扬陈词，舞弄文墨，炫耀"博学"，不务实用；而又因循敷衍，桎梏在封建文化统治之中，不能自解其束缚，大大限制了修撰志书与探讨方志学的心花开放。这样，就形成了修志盛行，方志学落后的矛盾的情况。因此，今天应有建立新方志学专门学科的倡议。

新方志学应是什么样的学科呢？我初步设想，从历史科学的角度来看，向来许多人认为，地方志是史书的旁支，那么方志学就是历史学的边缘科学；又由于地方志的记载内容广泛，门类细多，在引导读者综观地方全貌的意义上，具有百科全书的性质和形式，所以在其涉及各个学科的广度来看，方志学又是密切相关历史记载的综合科学。地方志，纵看有史，横看是志，所以新方志学应是纵横错综的有历史沿革、有现实剖面的综合性的、百科全书式的、历史科学的边缘科学。今天研究方志学，要继往开来，用马克思主义、毛泽东思想的科学观点和科学方法，使地方志和方志学具有新的内容、新的形式。这是创立新方志学的基本要求。

我不是搞历史的，我对于这一问题，没有研究，初次参加编纂地方志的队伍，还没有经过摸清阵地、练武作战，经验非常欠缺；只因初历其境，看到险阻，产生一种感想和设想，不妨提出粗陋的见解，就正于专家和有志于斯者的同业。我愿作为大家练武显功的被打下擂台者，而想在客观事实上起到一种有利于引起讨论推进研究的作用。不自量力，徒博讥笑，成毁得失，在所不计。不敢奢望：愚者千虑，或有一得；只想表明，我关心已有方志学的命运，要重视发掘其优良成果；我希望现代化方志学的产生，要以辩证唯物论和历史唯物论的观点，赋予其适应新的历史时期需要的创新精神。

第十一章

徐记明亮录

传承国粹　满腔热忱　扶危济困　竭尽所能

丹医导引录
徐一贯就医周潜川日志录

在本书最初的编写计划中，原没有这一章，补入这一章主要因为 2023 年 8 月徐师母谢世（享年 99 岁）之后，徐老的家人们在整理二老的遗物过程中，尤其是整理徐老的日记时，发现日记中多处记载了笔者及相关事件，并拍照发来，看着这些记录，回忆起徐老的教授、鞭策、鼓励……30 多年的交往，点点滴滴依然历历在目，恍如昨日……于是，笔者决定再增写这一章，从徐老日记中摘录出小部分他所记录的"张明亮"，故名"徐记明亮录"。同时笔者结合了自己的日记、笔记等进行了注解、补充，徐老日记的原文均采用了黑体字，而笔者所补注的内容则采用了宋体字，以示区别。日志的小标题均为笔者所加。

另，文中所见徐老个人的观点，因来自个人日记，所以较为直白，若有不当，敬请谅解。

一、1991 年 3 月 23 日（张明亮陪王葆民大夫来访）

1991 年 3 月 23 日，星期六。

王葆民、张明亮来访。赠我潘启明《周易参同契通析》一册。

1990 年 12 月 20 日，山西省第二届气功学术交流会在太原举行，笔者撰写的"要把练功生活化"一文参加了大会交流，在会上见到了慕名已久、时任山西省气功科学研究会首席顾问的徐一贯先生。1991 年 3 月 23 日，在山西省气功科学研究会秘书长、山西省职工医学院针灸系王葆民老师的带领下，第一次登门拜访了离休后住在省政协大院的徐一贯先生。

当时王老师有事，坐了一会后就先行离开，笔者则继续留下来向徐老请教，首先给徐老演示了峨眉十二庄的天字庄，之后又演示了旋风庄、拿云庄、心字庄。徐老除了鼓励之外，还提了几点意见：①动作还要再放慢一点。②天字庄"下势"时要特别放慢，有如"落日"，落虽落，但不见落。如口诀所云"松掌随腰如落日"。③云字庄"推云手"后面的掌要竖直，始终约成 90°。"望月"时，合印手下面的手，大拇指要竖直，这是维持身体平衡的关窍。④周潜川先生还传有一套纽丝拳和峨眉剑（共二十四势），但笔记（图文均有）在"文革"中被抄走，后来遗失。仅记忆了一少部分，将另外抄写予我。

笔者与徐老虽是第一次深谈,但感觉犹如醍醐灌顶、茅塞顿开、受益良多。从那次以后,即开始跟随徐老学习气功、丹医、养生以及道家、儒家、医家等经典,直至2013年2月20日徐老100岁辞世为止。

二、1991年11月1日(张明亮陪周巢父大夫来访)

1991年11月1日,星期五。下午张明亮同周巢父来看望。

周巢父老师是周潜川先生之子,曾任山西省中医研究所气功按摩科医师,也是峨眉丹道医药养生学派第十三代传人,笔者从1988年3月12日正式开始跟随周老师学习峨眉十二庄、峨眉天罡指穴法以及密宗气功,直到20世纪90年初他到上海居住之后,我们仍然保持书信往来长达10年之久。周老师对笔者的教导、鼓励与批评,至今依然铭记在心,也拟之后另做专文介绍。期间周老师曾数次回太原,也曾在笔者家吃饭、休息及传授有关内容,笔者也曾专门去上海看望周老师及家人。其中,1991年11月1日周巢父老师回到太原时,由笔者陪同一起去看望徐老。

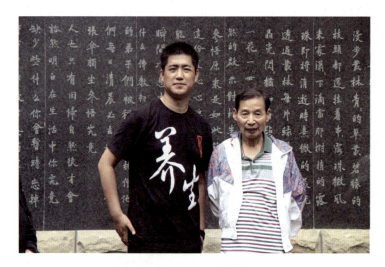

笔者与周巢父在青峰书院合影

2012年7月，笔者带领瑞士丹道中医学院三年制即将毕业的一批学生到青城山游学，期间特地邀请了周巢父老师为学生们授课，这是当时我们在青峰书院的合影。一晃已经过去10年之久，回想起来，甚为感慨！

三、1994年11月28日（给张明亮讲"丹医生理方药"）

1994年11月28日，星期一。昨、今两天，张明亮来，向他介绍1958年夏天，周（潜川）医师在三时学会给病员讲的五脏病象诊治，题目记不起叫什么了。

11月27—28日，连续2天在徐老家学习，中午由师母下厨做饭。徐老系统讲授了在北京治病期间，他在北京三时学会听周潜川先生讲授五脏、病候、诊断时所做的丹医笔记。因为笔记是速记，字迹潦草难辨，所以徐老逐字逐句念，同时笔者重新做了笔记，他再进行讲解。

笔记中的内容，主要是讲解五脏的生理、病理、诊断、方药等，尤其是对于望诊中的望形、望气、望神有详细的论述，是基于《莲花宝笈》相关内容的阐释以及《素问·阴阳大论》的补充，共记录了20000多字，目前笔者已经将其整理并合入了《莲花宝笈》《素问·阴阳大论》的相关部分。

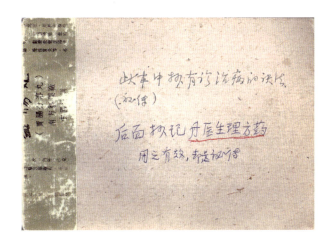

丹医导引录——徐一贯就医周潜川日志录

徐老笔记原稿

这是当年周潜川给徐老讲授"丹医生理方药"时徐老所做的笔记,1994年11月27—28日,徐老在其家中逐字逐句讲授与笔者,又数年后将此笔记本也传与笔者。笔记本封面上文字为"此本中抄有诊治病的诀法(秘传),后面抄记丹医生理方药,用之有效,却是秘传"。

四、1997年1月9日(张明亮介绍"首届全国全民健身气功养生交流大会")

1997年1月9日,星期四。

张明亮、张继虎两同志来谈"首届全国全民健身气功养生交流大会"的情况。大会主办单位为国家体委武术运动管理中心。山西由省体委体育中心副主任、省气功科学研究会史宝林秘书长带队,参加者有40多人。大会报名的功法有600多种,大会选出150多种进行表演,最后代表大会组委会向广大民众进行咨询的有20种,张明亮表演峨眉十二庄中的三个庄子,鹤翔庄、旋风庄、之字庄,用了20分钟,是同别的三种功法同场表演的。

张明亮奖状及铜牌上的标语是：全民健身、科学养生，伍绍祖题词。

大会主题用语为：展示养生功法，提倡精神文明，反对封建迷信，促进身心健康。

大会宣传用语：全民健康，国家昌盛。全民健身，气功养生。科学健康，求真求实。

这篇日记所述内容，在当年作为山西省气功科学研究会的会刊《山西气功》1997年第3期中有较为详细的报道：

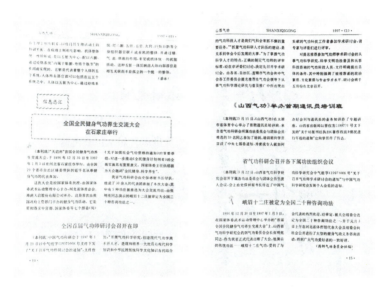

全国全民健身气功养生交流大会在石家庄举行

〔本刊讯〕"天启杯"首届全民健身气功养生交流大会，于1996年12月30日至1997年1月3日在河北省石家庄市举行。由全国29个省市自治区体委带队的近千名从事健身气功的代表参加。

这次大会是经国家体委批准，由国家体委武术运动管理中心主办，河北省体育总会、海南天启股份有限公司承办。这是首次由我国政府主管部门举办的健身气功活动。它是贯彻落实中宣部、国家体委等七个部委（局）《关于加强社会气功管理的通知》的重要举措，对进一步推动《全民健身计划纲要》的全面实施具有重要意义。国家体委主任伍绍祖为大会题词"全民健身、科学养生"。

我省气功科研会由史保林秘书长带队，组成了30余人的代表团参加了本次大会，其中有5种功法被推选为大会交流功法，由张明亮同志演示的峨眉十二庄被审定为全国二十种咨询功法之一。

峨眉十二庄被定为全国二十种咨询功法

1996年12月30日至1997年1月3日,在国家体委武术运动管理中心举办的"首届全国全民健身气功养生交流大会"上,山西省气功科学研究会药饵气功委员会会长张明亮同志,作为我省正式代表出席了大会。他演示的传统功法——峨眉十二庄气功,受到了与会代表的热烈欢迎。经审定,被大会组委会选定为全国二十种咨询功法之一,并于元月3日上午在河北省体育馆代表大会及组委会向社会公开进行了大型的健身气功义务咨询活动,得到广大气功爱好者的一致好评。

(药饵气功委员会供稿)

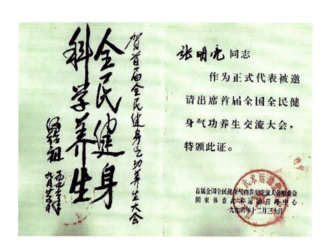

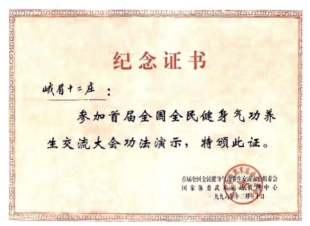

五、1997年10月12日（张明亮送来傅伟中纂修的《阴阳概论》）

1997年10月12日，星期日。

张明亮同志在外向练功者手中买到一本傅伟中纂修的《阴阳概论》，书前的《关于纂修问题的几点赘语》说明编书的来源（《赘语》之后另有《前言》）：

第一段，说明峨眉气功的创始。

第二段，说明本讲义（即《阴阳概论》）是在峨眉气功第十二代传人、山西省中医研究所的周潜川先生（法名镇健）为从学弟子所演讲的《阴阳大论品第一品》基础上纂修而成。其中更正了一些整理者文字、表示符号及部分传抄上的错讹之外，又加上笔者的研究认识，周潜川先生为我国近代著名的气功专家，对医药学、针灸学、民间医学的经典理论研究及临床实践等造诣颇深。先生毕生精力研究岐黄之术，精修内景之功，其遗著甚多，所论别出一枝、自成体系，是先生大智大慧的结晶。惜于20世纪60年代锒铛入狱、沉冤丧生，亦桎梏了先生高超的技艺。可幸者，其学术思想仍存于后学弟子，相信对中国医学亦不无小补。

第三段，说明著作者与周潜川先生的师承关系：中国佛教协会原副会长巨赞法师的峨眉气功得之于周潜川先生，周先生代师传艺，并以师兄弟相称。这段里边还公开了峨眉《莲花宝笈》中周先生朱墨插写的一段话："受闻此法，永宝用之。戊戌之春，以此心法付巨赞同门道兄，愿以沙门身满众生，愿以药师身渡无边苦……绝续之机，系于座下者重且远矣……唯公勉之。"（徐按：戊戌之春，是在1958年）。

第四段，讲了两个故事，以假当真和以真当假，愿望以有知，识有知。

第五段，说明峨眉气功，源自宗教，证诸气功。某些医学基本理论与现代的中医基础理论有相悖之处，如有关脏腑经络相匹配的问题，皆为本流派历代相沿，如是之说。现本"百花齐放、百家争鸣"的方针，一抒己见……这一"序言"的第六段至第十段，抄时从略。

我摘抄此"序言"的出发点,是想从傅先生的自我介绍中,知道一些他们的师承关系,周潜川先生的专长,经过巨赞得以流传,但其高深学问,亦非巨赞所能都可学到手。

注:傅伟中此序,写于 1985 年元月 10 日,应邀赴河南讲学之前。

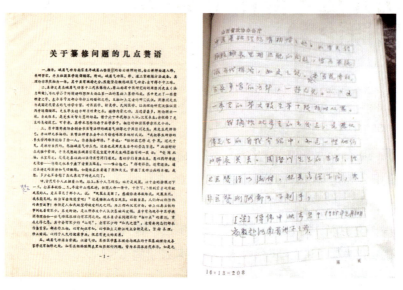

左图为傅伟中先生《阴阳概论·关于纂修问题的几点赘语》,右图为徐老笔记中关于此篇文章的评论

关于周潜川先生的《镇健大师丹医语录阴阳大论品第一》(以下简称《阴阳大论》),有以下几点说明:

(1)《阴阳大论》是周潜川先生为弟子、门人讲课的笔记整理,早在 1958 年就有少量内部油印本在门内传抄,历经十年"文革"及周潜川案件之后,幸免于难而保存至今的油印原稿,现在已经很难见到了。傅伟中先生在前言中已说明,其纂修的《阴阳概论》即是以《阴阳大论》为底本的,

(2)目前笔者所传承及收藏的《阴阳大论》共有 3 个版本:

第一是周潜川先生《阴阳大论》1958 年的油印本。后并有幸收藏到当年周先生朱笔所书《前言》,称是在给徐一贯治病的过程中得到徐老鼓励,才将此稿油印成册。这部分内容待以后合适机会再与大家分享。

第二本是傅伟中先生纂修的《阴阳概论》。这本资料徐老曾认真校阅,并做了大量的评注。

第三本是徐一贯先生手抄本《阴阳大论》,这是徐老根据上述两个版本并结合自己多年研学的体会与经验而重新整理的,也是我学习《阴阳大论》最重要的"法本"。徐老在该手抄本封面注曰"阴阳大论——周潜川先生讲授的笔记,最大的部分是诊病治病和养生保健的基本理论和方法"。

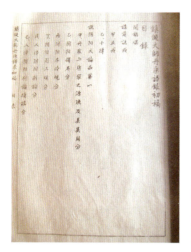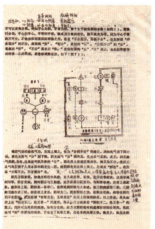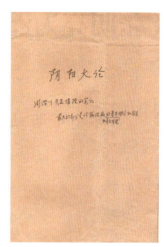

左图为周潜川《阴阳大论》1858年油印本,中图为傅伟中纂修的《阴阳概论》,右图为徐一贯手抄本《阴阳大论》

(3)《阴阳大论》的主要内容:

周潜川先生《阴阳大论》(初稿),洋洋10余万言,理法精要、论述精深,从原稿目录中即可见一斑,具体内容留待以后再行讲解、探讨。

甲、丹家与医家之源流及其异同分

乙、阴阳释名分

丙、阴阳本体观分

丁、阴阳用上观分

戊、人体阴阳别论分

己、人体阴阳别论续讲分

庚、五官,五脏,六腑,四肢,须,胡,髭,髯,筋,骨,齿,甲,膜,络,肌肉,皮肤,毛,发,痣,纹之阴阳生化分

辛、人体阴阳表里分

壬、丹家医家群经概要分

六、2005年2月6日（张明亮为潘忠民处方）

2月6日，星期日，小雪。前日，张明亮医生来为忠民处方：

生地 15克	熟地 20克	山药 15克	山萸肉 10克
丹皮 10克	泽泻 10克	茯苓 12克	麦冬 10克
五味子 10克	石斛 6克	节菖蒲 10克	菊花 3克

五剂，煎三汁，和匀早晚空腹服。

昨日，张明亮来电话，约定访杨凯夫妇在过春节后。

注： 潘忠民为徐老的夫人。

七、2005年2月15日（张明亮陪同与杨凯夫妇会面）

2005年2月15日。昨天（农历正月初六日），同忠民、晶亮、李湘赴殷家堡看望张明亮大夫及其父母。又与张明亮同车赴杨凯大夫家贺节。我与杨凯大夫自从1964年离别后。已有40年未有会面。

杨大夫为我诊脉处方，徐一贯用方：

白芥子 10克	莱菔子 10克	苏子 10克	茯苓 10克
半夏 10克	陈皮 10克	甘草 6克	枳实 10克
竹茹 10克	灵芝 15克	川贝 10克	巴戟天 10克
牛膝 10克	五味子 10克		

关于徐老当天日记中所载，请参见本书"名医名人录"所述，与徐老日记正好做一个呼应。

注：潘忠民为徐老的夫人，徐晶亮为徐老女儿，李湘为徐晶亮爱人。

八、2005年6月21日（张明亮出访回国后将去晋城访友）

2005年6月21日，星期二。

昨天下午，张明亮、王葆民二位同志来访，二同志将往晋城访友。

张明亮别来出访三个国家，西班牙、比利时、德意志。也许我把荷兰误记为比利时，自今年5月以来。记忆力明显衰退，对人容貌好记，姓名临时总忘，但还不至于"提笔忘字"。

张明亮医师赠我照片五张，中有在杨凯大夫家的照片四张，家中客厅内一张。另赠我日本新茶、兰州菊花三炮台等。

晋城是位于山西省东南部的地级市，既是徐老的老家，也是笔者最早独立开设中医诊所的地方。

笔者的针灸老师师怀堂教授常说当年"上山下乡"成就了他高超的针灸技艺,所以一直鼓励笔者"下乡行医",不要总待在大城市里。所以我一拿到"中医师资格证书",就从太原到晋城申请开设了中医诊所,从1997年到2000年一直在当地行医。期间曾邀请杨凯老师来坐诊,师怀堂、周巢父老师也曾表示愿意去坐诊,虽然由于种种原因,终未成行。当时,在晋城的中医诊所名"法济堂",是笔者的佛学导师、当代高僧、五台山大塔院寺原方丈上寂下度老和尚亲笔所题写。在晋城行医的几年,针灸、推拿、中药、气功导引等各种医疗技术,内、外、妇、儿各科疑难杂症,综合运用,使我的医技大长,法济堂当时在晋城也算是小有名气,直到今天,在当地依然有很多之前的患者和朋友。所以徐老日记中提到笔者和王葆民老师要去晋城访友。

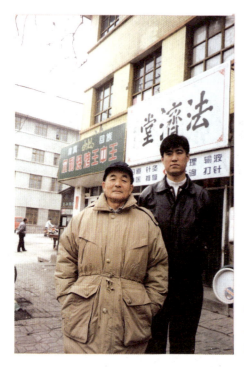

1999年11月30日,杨凯老师来晋城在笔者的诊所坐诊期间,在诊所门前拍合影,法济堂三字为笔者的佛学导师寂度法师亲笔题写,身后的三层小楼都是诊所的范围

一般来说,每次出国或参加重大活动前,以及回国或活动结束后笔者都会给徐老汇报,并带一些国外的食品、小纪念品等。另,徐老日记中所写的我出访的三个国家,实际上是西班牙、葡萄牙和德国。

九、2007年8月31日
（张明亮陪廖晓义女士来访）

2007年8月31日，星期五。

下午四时，张明亮先生同一男二女来访，让我用繁体字写张条幅。文曰：生命环保，三能平衡。增体能，蓄心能，节物能。并且要我落款徐一贯93岁书。

赠我两个光盘，一是EASY1分钟、感受5000年《易行养生操》，一是EASY1分钟、感受5000年《易行养生操口令音乐》。口令：张明亮，作曲：吴晨乐，监制：廖晓义。

说明：

这是一套养生体操，在气功、武术、形意、太极、瑜伽内在融合的运动中改善生命状态；

这是一种文化体悟。在国医、国术、国乐、国学的浸润中了解中国文化；

这是一项生态体验，在伸展、呼吸、冥想、拍打和拳法的演练中找回与万物息息相通的自然情感。

由张明亮编制演示。

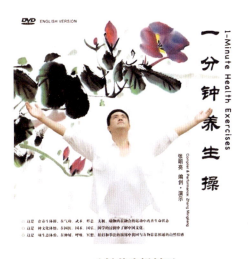

一分钟养生操封面

2007年7月到2008年7月之间，笔者应第29届奥组委环境顾问、北京地球村环境教育中心、著名环保人士廖晓义老师的邀请和委托，专门编创了一套养生操。养生操共分为伸展、呼吸、冥想、拍打、拳法五套，每套练习时间只需要一分多钟，称为《一分钟养生操》《一分钟导引法》。又因为这套操简便易行，而"易行"又与英文"Easy"音、意皆相近，所以我们又把这套操称为《易行养生操》。随后请专业人士配制了音乐、拍摄了教学片，并正式出版发行了DVD、CD等音像制品。徐老日记中所说的"光盘"及相关文字说明皆来源于此。这套练习方法一经推出，即受到广泛好评，截至目前，已被纳入中国司法行政戒毒工作协会主编的全国司法行政戒毒场所康复训练系列教材《戒毒康复传统养生运动训练教材》之中，还有许多幼儿园、中小学校也引进这套练习方法，做普及教学。此外，这套方法还被推广到了日本、法国、希腊、瑞士、西班牙等国家和地区。详情参见拙作《一分钟导引法——中医精粹导引术》。

在编创这套养生操的过程中，笔者和廖老师共同提出了"增体能，蓄心能，节物能"三位一体"生命环保"的理念，也因此于2007年10月6日荣获美国首届"柯布共同福祉奖"，并双双被遴选为2008年北京奥运会的火炬手。

2007年8月31日，编创完成并出版了这套养生操之后，笔者陪同廖晓义老师、音乐作曲吴晨乐先生等一起专门从北京到太原登门拜望徐老，向徐老汇报并展示，最后请徐老为我们做了题词。

> 增体能 蓄心能 节物能
> 生命环保
> 三能平衡

徐老的草稿，无签名、钤印，正式题字已赠送给北京地球村环境教育中心的廖晓义女士

十、2007年11月9日（张明亮来治病并送还其《中华仙学养生全书》）

2007年11月9日，星期五，昨日立冬。

下午，张明亮大夫来治病，进行了全身导引功。

张明亮赠给我《环保读本》一册（北京地球村环境教育中心编著）、《走进健身气功》（中国健身气功协会编著）。

《中华仙学养生全书》上、中、下三本，今天还给张明亮大夫。

徐老因为年事已高，所以每次前去看望时，尽量会给徐老做全身推拿。早些年给徐老做推拿，更多的是通过这种方法请他指导推拿手法（峨眉天罡指穴法）。随着徐老年纪越来越大，给他推拿则更多的是希望他的身体能够保持健康。

《环保读本》和《走进健身气功》是笔者参与编写的两本书，送给徐老审读。

《中华仙学养生全书》（上、中、下三册），是胡海牙总编、武国忠主编，由华夏出版社于2006年2月出版的一部专著。早年笔者在北京时，与武国忠先生常相把握、说医论道。也曾经其引荐拜访过胡海牙、王玉芳等前辈。记得胡老说当年他也曾慕名去听过周潜川先生的丹医、养生讲座。因此我也特别敬仰和关注陈撄宁、胡海牙等前辈的学术研究与成果。当武国忠先生赠送《中华仙学养生全书》之后，我便习惯性地先送去给徐老看。从徐老的日记中发现，"2006年11月22日，张明亮来访，借给我一套《中华仙学养生全书》（上、中、下三册）"到"2007年11月9日，《中华仙学养生全书》上、中、下三册，今天还给张明亮大夫"，时间刚好将近一年。

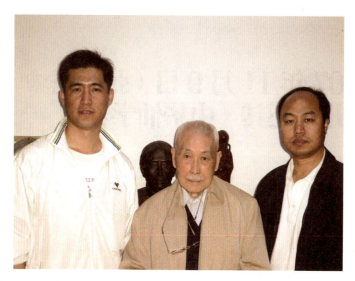

张明亮（左）与胡海牙老先生（中）、武国忠先生（右）在胡老家中合影

徐老因为常年做文字工作，加上认真、细心的性格，在读书时有做批注、文字及标点符号修改的习惯。因而后来很多年间，我一旦搜集到新的书籍、重要文献等，便会第一时间送给徐老审阅，等他阅毕，批注、文字、标点符号等都已做好，再进行阅读和学习就方便很多，这也算是我摸索、自创出来的学习和传承的"捷径"。

第十二章

追思缅怀录

传承国粹　满腔热忱　扶危济困　竭尽所能

丹医导引录
徐一贯就医周潜川日志录

徐一贯先生生于1914年，于2013年2月20日辞世，走完了他百年的漫漫人生路。他曾是老师、战士、党员、干部、新闻工作者，为了战胜疾病，他也曾是中医文化研究者、气功养生实践者，并在一生中及多个领域影响了许多人。本章特精心摘录了数篇具有代表性的纪念文章，故名"追思缅怀录"，同时也向这些文章的作者表示衷心的感谢！

一、本报首任老总徐一贯辞别百年人生路（《山西农民报》记者柴俊杰）

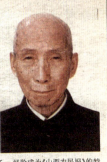

"本报首任老总徐一贯辞别百年人生路"一文刊载于《山西农民报》2013年2月22日

本报讯（记者柴俊杰）"驱倭寇斗敌顽办报刊凶险艰辛皆置外功业煌煌有口立丰碑；读群书擅著述勤助人严谨坦诚终无悔事迹赫赫任君写华章。"山西农民报第一任社长兼总编辑徐一贯同志因病于2月20日在太原逝世，享年100岁。

1914年4月5日，徐一贯出生于泽州县大东沟镇东沟村。他16岁考入长治省立四中，后入长治师范学习。在校期间，他订阅了大量进步刊物，学习革命理论。1936年冬，徐一贯在太原加入牺牲救国同盟会，成为晋城县最早的牺盟会会员。1937年上半年他加入中国共产党，1937年12月，任中共晋城中心县委委员、组织部长，并兼任中心县委农运部长，1938年任中共晋城中心县县委副书记。

1939年山西"十二月事变"后，徐一贯积极开展党报工作，历任《人民报》代总编辑，《光明日报》《岳南大众》《晋豫日报》《晋南人民报》社长、总编辑，《太岳日报》总编辑。新中国成立后，徐一贯为《山西农民报》首任社长兼总编辑。1955年5月，徐一贯调任中共山西省委副秘书长。"文革"伊始，被责令"退休"。党的十一届三中全会后，1980年出任山西省政协副秘书长、省地方志办公室副主任，1983年离休。

在山西农民报社工作期间，徐一贯创办通俗化报纸方面独树一帜、享有盛誉，被称为"山西农民报通俗化理论的奠基人"。他于1951年4月14日撰写的"山西农民报通俗化工作的初步总结"，受到了中共中央华北局宣传部的通报表扬，并向华北各省市转发了他的这篇文章。1952年他又发表了"山西农民报创刊两年来我在通俗化方面的经验"一文，并将通俗化的写作方法概括为"活人活事活道理"。徐一贯同志通过实践概括出来的通俗化办报经验成为《山西农民报》的特色和灵魂，并被历届农民报的编辑人员所继承。

二、怀念我的革命领路人徐一贯老师（原济南军区政治部主任、中将军衔徐春阳）

我的革命领路人徐一贯老师今年2月20日逝世，我心情万分悲痛和沉重。

我经常和太原的同志联系，知道徐老师前几年还经常在公园散步，我计算着老师的年龄也是百岁长寿了。我因四肢麻木疼痛，行动不便，在医院长期住院，原计划2012年秋天身体情况好时去太原看望徐老师，去年初我还同我在太原的弟弟通电话说这事。徐老师已经逝世了，请代我向徐老师的老伴致以亲切的慰问，望她节哀保重！

1936年我在东沟上学的时候，是徐老师领导我们参加全国抗日救国会，后来又领导我们集体转入山西抗日救国牺牲同盟会。以后我和同学参加了八路军到抗大学习，毕业后分配到华东工作，我和徐老师十多年没有联系。1958年从朝鲜撤军回国，我到了太原见到了徐老师，久

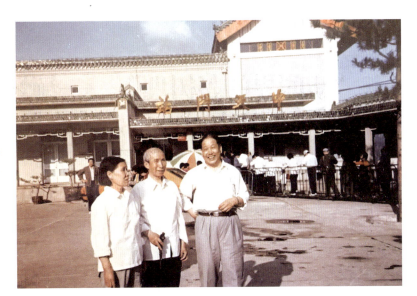

1987年徐春阳（右）陪同徐一贯夫妇游览泰山

别重逢，老师身体那么健康，还送我很多书，让我了解山西的情况，我再一次受到他的教育。

"文化大革命"开始，我被调到西北地区，这时他受到迫害返回老家东沟。当时晋城县武装部政委朱兴邦同志是我在二十一军的老同志，他把徐老师的身体情况、生活情况、受迫害情况的原因都告诉了我，我告诉他徐一贯老师是我们家乡最早参加革命的共产党人，我们革命的领路人，希望他在生活上多给关照，有机会我要回去看望徐老师。

1974年，我在上海手术之后返回老家为母亲添坟，我在晋城看望了徐老师，他在受迫害的生活中，精神还是那么开朗，身体还是那么健康，对我还是那么亲切关怀，我敬慕他作为一个革命者的博大胸怀，徐老师个别对我谈了一些周潜川事件的经过，我记得在1965年，我带了一批部队的干部，与山西党校赵培新带领的山西党校干部，共同参加大同地区农村社会主义教育，没有想到与徐老师同案的那位山西省副省长也在工作团里，我从多方面了解到一些周潜川事件的经过。我深深知道徐老师永远不会做对党不利的事情，我劝慰老师好好注意身体，运动总有结束的时候。"文革"结束，拨乱反正，知道周潜川是假案，徐老师得到了平反，我非常高兴。

1993年我在北京参加了全国七届政协会议之后，同夫人孔宪翠（现改名为孔紫青）一起专程到太原去看望徐老师，他是返回太原不久住在临时的房子里，我见到他很好，我们谈了很长时间，经过大动乱的岁月，给人的教育太深刻了，我对徐老师的人品、党性更为敬仰。

岁月流逝，一别二十年了，很难再见一面了，我经常挂念着徐老师的健康情况，时常听说徐老师身体情况还挺好。徐老师今年有一百岁了，在他这个不平凡的革命的一生中，如没有超常的毅力，是不会有今天的高寿的。徐老师永远是我的老师，几十年的师生情谊永远激励着我，我永远不忘他的教导，徐一贯老师永远活在我的心中。

2013年2月21日

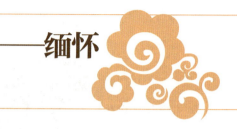

三、"新闻界的赵树理"——缅怀徐一贯（韩钟昆）

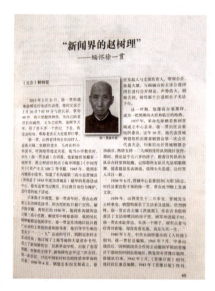

"新闻界的赵树理"一文发表于《党史文汇》2013年第8期

作者简介： 韩钟昆（1932—2021），男，山西晋城人，汉族。《人民日报》社评论部原主任。高级编辑，享受国务院授予的特殊津贴。1946年参加工作，1949年初调入太岳新华日报社。曾在《山西农民报》《山西日报》（任副总编）、《中国科技报》（任负责人）、《科技日报》（任国内部主任）、《人民日报海外版》（任副总编辑）、《人民日报》评论部（任主任）工作。曾任山西省文联常委、作协理事、山西新闻学会副主席、山西省科普作协副主席、中国科普记协常委等。

2013年2月21日，徐一贯的遗珠徐明亮打电话告诉我，他的父亲于2月20日7时35分与世长辞，享年99岁。我不禁黯然神伤，为自己的老首长而戚然，又为之

欣然，他颐享天年，活了差不多一个世纪。于是，我发去唁电，尊称老首长为党报界巨擘。

徐一贯，山西省泽州县东沟村人，是我只隔二里路的老乡。儿时在村小学读书，听到暗传他是共产党。我当小学教员时，学生（徐一贯亲戚）告诉我，他家地窖里藏有一批图书，我立即前往找出《响导周报》《中国青年》《共产主义ABC》等书籍。1945年，我到东沟镇高小读书，知道了东沟镇第三高小是晋城县（泽州县于1914年改为晋城县）最早的革命活动中心。徐在这里当过教员，并以教员身份为掩护，进行党的地下活动。

后来我才弄清楚，徐一贯青年时，曾在山西省立长治师范读书，因为组织抗日救亡宣传，被开除学籍。离校后的1936年，他到东沟镇的县立第三高小任教，解放军中将徐春阳、我的兄长韩钟魁都是他的学生。徐一贯是东沟地区抗日救亡运动的主要组织者和领导者，他引导学生响应党关于"一二·九"运动的号召，到附近农村去发动民众；他订阅了上海等地的大量进步书刊，成立了新知研究会、民族革命学校，出版了春雷壁报。在徐的主持下，新知研究会开过三次会议，第一次会议，讨论中国农村社会的性质和革命的任务。1936年4月，牺盟会东沟支部成立，徐任发起人与支部负责人，带领会员，扯起大旗，与阎锡山的主张公道团团长进行公开辩论，声势浩大，唇枪舌剑，辩得那个公道团头子无法下台。

这一时期，他像高尔基那样，成为一把熊熊的火炬和临空的海燕。

1937年，革命先驱赖若愚到晋城成立中心县委，徐一贯出任县委组织委员。这年10月，他代表晋城牺盟组织出席省牺盟会第一次会员代表大会，归来后出任晋城牺盟会协助员，热情支持一二九师的宣传队到我区宣传。那时，我还是个五六岁的孩子，跟着宣传队的女队员在村里四处跑，记得那些女队员先是唱歌跳舞，接着就是发表演说，说得头头是道，让村里人耳目一新。

1938年6月，晋城中心县委创办《火炬》杂志，时任县委宣传干事的徐一贯，常在此刊物上发表文章。

1939年，山西发生十二月事变，晋城发生土岭事变。牺盟特派员丁文洁未及逃脱，壮烈牺牲。徐一贯正在主编《洪流报》，住在古书院特派员丁文洁和樊岗的房子里。顽军冲进院子时，徐一贯在水缸旁边，头顶一个筛子，顽军点着马灯背对着他，却没有看见他，真是九死一生。

1940年5月，中共太南特委办的《人民报》创刊，徐一贯任总编辑。1941年7月，中条山战役后，因照顾国共合作而主动撤到平顺的晋豫区干部纷纷回到岳南地区，恢复原有晋豫区版图。徐随队归来，1942年2月，《晋豫日报》创刊，他任社长兼总编辑。

1943年《晋豫日报》终刊,并入《太岳日报》,徐任该报第一版编辑。1944年,到区党委参加整风运动。1945年3月,当选为太岳区参议员,出席了晋冀鲁豫边区参议会会议。这年初,徐得了疟疾,经治疗得到控制。4月东沟解放,6月他回到故乡,在母亲、妻子照料下得以痊愈。那时,我正在东沟抗日三完小读书,见他面黄肌瘦,身体孱弱,穿着一件棉袍子在东沟镇上行走,并在镇中间的戏台上发表演讲,发动群众,开展反奸反霸运动,把地主豪绅的气焰打了下去。那时,他的夫人潘忠民也在我们学校学习。后来我曾为他写诗一首:"故乡声名振,父兄敬佩君,初见东沟镇,棉袍裹瘦身……"

1946年,徐一贯出任《太岳新华日报》编辑部部长。1947年,陈谢大军出征晋南,大片土地获得解放。为适应形势发展和军队出征需要,他到闻喜陈家庄创办《晋南人民报》,1948年,陈谢大军南下,报纸终刊。他又回到《太岳新华日报》,任编辑部部长。1949年4月,《太岳新华日报》恢复原名《太岳日报》,徐一贯出任总编辑。那时,我刚从太岳区晋豫中学毕业,经校长樊岗介绍,到太岳日报社,当资料员,曾到徐一贯的办公室拜见他。我印象,他说话很少,表情庄重,似与人只有业务交往,而无人情交融,没有见过他开怀谈笑,更不用说幽默风趣了。

从办《洪流报》到办《太岳日报》,徐一贯高举民族解放和人民翻身的旗帜,以党的新民主主义理论启蒙群众、武装群众,促进人民的政治觉醒。在人民解放斗争中,整整跨越了一个时代。

1949年,中华人民共和国成立,中国社会发生巨变,人民当家作主,农民成了国家主体之一。中共山西省委宣传部发出通知,要给农民办报纸,并指出这张报纸应该是"在中共山西省委领导下为山西广大农民群众及区村干部服务的通俗报纸"。

1949年8月,《太岳日报》终刊,徐一贯带领太岳日报人马,进驻太原市的新民头条一号,筹备并出版了《山西农民报》。那时我仍与刘凤岐一道从事资料工作,曾见到徐一贯、苏平、张克勤等,围着新出的第一张农民报,指指点点,兴奋异常,并郑重送到山西省委。

1950年初,报社实行紧缩,我被裁到省政府人事局接受重新分配。临行前的1950年1月25日,徐一贯赠我太岳区麻纸印刷的两本书《列宁论马克思恩格斯与马克思主义》《斯大林论列宁与列宁主义》。我无可奈何地接受了被裁决定。

从1949年8月到1955年4月,徐一贯在农民报领导岗位上干了6年。期间,他进行了深入扎实的通俗化改革,写了篇《山西农民报通俗化工作的初步总结》,上报省委宣传部与华北局宣传部,华北局宣传部认为,"这个报告写得很好,印发给各地报社、通讯社、广播电台、杂志社学习参考"。我在那时,获得了徐编写的一本小册子,所搜入的群众语言之多可以说前所未见。

在新闻报纸思想上贴近农民和语言通俗化方面,他足可称为"新闻界的赵树理"。

1955年4月,徐一贯调到中共山西省委任副秘书长,主要从事省委文件的批阅修改。

1964年,由于长期在荒山僻野的战争环境下工作,加上长期夜班,积劳成疾,徐一贯常到省中医院看病,结识了中医大夫周潜川,徐同周接触,是为了用传统中医药方法治病;周同徐接近,是借重他的声名。那时正是极"左"思潮盛行时期,周被打成国民党潜伏特务,徐被打成周的保护伞,遭到撤职查办,并开除党籍,责令退休。"文革"后,纠正冤假错案,1980年山西省委做出了恢复他党籍和安排工作的决定,任命他为山西省政协副秘书长兼山西省地方志办公室副主任。

2005年,我与三位同学举办东沟三高同学纪念抗战胜利60周年聚会。因为他是三高元老,我便请他为这次聚会说几句话,他热情协助,回忆了60年前的学潮岁月,并给我们以很高鼓励。

徐一贯是新闻界巨擘之一。他的两段办报最长时间,一为《太岳日报》,二为《山西农民报》。这两份报纸既是战时鼓手,又是农村号角,居功至伟。他的离去,让我们这些新闻界的同行们深深缅怀!

注:本文作者韩钟昆,早在1996年12月25日曾写《怀徐一贯》诗一首,并发表于2002年第10期《澄霞诗选》。兹附录于后,特此说明。

怀徐一贯

故乡声名振,父兄敬佩君。
初见东沟镇,棉袍裹瘦身。
后沟窑洞里,允我当新军。
文瀛共一室,更见学养深。
探索通俗化,农民是典型。
临别赠马列,期我以殷殷。
终生搞新闻,难忘引路人。

四、学者气度 战士风骨——纪念先父徐一贯逝世一周年（徐明亮）

本文作者为徐老次子徐明亮先生，文章发表于 2014 年 2 月 11 日的《山西农民报》。兹将全文以及该文发表时的编者按，一并附录如下：

编者按： 徐一贯是山西农民报第一任社长兼总编辑。在山西农民报社工作期间，徐一贯在创办通俗化报纸方面独树一帜，享有盛誉，被称为"山西农民报通俗化办报的奠基人"。2 月 20 日，是徐老去世一周年，我们特别组织以下文章，以缅怀这位新闻巨擘。

2014 年 2 月 20 日，是我敬爱的父亲徐一贯逝世一周年纪念日。2012 年 12 月 4 日，父亲病情危重，住入医院重症病房。在令人不安的日日夜夜里，我不止一次地默默祈祷，祈祷他能挺过去——他的知识和经验、智慧和能力太宝贵了，他还能为社会做些事情……

经历血与火的考验

父亲原名徐以贯，1914 年出生于晋城县（今泽州县）大东沟镇东沟村。父亲从小身体羸弱，但聪颖好学，各门功课均名列前茅。在东沟学习了几年后，父亲以优异的成绩考入山西省立第四中学（今长治二中）。在学校读书之余，父亲阅读了大量的进步书籍，结识了追求进步的同学，从这里起步走上了反帝反封建的革命道路。

父亲上学期间，同学赵毓华对他的影响最大，在赵的启发下他阅读了许多革命书籍，政治觉悟迅速提高。寒暑假期间同学们都回家了，父亲依然留在图书馆里，义务帮忙整理书目，抽空阅读了更多的图书。他经常和进步同学交流读书体会，抒发自己的雄心壮志，鞭挞旧社会的黑暗。他的行迹引起校方的注意，对他警告和指责，但父亲依然我行我素，矢志不渝，校方遂以"宣传赤化，共产党嫌疑分子"之名将父亲开除学籍。父亲回到原籍东沟，担任了小学教员。在进步校长陈引聚的支持下，父亲继续从事革命活动。据他的学生讲，父亲讲课说理性强，论辩高屋建瓴，有吸引人的魅力，对他们的影响很大，以东沟为中心的一些村庄，一批血气方刚的青少年在父亲的引导下，走出家门，与地方封建势力面对面进行斗争，使当地贫苦农民受到很大鼓舞。1936年，抗日救国成了他们的宣传重点，上街张贴标语，组建社团，进行讲演。东沟地区成了晋城县西部的革命中心。

1937年，革命先驱邓辰西、李进奋介绍父亲加入中国共产党。不久，父亲即任晋城县委农运部长，宣传部长和副书记，成为党在晋城县的中坚力量。父亲还担任晋城牺牲救国同盟会特派员，具体组织抗日救国活动。他几度往返于太原与晋城之间，及时传达上级指示，布置具体工作，圆满地完成了各项任务。

1939年12月，晋城大地一片血雨腥风——国民党顽固势力肆意破坏抗日统一战线，发动了反革命政变。在这场斗争中，父亲临危不惧、身先士卒，经历了血与火的严峻考验。

20世纪90年代的一个上午，我到省政协老干部活动室找父亲，看见墙壁上挂满了宣传品——省政协请每一位老同志写一篇自己的革命斗争经历。我看了父亲写的那一篇，顿时惊呆了，这是父亲从未讲过的事啊，也是父亲革命生涯最值得重笔书写的一件事——1939年12月政变爆发后，父亲与县委的领导同志坚持进行抗日反顽斗争。有一天，他们在城北的一个村子开会，会后已是深夜，大家就在农民家里住下了。清晨，震耳的枪声响了起来，敌人将村子包围了。县委的同志有的隐蔽起来，有的试图突围。父亲住的那个院落，除了父亲以外，还有几个同志，敌人踢开了大门，喝令楼上的人全部出来。一位姓宋的区委书记被发现了，他从容走出来，叛军不由分说，当即将他枪杀在院子里。敌人开始搜查了。搜完一个屋子后，搜到父亲藏身的那间屋子，父亲急忙拿了个箩筐顶在头上，敌人没有发现他。当敌人去搜查另外一间屋子时，父亲急忙起身，迅速跑向敌人刚搜查过的一个屋子，就这样，父亲脱险了。父亲脱险后，辗转回到东沟稍做休整，便又赶赴晋豫边区游击支队驻地，和他的战友会合，继续投入战斗。

真是惊险呀，可以用"虎口余生"四个字来形容。当我读完父亲写的这件事后，心中油然产生敬佩之情。看着父亲已显老态的身体，我没多说一句话。

20世纪60年代，我经常见父亲揉抚右侧下肢，好像是有痛感，我便问是怎么回事。父亲这才告诉我，他在晋城县委工作时，曾有一次被敌人拘捕。当时被捕的有80多人，敌人将他们押解到一处古庙，稍做休息时，父亲趁敌人不备，逃了出来，没跑多远，敌人发现了，喝令他站住。父亲没有理会，奋力朝前奔跑，敌人开枪了，子弹"嗖嗖"地从他身边飞过。父亲不顾一切向前跑，前面没路了，一道数米深的悬崖横在面前，他想都没想，纵身跳下悬崖，因此留下了终身残疾。

创办《山西农民报》

1940年后，组织上调父亲到报社工作。他先后担任《黄河日报》《岳南大众报》的编辑部长、副总编辑和总编辑。用笔作刀枪，犀利的文章和新闻报道就像炮弹，射向敌人的胸膛。他为巩固晋豫边区抗日根据地做出了重要贡献。

在那如火如荼的岁月里，吃无热饭，居无定所，他们毫不在意，坚持出好每一期报纸是他和战友们的崇高愿望。有的同志病倒了，缺乏有效的医疗，倒在了工作岗位上；敌人进山扫荡，报社急忙转移，有几次险与敌人遭遇。有一次，父亲主动向我展示他左手掌的伤疤（唯一的一次）。那是在一次反扫荡的转移中，父亲与敌人迎面相遇，敌人的刺刀向他的胸口刺来，他急忙躲闪，手掌被刺伤，鲜血直流，父亲忍着伤痛，拼死突出重围。1945年，上党战役激战正酣，父亲与报社的同仁辗转在沁水县的大山中。一次，父亲身患伤寒，同事用担架抬着他转移。在一条小河边，恰遇阎军向西溃逃，敌我相距很近，渡河已来不及，因我军在追赶敌军，阎军仓皇逃跑，无暇加害父亲及同事，也算有惊无险，如果真有不测的话，其后果不言而喻。

1948年，在解放战争胜利的曙光已初现时，父亲又担任了《太岳日报》的社长兼总编辑。当时报社的编辑力量日益壮大，报纸的出版发行趋于正常。作为报社的领导，父亲的工作更繁重了。

1949年4月，父亲和战友们冒着战火的硝烟，健步进驻太原，太岳报社和晋绥报社的同志们会师了。他们齐心协力，白手起家，创办了《山西农民报》。它与《山西日报》并驾齐驱，向读者传送胜利的捷报。父亲有十几年的办报经验，有志在办报风格上独辟蹊径，自成一格。在同志们的支持下，通俗化的办报风格逐步走向成熟，得到广大农民兄弟的赞誉，其经验亦在全国广为传播。中共华北局曾发文予以表彰。父亲两度撰文进行总结。成功的喜悦驱散了上夜班和伏案工作的苦涩，大家信心百倍，朝着更高的目标挺进。

到省委工作

1955年5月，父亲奉调离开《山西农民报》，出任省委副秘书长。从此他结束了十数年的办报生活，依依不舍地走向新的工作岗位。

到省委工作后，父亲除给省委主要领导起草文稿外，还管过信访工作，编过党的理论刊物《前进》，无论干什么工作，他都兢兢业业，一丝不苟。20世纪60年代，随着年龄的增长，我对一些事情有了较完整的记忆。我记得，那时的父亲特别爱看书，在省委大院的书亭里，经常能看到他的身影，北肖墙古旧书店，解放路的新华书店是他经常光顾的地方，看书买书成了他生活的重要组成部分。

由于战争年代环境的严酷和工作的繁重，父亲患上了"强直性脊柱炎"，医生建议离职休养。为了治病，父亲奔波于京沪两地。在北京，父亲结识了在京行医的周潜川大夫。周大夫医术高超，治疗方法标新立异。经他治疗，父亲的病有了很大好转。此时，王中青副省长（主管卫生工作）知悉周潜川人才难得，想请周到省中医研究所工作，他向我父亲说了他的想法，并让父亲代为转述，父亲答应了。约1960年周大夫到山西工作，找他问病的人很多，其中不乏党政军要人。1964年周获罪入狱，省委成立专案组，追查谁让周来山西工作，父亲如实相告。最后结论的措辞是：徐一贯推荐，王中青批准。父亲予以反驳说：我同王中青不属一个系统，批准一说不能成立。专案组也觉得措辞有破绽，即改为"徐一贯介绍，王中青同意"，据此，给予父亲开除党籍、行政降三级的处分。王中青为党内警告处分。

1964年的日子是多么难熬，父亲不停地写检查，他那支笔显得有些"笨拙"，所写检查总是不过关。在那些日子里，父亲一直以米汤汁为食，身心饱受摧残。为了排解郁闷，他开始抽烟，但这只是权宜之计。那时我心里忧闷不展，父亲却镇静如常。他嘱托把机关配置的家具搬到楼道，让公家派人搬走。我猜想，他是否认为自己不工作了，不应该再使用公家的物品？

1966年，"文化大革命"的疾风骤然刮来。一天上午，一张大字报贴在省委北楼乙字门门口的墙壁上，上面赫然写着"……限徐一贯5日内搬出省委，否则将采取革命行动……"，父亲见状感到着急，数次找有关领导，寻求解决办法。几天后省委组织部的一位领导找父亲谈话，他说："省委决定，徐一贯退休，退休金按工资的百分之七十发放，遣返原籍晋城。"说走就走，省水利总队的一辆大卡车，拉着全部家当和除我母亲、哥哥之外的人，颠簸两日后，回到了晋城。那年父亲51岁。

受迫害回到晋城

在初回晋城的日子里，外调人员纷至沓来，他们让父亲回忆战争年代的人和事并写出证明材料。有些外调人员还比较客气，彬彬有礼；有的则出言不逊，他们竟对父亲大声斥责，说他是"犯过错误的人"，逼他写不实的证明材料，父亲不卑不亢，据理力争，为自己的同志和历史负责。

父亲是一个闲不住的人。回到晋城的日子里，父亲除了读书学习还经常参加街道的政治学习，与粗通文字的老大爷老大娘在一起读书读报。他不以自己文化高而自傲，和街道上的人平等相待，耐心解答问题，遵守开会时间，从未中途退场，赢得了大家对他的尊敬。

父亲结识广泛，助人为乐。经常和父亲交往的人，有机关干部，也有工人和农民。我记得每到傍晚，家里就热闹起来，客人走了一个，又来一个，有时几路客人碰在一起，大家为此哈哈大笑。有的朋友找父亲倾诉冤情，父亲不仅耐心去听，而且动笔帮他修改材料，到了饭点，请客人与我们一块用餐。记得20世纪70年代末，山西日报社老干部原斌同志在晋城下放，有一次他有事要找父亲，那几天父亲正巧不在城里。原老急不可待，不顾自己60多岁的年纪，翻山越岭骑行近20公里，到东沟面见父亲。可谓相交至深啊！我还记得20世纪90年代的一天，父亲在抗日根据地担任党报总编辑时的老房东，从沁水风尘仆仆来到太原看望父亲。时间已过去40余年，他们居然互相认得对方，可见老百姓和报社编辑人员感情之深厚。

每当父亲回到东沟小住，村里的乡亲闻讯而至。没有什么好招待的，"战斗"牌、"友好"牌是他们常吸的香烟，品味家乡甘甜的井水，令人感到乡情浓浓。有的人谈国家大事，有的人谈家务琐事，有的人请父亲解答问题，其乐融融，难以言尽。回想起来让人感到父亲有魅力，有亲和力，更有宽广的胸怀和炽热的感情。

重返工作岗位

1980年6月，省纪委报请省委同意，将给予父亲的处分改为"留党察看两年，恢复原工资级别"。父亲恢复工作后，担任省政协副秘书长，还担任省地方志编委会办公室副主任。

父亲有着渊博的历史知识和超强的古汉语运用能力，但是他没有掉以轻心，面对新工作他借来大量的书籍，诸如山西通志，各地的旧版县志，足足堆满了写字台，除了睡觉，他几乎不曾离开写字台。功夫不负有心人，一篇篇见解深刻的论文脱稿了，同行们予以高度评价。父亲取得了对新工作的发言权。

1981年的春节令人难忘。别人都在额手相庆，我和父亲却蜗居在办公室里，读书看报，料理琐事，若不是窗外喜庆的炮声，还以为是普通的工作日。

1982年，在汾阳县召开的部分县市地方志主任会议上，父亲忘却了疲倦，用一个下午的时间，向到会者讲解地方志的源流、编写方法，使与会者受益匪浅。会后，大家不约而同地说："徐一贯真有水平。"

也是在这一年，朔州市有一位名叫高海的中学教员写了一本《地方志编纂入门》的书稿，送来请父亲审阅。父亲初读后，觉得这部书稿很有价值，决定向全省介绍。父亲认真修改这部书稿，同时发出征订启事，书出版后在全省方志界引起较大反响。不久，省外方志界也获得信息，纷纷汇款订购，一时间省地方志忙着封包、发书，通过邮局和铁路把书发往全国各地，对全国的地方志工作做出了贡献。

高海同志功不可没，父亲说他只是做了份内的事。此后，高海和父亲建立了友谊，经常和父亲切磋学术问题。他称父亲为"徐先生"，可见他对父亲学术水平的敬重。2010年夏，高海和其同事完成了《朔州通史》的出版，到太原给父亲送书，但因父亲身体欠佳，两人未能相见。

父亲一生坎坷多难，辛苦备尝，他的熟人对他刮目相看。他的老战友、中国革命历史博物馆副馆长董谦曾书写条幅，词曰："太岳报界一支笔，坎坷多难志不移。"由衷地赞扬了父亲的工作能力、不平凡的际遇和意志品质。

父亲1965年受处分后，被通报全党，时任解放军某部干部的陈又新曾对我说，"我在部队看到了党内文件，对你爸爸的处分太重了"。

父亲被处分使他"名声大噪"，山西"徐一贯"名字不胫而走。他的熟人对此忧心忡忡，怕我父亲承受不住压力。况且"文革"伊始又被赶回原籍达十五年，吃了不少苦头。1980年父亲返回省城时，不少人对他仍能保持较好的身体状况表示钦佩。记得那年夏天的某日，我陪父亲到省文联儿童文学作家郝丁家造访。郝先生见到父亲不免吃了一惊，缓过神来说："呀！我以为你早就不在了！"说完，他们开怀大笑。当时的场景，令我非常感动，至今记忆犹新。

离休后不辍工作

父亲是1983年离休的，那年他68岁。有的县市的地方志机构敬佩父亲的学术水平，聘请他当顾问，还经常到家请教，他都热情接待，使来客得以满意而归。

也是在1983年，周潜川得到平反。不久，省纪委报请省委同意，将1965年以来所给予父亲的处分予以取消。至此，压在我们身上的那块大石头终于被掀翻了。

父亲离休后，生活平静而有规律：早上去公园活动；早饭后看中央电视台的国际频道节目；有时到附近的书店转一转。居家多以看书写字打发时间。

20世纪80年代，党史资料的征编工作蔚成高潮，但一些鱼龙混杂的史料纷纷出笼，尤其是晋城县的一些史料令父亲惴惴不安。他觉得趁现在记忆力尚好，应做些工作，把那些错讹的史料纠正过来，还历史以本来面目。

有一次，他看到一份材料上对老同志史景班（已故，曾任昆明军区副政委，少将军衔）有污蔑不实之词时，他怒不可遏，立即告诉史将军，并向有关部门反映，迅速纠正了错误。

1995年4月，当年太岳区的几位老同志酝酿写一篇回忆录，纪念沁源围困日军50周年，该文长达万余字，并计划在《山西日报》上发表。稿件送到父亲处后，他悉心批改，中肯地提出修改意见。他虽不是第一执笔人，但同样付出了辛勤的劳动。父亲觉得他是太岳解放区的一名战士，有责任把当年的历史呈现给读者。

我还记得，一位日本青年学者来晋搜集日军暴行罪证，父亲作为见证人，痛诉了自己亲睹的侵华日军残杀中国人的场面。他的记忆清晰，讲述时声情并茂。当时我坐在父亲身旁，耳闻日本侵略者的暴行令人发指，惨绝人寰。那位日本学者神情凝重，快速地记录着父亲的原话。会见结束后，他向父亲表示感谢并赠纪念品。

父亲年过九十岁以后，依然照例参加省政协的各类会议，虽然他发言不多，但总是在侧耳专注倾听他人的发言。有时一些活动在室外进行，父亲不避年高，拄个拐杖站立好长时间。每当在电视上我看到父亲的身影时，莫不为之喝彩和感动。

父亲离休后，在弘扬中华传统医学方面颇有建树。父亲长年患病，边治病边研究中医药典籍，从而学有所得。他在医疗体育方面很有造诣，上门请他指导的不乏其人。记得2005年的一天下午，我陪同他到山西大酒店，为外国习练者演示健身功。父亲微闭双目，轻舒双臂，神、气、形有机结合，成功地进行了演示，博得了外国友人的赞誉。场内掌声不绝于耳，大家合影留念，父亲还签名题字，场面格外热烈。

父亲德高望重，外国友人慕名而至。省政协的家里曾接待过外国友人。父亲为增进中国同外国人民的友谊献出了绵薄之力，说他为称职的使者亦不为过。

我记得，父亲对他的学术研究成果极为重视。2006年的一天，他把此前撰写的"古代人才学——刘昭（人物志）评介"一文交给我，希望在社科类杂志上发表，我满足了他的要求。原稿上父亲的批改依然历历在目，我已妥为保存作为永久纪念。

2007年以后，父亲由于年事已高，体力衰退，基本上不再写作，但他仍保持着敏锐的思维。2009年《山西农民报》庆祝创刊60周年，作为首任社长兼总编辑，他嘱托我代写贺词表示心意。我写好后，父亲仔细看过后说："可以。"这是父亲一生最后一次参加这样的活动。几十年来，他用那只笔写了许多的诗文，其中不乏贺词、楹联，真实记录了他的聪颖和睿智。

2011年以后，父亲只要身体许可，他便端坐在写字台前，即便是随意性地抄录，那支笔依然书写自如——这不是一支普通的笔，它令敌人心惊胆战，而大众所欢迎和赞美的笔。

时光荏苒,转眼一年过去了,但我对父亲的思念却与日俱增。

敬爱的父亲,你虽然与我们永远地离别了,但你的业绩、风范和革命精神将牢牢地镌刻在我们的记忆中。

附:追思绵绵,感恩未绝。特此吟哦七言歌行寄情,叩请先父笑纳。

咏赞先父

敢遣憎爱注笔端,晋豫奔波苦作餐。

呼唤学子驱倭寇,武装农友斩敌顽。

驰名报界功为著,崇尚忠良心自宽。

七秩党龄堪称颂,直书史册后人传。

2014年2月

五、回忆活到99岁的新闻老前辈徐一贯(曹曙光)

我刚步入老干部行列,近来越发怀念我年轻时的老领导、新闻老前辈徐一贯。试着上网检索,终于获得了他的信息,得知他已于2013年2月20日仙逝,享年99岁。

徐一贯于1914年4月5日出生在山西省泽州县大东沟镇东沟村。他16岁考入长治省立四中,后入长治师范学习。他1936年1月参加革命工作,1937年8月加入中国共产党;同年12月,任中共晋城中心县委委员、组织部长,并兼任中心县委农运部长。1938年,他任中共晋城中心县县委副书记。1939年山西"十二月事变"后,徐一贯积极开展党报工作,历任《人民报》代总编辑,《光明报》《岳南大众》《晋豫日报》《晋南人民报》社长、总编辑,《太岳日报》总编辑。中华人民共和国成立后,徐一贯为《山西农民报》首任社长、总编辑。1955年5月,徐一贯调任中共山西省委副秘书长。"文革"伊始,他因一起冤案,被责令"退休"。党的十一届三中全会后落实政策,他于1980年出任山西省政协副秘书长、省地方志编纂委员会办公室副主任。

丹医导引录——徐一贯就医周潜川日志录

我是在他担任省地方志编办副主任时，与他朝夕相处了3年，建立了深厚的感情，亲身感受到这位革命老前辈优良的思想作风、工作作风、生活作风所体现的共产党人的浩然正气，也领略了他与众不同的显著特点，如今回想起来总觉得是一种精神享受。

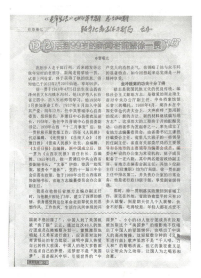

"回忆活到99岁的新闻老前辈徐一贯"一文发表于《老年生活》2014年第9期

坐冷板凳的功夫十分了得

修志是我国民族文化的优良传统。编修社会主义新地方志，是敬爱的周总理生前对中央办公厅副主任、中央档案馆馆长曾三的嘱托。1980年4月，胡乔木在中国史学会代表大会上，大声疾呼"要用新的观点、新的方法、新的材料继续编写地方志"。这项浩大的工程终于开始酝酿发动。山西省作为发起者之一，率先成立了省地方志编纂委员会，由省委书记王谦担任编委会主任，省里几大班子的一些领导担任副主任，省直有关部委厅局的主要领导和各地市的主要领导为编委会成员。编委会下设的办公室为常设机构，班子成员配备了一正六副，其中两名是省政协副主席、省地方志编委会副主任，其他5位副主任(2位兼职)均为厅局级，徐一贯在副主任中排名第二，并负责办公室的日常业务，他是老行政10级干部，享受副省级待遇。

那时，徐一贯刚落实政策回到省城工作，家还在外地，省政协食堂平时只有10多人就餐，到星期天仅几个人就餐，伙食不好搞，吃得较差，年轻人都有点受不了。有的家还在外地的老干部索性小病大养，长期住在医院高干病房。徐一贯当年已67岁了，人又瘦小，肠胃也不太好，但他却夜以继日地忘我工作。组织上为此将他的一个儿子徐明亮调入，照料他的生活并协助他工作；父子俩住在徐一贯约20平方米的办公室里，用一个电炉子做饭，经常是煮面条、熬稀粥、炒两个简单的菜，再到外面买点馒头或油条，一直持续了半年多。

我就在此时领略了徐一贯坐冷板凳的功夫。他白天主持日常工作，审阅稿件，或者与来自全国和全省各地的史志工作者交谈；晚上则挑灯夜战，翻阅厚厚的古籍，查找大量资料，研究并写作。他儿子徐明亮告诉我，他除了睡觉，基本上就不离开写字台。因此，他至少半个月就推出一篇学术性很强的业务研究文章，有时甚至是两篇。我那时才27岁，虽然也经常白天工作晚上看书学习，但有时也要偷闲看个电影放松一下，感到坐冷板凳的功夫实在拼不过这个老头。

当时，史学界都推崇著名历史学家范文澜的一句名言："板凳宁坐十年冷，文章不写半句空。"但是我从徐一贯身上看到的，不仅是严谨的治学精神，更重要的是一种革命加拼命的工作精神，是为了落实周总理的嘱托，对历史负责、对人民负责的共产党人强烈的责任心。这种责任心不是几年形成的，而是像他的名字一样是一贯的，是从革命战争年代一直走过来的，是养成习惯的。

敏于文而讷于言

徐一贯性格内向，不愿应酬，不善言辞，不爱抛头露面。他学识渊博，古文功底深厚，但群众观点很强，没有一点官架子，喜欢与群众打成一片。他在担任《山西农民报》首任社长、总编辑期间，在创办通俗化报纸方面独树一帜，并且将通俗化的写作方法概括为"活人活事活道理"，曾受到中共中央华北局宣传部的通报表扬；他被誉为"山西农民报通俗化理论的奠基人"，他所创造的成功经验一直被历届山西农民报社采编人员所继承。

他敏于文而讷于言的典型状态我曾有幸领略过。那是1981年3月的一天，已组建半年的省志办全体人员开会，由于当时20个编制的人员（其中5位领导不占编制）尚未调齐，总共才有7位领导4个兵；2个老兵分别于1943年和1949年参加革命工作，后来都安排当了处长；2个小兵就是我和徐一贯的儿子徐明亮，我记得他年长我一岁。

徐一贯在会上主讲工作思路和工作方案。他在这种场合讲话时一脸严肃认真，为了防止说话结巴，他伸出右手食指像敲木鱼一样边讲边往下敲。他讲完话后听别人发言时，就将双手揣在袖口里。有一位副主任与他发生了争辩，他一激动说话就开始结巴起来，最后竟结巴得说不成话。大家不由得笑了……

善待年轻人施恩不图报

省志办刚成立时，徐一贯带领我和他儿子徐明亮编辑《山西地方志通讯》，这个半月刊（后改为周刊）是全国同行中创办最早的业务交流刊物。

1981年的一天，徐一贯拿着他刚写好的一篇业务文章请我帮助修改一下。我惊得目瞪口呆，我根本就写不出来这种水平的论文，何谈修改。再说，我自参加工作以来，从来都是领导修改我写的东西，我压根就不敢修改领导写的文章。我再三推辞，徐一贯却十分诚恳和认真地反复叮嘱，一定要修改，修改后他还要看。他走后，我脑子里忽然冒出个怪念头，也许是徐老要进一步考察我的文字水平，稿件中可能故意埋着"地雷"，看我能不能发现。我认真仔细地看了几遍稿件，实在看不出问题，就硬着头皮在鸡蛋里面挑骨头，将自认为有点文言夹白的地方改了两处。

这个稿子不知怎么被当时一位与我关系不睦的抗战老干部看到了，一下子就捅到了领导那里，说是小曹怎么敢随便修改徐主任写的文章。此举很可能使领导对我产生坏印象，一是不懂规矩，二是不自量力，这对于一名成长中的年轻人来说"杀伤力"是比较大的。

徐一贯知道后，马上给领导写了一份情况说明，其中写道："对年轻人要注重培养和锻炼，不要求全责备。我当年能修改省委书记陶鲁笳的文章，曙光同志为什么就不能修改我的文章？"这使我很感动，这份情况说明我一直珍藏着，它始终教育和鞭策我善待年轻人。

1984年，我被抽调到省政府办公厅整党办公室帮助工作一年，后期听说省委办公厅秘书一处要选调几名干部，这个处的主要任务是为省委和省委领导起草文稿，我报名参选。笔试和面试通过后，接着是政审，虽然同在省直机关工作，但是调到省委领导身边工作要求不一样。当省委办公厅人事处的一位老科长带人到省志办考察我时，省志办主要领导因事不在，又是那位与我关系不睦的抗战老干部接待的，其结果就可想而知。

第一次考察告吹后，我不服气，就把此事对已经离休的徐一贯说了。他说："我给省委副秘书长郝占鳌写一封信，你去找他一下。"信中写道："曙光同志我很了解，本质是好的，是有培养前途的。"我知道，时任省委常委兼秘书长张长珍和副秘书长郝占鳌都是老新闻工作者，张长珍曾任《山西日报》编委、农村部主任；郝占鳌曾任《山西日报》副总编辑，他们对徐一贯这位新闻老前辈是很尊重的，郝占鳌此时担任的职务正好是徐一贯30年前所担任的职务。

郝占鳌接信后让重新考察，这次是人事处长亲自带人出马，见到了时任省志办主任的李希孟。李希孟在 1983 年机构改革后已由副主任升任主任，此前是新华社宁夏分社代社长，他 20 世纪 50 年代初曾在《山西农民报》工作过，是徐一贯的老部下。这次考察结果也就可想而知了。我终于调入了省委办公厅秘书一处，当时的处长是后来曾担任中直机关工委副书记的贾祥。

徐一贯对我这么好，我当年也仅是每年春节空手去他家里拜个年，从来没有送过任何东西。

好人长寿

徐一贯在革命战争年代负过伤，曾造成痼疾，为了治病，他 20 世纪 50 年代后期在北京结识了我国一代著名气功大师周潜川，并将他引荐到山西省中医研究所进行人体经络、中医中药理论研究，同时传授峨眉气功功法。徐一贯则长期边治病边研究中医药典籍，因而学有所得，他在医疗体育方面颇有造诣，曾为外国习练者演示健身功，博得赞誉。但是，他在 20 世纪 60 年代也曾因周潜川冤案而长期受到不公正对待，为了排解郁闷长期吸烟。他之所以能够长命近百岁，依我看，除了深谙中医养生之道外，主要是心态好。他心地善良、心胸宽阔、心中坦然、心无杂念，是好人长寿的又一个范例。

20 多年前我在山西工作时，曾在一位从事纪检工作的领导干部家里看到过这样的条幅"淡泊名利，无欲则刚""人到无求品自高"。我理解，就是做人不要有贪欲。高尚的境界需要长期修炼，我认为，徐一贯在党性修养和党性锻炼方面达到了较高境界，他一身正气，两袖清风，奉献一生，口碑甚佳。他是我党新闻事业的创业者之一，是我国新编地方志事业的开拓者之一，又长命近百岁，他的一生是非常完美的。

我 14 岁参军，18 岁入党，如今也算是一名老干部、老党员了。余生保持革命晚节，将来干干净净去见马克思，就没有辜负徐一贯这位老领导对我的培养教育，也是对他有恩于我的最好回报。

六、殷殷深情　致敬徐老（日本峨眉养生文化研修院理事津山鲇子）

尊敬的徐老：

虽然我从未与您直接说过话，与您见面也仅有一次。但我有幸在张明亮老师的引领下，难得在您表演峨眉气功时，当场受教，深感喜慰。那是我漫长人生中难忘的一幕和经历，我能够获此福气皆因遇到张明亮老师，感恩无限！

那是在 2005 年 8 月，我们到太原、五台山和大同游学时，在太原与您有了短暂的气功交流时间。首先，我们学员排成一列，请您观看我们刚学过的峨眉气功；随后您给我们也演示了峨眉气功。我当时是峨眉气功的初学者，不知道功法的名称，时年九十多岁的您，动作幅度虽然不大，但给我的感觉像行云流水一般，不急不缓地、安安静静地进行着；须臾后，我周围的外景仿佛消失，时间好似停止，练功场地好像变成了只有您和我两个人，被笼罩在特殊的空间。我的皮肤、五官和眼睛都没动，一切都融为一体，我觉得自己就像被揽入巨大怀抱里的婴儿一般，处在安心怀旧的空间里。我不知道在我身上发生了什么，也不知道是什么让我的眼泪不断地涌出，泪流不止。

现在回顾那时的情景，我想这些眼泪可能是我的心灵被深深触动，也许我的本能感觉到这是一份恩赐，看到功中的您，如此身心投入的静好状态，如此妙不可言的练功境界，摒弃了我自身多余的东西，只留下身心滋润、美好相伴，因此喜极而泣。

我有一张最喜欢的照片，徐老您坐着，张老师站在您的背后，好像在抱着您、保护您似的，充满了真诚与慈爱，每次看这张照片，我的身心就会放松。其实当时的情景就像这样，我在场目睹，您两位在一起的地方宽敞而温暖，我清楚地记得当时张老师的细心安排以及温暖的眼神、温和的表情，我看到了师徒之间最美好的爱。张老师试图在他的峨眉丹道医药养生学导师徐老和学生之间架起一座桥梁，因此对我来说，是一个特别难忘的场景和经历。

几年后的 2012 年，张老师再提及您时，我又哭了一次。那是在日本横滨举办的峨眉坐功培训时，当练功练到"无限供养"的动作时，张老师领功解说："你敬重谁，就向谁致谢和供奉——你的父母，你的老师，你相信的神佛……你也可以感谢你自己，敬重你的身心，供奉你本身。"当我听到张老师的引导词，泪水开始在我眼睛里像决堤的水一般流出来，这是我出乎意料流下的泪水，与我看徐老您表演时流泪已经过了七年。我相信当时流的泪是因为我用自己的力量撼动了自己的身心——生命的源泉，我满含泪水接受和敬奉自己。

我在与张老师学习峨眉气功的过程中，学到了至关重要的三个信念。

首先，要相信法。通过峨眉气功，我们学到了天地自然之法，大小、快慢、刚柔、动静、心性的修炼等。峨眉气功有完整的体系和次第分明的学修方法，这是很难得的，我要感谢徐老及前辈们挚诚的信念和博大的传承。

第二，要相信老师。记得张老师第一次赴日讲学时致辞："我想成为你们所有人的太阳，而平等地照耀着你们。"从那时起，张老师对我们的大爱一直继续着……2017年夏天，在峨眉山举行的首届峨眉国际交流大会上，张老师说："我已经在孤独的旅途中走了很久了。但当我回头看时，看到有那么多人跟着我。"这句话打动了我们所有在场学生的心田，感人至深。徐老，你深爱的弟子张明亮老师，现已跨国走向世界，无数人崇拜他、求教他、跟随他。您曾经慷慨传给他很多珍贵资料，您用红笔批改过他的珍贵法本、日记……现在他已如您所愿，赢得了海内外的高度认可与赞誉。

第三，要相信自己。张老师谈到习练气功的目的时说："它是为了遇到真正的我，发现真正的我。获得健康只是一个副产品。"又说我们要朝着"成为一个真正的人即真人的方向努力"。从我初学至今，张老师一直给我们传递这些最根本的养生真谛。而且我从幼年以来就怀有的人生疑问：我的能量从哪里来？为什么我是这个我？我庆幸自己终于找到了能引导我找到答案的老师，并能以这种方式在寻找答案的路上继续前进。走上"松静自然""恬淡虚无"的路是相当难并深奥的，我认为，首先从爱自己、信任自己开始，然后理解周围的人、事物、社会以及自然界，并和谐相处……还要从远处观察和倾听自己。

我要继续沿着这条路走下去，走向真正的自我、值得信赖的更高层次的真实的自我！

徐老，酌水知源，我们永远缅怀您！

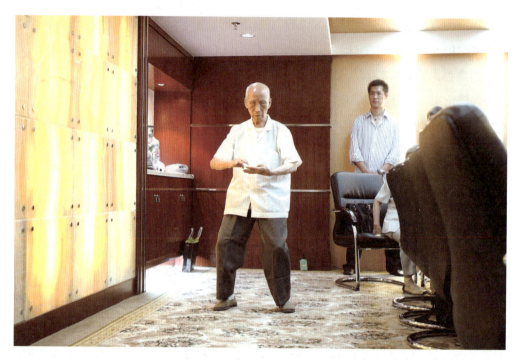

徐老正在给日本及西班牙学员演示峨眉十二庄的拿云庄，张明亮静静地站在徐老身后，神情专注地看着徐老及徐老的一举一动

七、一场相遇　一生铭记
（日本学子吉见博子）

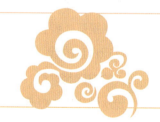

何其有幸，得遇明师，从此走上峨眉功法的学修之路

　　从我第一次在日本聆听张明亮老师讲课，便被深深地吸引其中，我非常庆幸自己遇到了如此允文允武、引人入胜的明师，见识到了如此美妙的峨眉功法。记得在张老师传授给我们峨眉伸展功及法济庄之后不久，我们参加了一个前往中国的游学团，其中有一项特别的活动，就是我们将要在张老师的带领下，去太原拜访张老师的老师——徐一贯先生，得知这个消息后，我很激动，也很兴奋。因为在张老师的教学中，围绕功法的传承以及他的学修经历，我们多次听到张老师提及他的恩师徐一贯先生，对于我们来说，

老先生是一个多么神秘的人物，我多么想知道张老师的老师是一个什么样的人。

何其有缘，得见徐老，由此感悟一脉相承的伟大力量

第一次在太原见到徐老，他已是过了上寿之年的、九十多岁的老者，看起来神情怡然、目光炯炯，大有止于至善的长者风范。面对我们这么多人的一次到访，徐老好像很愉快，又很平静，简单向他汇报了我们的学习情况后，他欣然向我们展示了峨眉功法，并且很快就沉浸在自己的练功境界中，似乎忘记了我们40个人在看着他，整个人徜徉在奇妙的功法世界中，怎么来描述这个状态呢？我想这大概就是张老师所讲的"恬淡虚无"的状态吧。

大家都凝心静气地看着徐老，我至今依然清楚地记得，张明亮老师目不转睛注视他的老师做动作的情景。从徐老的表演中，我感受到了他对日本学生来太原学习峨眉功法感到非常高兴，全身洋溢着欣慰的感情。我又觉得自己仿佛在看熊谷守一（被称为隐士、仙人的日本画家）的绘画似的。我非常感动，眼泪止不住地流淌出来，当时在场的许多人也是泪流满面，当场还有一位来自西班牙的学生也是感动不已。

看了徐老的功法演示后，我除了感动，还留下一个惊讶的印象：徐老的功法演示圆活连贯，呈现的是一种曲线的状态。这种印象与我当时认知的峨眉派的功法反差较大，让我感到非常意外，当时甚至还怀疑过他怎么这样练。因为当时我所学到的峨眉功法还处于"直线伸展法"的阶段，遵循"大、慢、停、观"的导引要诀，为了让气血通达身体，首先动作要做到"大"，要用力、用劲，最远端的点向相反方向用力，尚未到曲线练习的阶段。直到徐老演示完毕后，我再回味这个过程，才意识到这是在另一个层次的练功，是我们与徐老的练功相差甚远。

我们与徐老的这场相见，也在依依不舍的氛围中告别，给我们留下了一生难忘的印象。我特别想把当时的一点一滴详细叙述出来，但现在回想起来，还是感到有些遗憾，因为当时的翻译员不是山元启子女士，我能获知的内容非常有限。

几年以后，当我们第一次学习峨眉十二庄的天字庄时，虽然我们还在记不清动作的阶段，但在我们演练时，张老师还是给我们不时地拍摄了照片、视频，不知道是不是为了给徐老看？我相信，徐老看到视频后一定很高兴；也可以想象到，徐老知道张老师在日本脚踏实地传授峨眉功法的情况，也会为峨眉传承感到非常满意；我甚至还想象到徐老的笑容……这或许是我自己的想象而已，但我又相信确实是这样的。

无论如何，徐老给我们指出了该走的方向，应该到达的境界，虽然那是一个非常高的、难以到达的山顶，但是张老师会继续帮我们指明路径。山再高，一如既往往上攀，

总能登顶；路再长，坚持不懈走下去，定能到达。我们要始终保持"攀登者"的姿态，努力向前，定能够靠近目标、最终实现目标！

八、细心有恒登寿域（山西大学体育学院教授、博导李金龙）

到 2024 年，徐一贯先生离开我们就整整十年了。这十年来，我们会经常提起徐先生，感恩和怀念徐先生。

按辈分讲，徐先生是我的师爷。因为张明亮老师每每与我们谈起当初学习峨眉派气功的事情，都会感念徐先生对他的教益和帮助。在张老师心目中，徐一贯先生是其当之无愧的师父。作为张明亮老师的弟子，我有幸跟随张老师几次去徐先生家里进行探望和拜访。还记得初见徐先生时，徐先生已经年逾九旬，个子不高，很清瘦，说一口带有泽州口音的普通话；有几根眉毛长得很长，两只眼睛炯炯有神！他看到我们非常高兴，不停地询问张老师的学习和工作近况，当然也包括练功的情况。勉励我们跟着张老师好好练功，狠下功夫。

说起徐先生在我心里留下的最深印象，一个是徐先生的细心习惯，另一个是徐先生坚持不懈的精神。

徐先生的细心习惯可能与他所长期从事的工作性质有关，有文献记载，徐先生出生于 1914 年，1939 年以后历任多类报刊的社长和编辑，是《山西农民报》的首任社长兼总编辑，也曾被中国革命历史博物馆副馆长董谦誉为"太岳报界一支笔"。在徐先生离休前还担任着山西省政协副秘书长和山西省地方志编委会办公室副主任的职务，可以说，徐先生搞了一辈子的文字工作，养成了一丝不苟的细心习惯。

徐先生坚持不懈的韧性，有两件事情可以说明。一件是中央人民广播电台曾经有一档《记录新闻》的节目，长达一个月时间，徐先生坚持准时收听并记录，一个月下来，竟然记录了几大本新闻稿。另外一件就是张明亮老师曾说起过的徐先生记录药方的事情。徐先生中青年的时候，被确诊患了"强直性脊柱炎"，之后，徐先生因为治病认识了当时在全国都赫赫有名的中医气功治病高人周潜川医生，并得到了周潜川医生的悉心治疗与峨眉派气功功法的传授。徐先生每每将周潜川开给他治病的药方都重新做了抄录,几年下来就积攒了丰厚的学习笔记和药方资料。更是通过坚持不懈的练功,经过多年的努力治愈了一直困扰他的"强直性脊柱炎"。练功成为了伴随徐先生后半生的生活习惯,雷打不动。

总结徐先生百年高寿的经验,在我看来,除了徐先生可能有长寿的基因,有豁达的心胸,良好的生活习惯等等之外,徐先生的细心习惯和坚持不懈的精神也是至关重要的因素,给了我们很大的启发。峨眉伸展功的练习非常强调"观"的作用,而"观"的锻炼恰恰是对"细心"品质的锻炼,通过"观"可以练就出对自己身体和心理的敏锐的感知能力,练就出对外界环境变化敏锐的感知能力,进而形成细心感知生活、学习、工作的习惯,及时把控自己的身心变化,使其保持在健康状态。《道德经》告诉我们:"天下难事,必作于易;天下大事,必作于细。"今天我们也越来越承认"细节决定成败"的道理。在我们看来徐先生的细心习惯养成不仅仅与其工作的性质有关,而且也与其练习和把握峨眉派气功的"心法"相得益彰。古人云"有志者,事竟成"。其可信性,在徐先生通过坚持不懈练功治愈"强直性脊柱炎"的实践中,又一次得到了证明!

健康长寿是人类美好的理想和追求,徐一贯先生用自己的亲身实践给我们树立了学习的榜样。他细心感知并调控身心的习惯,坚持不懈练功自救的长寿心法,是值得我们永远铭记的精神圭臬。

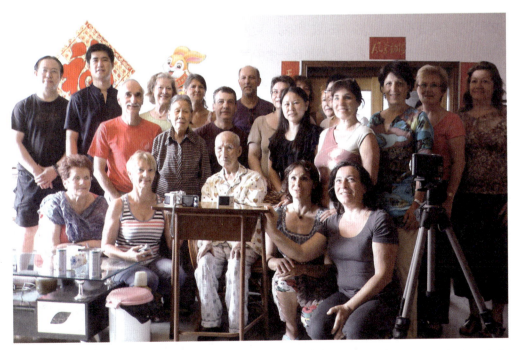

2012年8月,张明亮老师带领法国峨眉丹医养生三年制培训班的学员到太原拜访徐一贯老先生(中),徐老左立者为徐师母,后排左一为李金龙、左二为张明亮

九、"神秘"的师爷（张世炜）

光阴如梭，我跟随师父张明亮老师学习已经四年多了，我也从懵懂少年跨入舞象之年。期间，一直围绕着以"峨眉"为主流派的丹医、气功、导引、养生等内容，进行着身心并修的学业。我也在师父耳濡目染的引领与教导下，浅浅地了解到了他少时的学修经历，其间，从他口中听到最多的名字就是徐老"徐一贯"，也就是师父的老师（我亲切地称他为"师爷"）。

我与这位"神秘"的师爷素未谋面，对他的认识也只停留于师父的口传。

在我孩童时期，那时正在上小学5年级，偶然间看到家中的书柜上多了一本绿皮书《唤醒你的身体：中医形体导引术》，瞬间我就被封面神采奕奕的"白衣青年"所吸引，殊不知那便是我日后的明师。那时的我，极爱欣赏每一本书中各形各色的插图，当我翻开那本《唤醒你的身体：中医形体导引术》时，目光不自觉地就留在了书中的彩页，发现其中的照片多次出现了一位老爷爷，那位老爷爷不时手起"剑诀"，不时同师父浅浅微笑。那庄严又慈祥的面孔顿时就烙印在我的脑海，目光下扫，便看到图片下附的一行文字，为首的就是一个人名——徐一贯。这便是我一生中同师爷徐老的"一面之缘"……

疫情期间，我曾跟随师父去徐老家看望徐老的妻子（我亲切地称她为"师奶奶"），拜访他的后代们。一进门，映入眼帘的就是满墙的字画，都是徐老在世时的真迹，看到字画上熟悉的笔触，让我不禁联想到第一次翻阅《唤醒你的身体：中医形体导引术》，第一张彩页的一幅毛笔字，上面写着"峨眉伸展功"，原来那也是徐老所提。师父将和徐老有关的内容都放在了卷首，又一次证明了师父心中师爷不可动摇的地位。当时的我置身于徐老曾经的生活环境，在一旁聆听着师父和前辈们谈古论今，年逾九十师奶奶就坐在对面的木椅上，慈祥的微笑掩盖了她脸上岁月的痕迹，我虽常叹没有亲访过徐老，但能与其生前最亲近之人一见，亦感到无比幸运！

那次拜访，令我印象尤为深刻的是，听师父说起了多年前他曾带领法国学生来此地拜访徐老的故事，当时的徐老即使年事已高，也给现场的法国学生展示了一段峨眉十二庄的小字庄，其中最经典的动作"朝天一炷香"，被在场的摄像师记录了下来，也成为徐老生前的最经典的照片之一。照片中的徐老，手起剑诀，目光炯炯有神，将"指天变中脉"诠释得淋漓尽致。

跟随师父学习的这四年多以来，不管是学习导引、点穴按摩、中医养生，这些内容都是以"峨眉"为主体。我也曾听师父说起过，现在学的很多内容、阅读的书目、参考的文献，大多都是来自数十年前徐老承接下来后传给师父的，这才让我有了这个机会去了解、深入探索。这位"神秘"的师爷，享年100岁，在他漫长的一生当中，见证了时代的更迭、社会的变迁，在其晚年仍能将如此多的"珍宝"留给后人。我虽从未见过徐老，对他的了解也只局限于书本的照片和师父的回忆，但对他的崇拜与感激之情也伴随着我的学修之路油然而生。

在师父整理徐师爷生前资料的过程当中，我很荣幸能够参与到其中，帮助师父对徐老生前求医镇键大师周潜川治疗强直性脊柱炎的就医日志进行录入、编辑，以及对其在世时所发表的地方志文章进行校对。感恩师父能够给我这个机会，让我去进一步了解徐老给这个世界留下的"遗产"，同时也让我学到了更多"原汁原味"的丹医、导引知识，换个角度说，我和徐师爷通过"峨眉"也进行了精神的"会面"。

我不时地也经常感叹自己是多么的幸运，学习这"金子"一般宝贵的文化，有着如此伟大的先辈，明师的教导更是润物细无声。种种的因缘际会，我一定会好好地把握住，不愧于师父师爷的毕生承传。

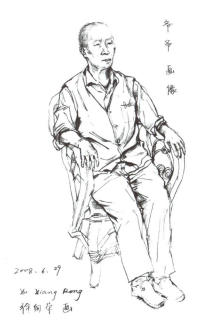

徐老孙子给徐老的画像

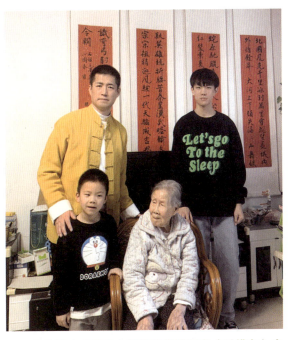

张世炜（后排右）跟随师父张明亮（后排左）去徐老家看望师奶（前排右），前排左为师奶之外孙